Bierhoff/Herner

Narzissmus –
Die Wiederkehr

Aus dem Programm Verlag Hans Huber
Psychologie Sachbuch

HUBER

Im Verlag Hans Huber sind außerdem erschienen – eine Auswahl:

Hans-Werner Bierhoff
Michael Jürgen Herner

Narzissmus – Die Wiederkehr

Verlag Hans Huber

Das Umschlagbild stammt von © Salvador Dalí, Gala-Salvador Dalí Foundation / 2009, ProLitteris, Zürich.

Adressen der Autoren:
Prof. Dr. Hans-Werner Bierhoff
Ruhr-Universität Bochum
Fakultät für Psychologie – Sozialpsychologie
GAFO 04/918
DE-44780 Bochum
Hans-Werner.Bierhoff@ruhr-uni-bochum.de

Dipl.-Psych. Michael Jürgen Herner
Moltkestr. 83
DE-40479 Düsseldorf
algore110@aol.com

Lektorat: Monika Eginger
Herstellung: Michelle Mössner
Umschlag: Atelier Mühlberg, Basel
Druckvorstufe: UAA Ursi Anna Aeschbacher, Biel/Bienne
Druck und buchbinderische Verarbeitung: AZ Druck und Datentechnik, Kempten
Printed in Germany

Bibliographische Information der Deutschen Bibliothek
Die Deutsche Bibliothek verzeichnet diese Publikation in der Deutschen Nationalbibliographie; detaillierte bibliographische Daten sind im Internet unter http://dnb.d-nb.de abrufbar.

Anregungen und Zuschriften bitte an:
Verlag Hans Huber
Hogrefe AG
Länggass-Strasse 76
CH-3000 Bern 9
Tel: 0041 (0)31 300 45 00
Fax: 0041 (0)31 300 45 93
www.verlag-hanshuber.com

1. Nachdruck 2011

ISBN 978-3-456-84751-1

Inhaltsverzeichnis

Vorwort 9

1. Einleitung 13

2. Narzissmus: Der Dauerbrenner 17

Ich bin ein Superstar! 18

Mythos Narziss 21

Grundlagen des Narzissmus 27

Die Macht der Narzissten 29

Der Machertyp 30

Agentisches Modell des Narzissmus 31

3. Narzissten im Behandlungszimmer 41

Sigmund Freuds «Zur Einführung des Narzissmus» 41

Fallbeispiel 45

Fallbeispiel 47

Der Überlegenheits-Komplex 49

Der Nobelpreis-Komplex 51

Narzissten in einer gespaltenen Welt 54

Fallbeispiel 60

Die Analyse des Selbst und der Narzissmus 61

Fallbeispiel ... 66

Fortsetzung des Fallbeispiels ... 67

Übertragungen: Neuauflage früherer Erlebnisse ... 69

Narzisstische Persönlichkeitstypen ... 74

Welche Merkmale machen den normalen Narzissmus aus? ... 76

4. Narzisstische Illusionen und Realitäten ... 91

Positives Tuning ... 91

Normaler und pathologischer Narzissmus: ein Ausblick ... 92

Bedrohtes, klassisch narzisstisches, idealistisches und hypochondrisches Selbst ... 98

Bedrohtes Selbst ... 100

Klassisch narzisstisches Selbst ... 102

Idealistisches Selbst ... 103

Hypochondrisches Selbst ... 104

5. Person und Situation: Narzissten in der Interaktion ... 105

Diagnostisches Standardverfahren ... 106

Narzissten sind die unverträglichen Extravertierten ... 113

Es sind wieder einmal die Männer ... 117

Macht oder Intimität? ... 119

Fallbeispiel ... 120

Wer riskant spielt, hat Angst vor der Pleite ... 121

Wonach strebt das Selbst? ... 124

Wie Ikarus: Selbstüberschätzung über den Wolken ... 125

Fallbeispiel ... 127

Es gibt nichts, was es nicht gibt: Selbsthandicaps und Selbstsabotage ... 130

Fallbeispiel ... 131

Der tägliche Kampf um Bewunderung ... 134

Stolzes Auftreten und leise Ängste ... 139

Fallbeispiel ... 143

Was erwarte ich von mir? ... 145

Wer bin ich wirklich? ... 146

Was erwarte ich vom anderen? ... 147

Grandiose Perspektiven, verwundbare Seele ... 148

6. Die Welt der Schönheit ... 155

Babyface ... 158

Was macht den Mann und die Frau attraktiv? ... 159

Fallbeispiel ... 161

Fallbeispiel ... 163

Was erwarte ich von mir? ... 164

Wer bin ich wirklich? ... 166

Was erwarte ich vom anderen? ... 167

Wer ist die Schönste im ganzen Land? ... 169

7. Wie es sich anfühlt, einen Narzissten zu lieben ... 175

Lässt sich Liebe begreifen? ... 175

Sucht nach Bewunderung und Assoziation mit idealisierten anderen ... 177

Sechs Farben der Liebe ... 183

Narzisstische Spiele ... 186

Die Wirkung von Narzissten: auf den ersten und auf den zweiten Blick ... 190

Nähe und Bindung? Bitte nicht! ... 193

Ich brauche viel Platz, oder ich fühle mich eingeengt 196
Rein und raus aus der Liebe 200
Fallbeispiel 202
Was erwarte ich von mir? 204
Wer bin ich wirklich? 204
Was erwarte ich vom anderen? 206
Wer ist der andere wirklich? 206
Abschließender Fallkommentar 207
Die anderen sind für mich da! 208
Komplementärnarzissten 210
Narzisstische Liebe: ein Ausblick 211

8. Ich bin, was ich bin, weil ich mich selbst gefunden habe: Können Narzissten einen konstruktiven Weg im Leben finden? 213

Balance zwischen Eigenverantwortung und sozialer Verantwortung 214
Positive Selbstidentität 216

9. Anhang 219

Literaturverzeichnis 223

Sachregister 223

Personenregister 243

Vorwort

Der Begriff «Narzissmus» ist neuerdings zum Modewort avanciert – er hat «Konjunktur». Diese Feststellung gilt gleichermaßen für die populärwissenschaftliche wie die wissenschaftliche Literatur. Diese Aktualität hat positive wie negative Effekte: Positiv ist zu vermerken, dass das Spektrum des Narzissmus von seiner ganzen Breite besser erkennbar wird. Auf der negativen Seite ist festzuhalten, dass der Begriff «Narzissmus» mittlerweile für «alles und jedes» herhalten muss, was den historischen Wurzeln und der wissenschaftlichen Bedeutung des Begriffs nicht immer gerecht wird.

Unser Verständnis über den Narzissmus wird substantiell gesteigert, indem die Spekulationen über die Natur des Narzissmus an dem gemessen wird, was an «harten» Tatsachen vorliegt. Es geht also darum, Dichtung und Wahrheit auseinander zu halten, um den Narzissmus besser in der Theorie verstehen und in der Praxis handhaben zu können.

Weil im Narzissmus etwas Grenzenloses angelegt ist, war es für die Autoren wichtig, sich selbst Grenzen zu stecken. Im Mittelpunkt unserer Arbeit soll deshab der «normale Narzissmus» stehen. Dem normalen Narzissmus lässt sich sein pathologischer Cousin gegenüberstellen. Möglicherweise ist das Normale am Narzissmus noch interessanter als der pathologische Narzissmus. Deshalb ist es kein Wunder, dass der normale Narzissmus schon seit längerer Zeit im Fokus der Psychologie steht.

Die Persönlichkeits- und Sozialpsychologie sind diejenigen Wissenschaftsgebiete, in denen am meisten empirische Forschung zum normalen Narzissmus betrieben wird. Dies schließt nicht aus, dass wir ab und an auch den pathologischen Narzissmus in unserer Behandlung des Themas aufgreifen. Denn die Grenzen zwischen Normalem und

Abnormem sind fließend. Was heute am Narzissmus noch als «normal» oder «gesund» gilt, kann in nicht allzu ferner Zukunft schon als «abnorm» oder «pathologisch» gelten (und umgekehrt).

Der normale Narzissmus findet zugespitzt als «narzisstische Persönlichkeit» seine charakterlichen Konturen. Im Vergleich zur «narzisstischen Persönlichkeitsstörung» ist die «narzisstische Persönlichkeit» klinisch unauffällig.

In der Psychologie der narzisstischen Persönlichkeit werden Themenfelder abgesteckt, die Bezug auf Grundlegendes und Angewandtes nehmen: Aus dem Blick der Grundlagen ergeben sich etwa die Fragen, was unter der narzisstischen Persönlichkeit zu verstehen und wie sie zu erfassen ist. Eine weitergehende Frage ist die nach den grundlegenden Facetten im Erleben und Verhalten der narzisstischen Person. Aus dem Blickwinkel der Anwendung stellen sich folgende Fragen: Welche Rolle spielt die narzisstische Persönlichkeit im Zusammenhang mit körperlicher Schönheit? Wie wirkt sie sich im Bereich von Freundschaft, Liebe und Partnerschaft aus? Die Einbettung der narzisstischen Persönlichkeit in einen sozialen Zusammenhang wird im angewandten Teil besonders deutlich. Daher bekommen kulturelle Einflüsse deutlich mehr Gewicht als im Grundlagenteil.

Wir haben uns bemüht, nicht nur Konzepte und empirische Befunde aus der Wissenschaft aufzuzeigen, sondern diese auch – wo immer dies uns möglich war und sinnvoll erschien – an Beispielen aus der Praxis zu verdeutlichen. Dadurch soll den Leserinnen und Lesern klarer vor Augen geführt werden, wie sich die narzisstische Persönlichkeit in ihrem alltäglichen Erleben und Verhalten ausdrückt. Um narzisstische Tendenzen im eigenen Erleben und Verhalten überprüfen zu können, haben wir im Schlussteil des Buches einen Fragebogen zur Selbstbeurteilung beigefügt. Das Buch schließt eine Lücke in der Literatur zum Narzissmus, indem Wissenschaft und Praxis miteinander verbunden werden.

Um die Rechte und Privatsphäre von KlientInnen und PatientInnen nicht zu verletzen, sind die Fallbeispiele aus unterschiedlichen Fallgeschichten zusammengesetzt und somit abgeändert worden.

Unser herzlicher Dank gilt Frau Gabriele Croitoru für die Unterstützung bei der Erstellung des Manuskripts und Frau B.Sc. Simone Lehmann für die Gestaltung der Abbildungen. Außerdem danken wir Frau Dipl.-Psych. Alina Herzog und Frau M.Sc. Bettina Weinmann für die sorgfältige Überprüfung des Textes. Wir bedanken uns schließlich bei Frau Monika Eginger vom Verlag Hans Huber, die mit viel Geduld und hilfreichen Ratschlägen die Fertigstellung des Manuskripts begleitet hat.

Bochum im März 2009
Hans-Werner Bierhoff und Michael Jürgen Herner

1 Einleitung

In einer Untersuchung ging man der Frage nach, wie ausgeprägt der Narzissmus von Promis ist. Die Antwort fiel wie erwartet aus: Promis sind narzisstischer als die Allgemeinbevölkerung.[1] Da sie eine Faszination auf das Publikum ausüben, kann es nicht verwundern, dass sie zum Vorbild genommen werden. Gerade für Kinder und Jugendliche gilt, dass sie Lektionen fürs Leben durch die Beobachtung dieser Fernsehgrößen und Filmstars lernen. Sie werden in eine narzisstische Gesellschaft hinein sozialisiert.

Es ist daher ganz alltäglich, einen Narzissten zu treffen. Bei dem ersten Kontakt kann er oder sie durch Beredsamkeit überzeugen und durch Charme gefallen. Vielfach ist das erste Zusammentreffen mit einem Narzissten eine sehr positive Erfahrung für die Gesprächspartner, weil der Narzisst gleich munter plaudert, keine Hemmungen durch Schüchternheit oder Ängstlichkeit erkennen lässt und zu wissen scheint, was er dazu beitragen muss, damit die Begegnung angenehm verläuft. Das entspricht dem Auftreten von Fernsehmoderatoren und anderen Mitgliedern der Unterhaltungsindustrie, die sich in ihrem Auftritt gut verkaufen können.

Erst nach einigen gemeinsamen Unternehmungen kommen erste Bedenken auf, die die positive Anfangserfahrung relativieren: Der Narzisst redet immer noch sehr viel von sich, tritt in einer bestimmenden Art und Weise auf und scheint an Widerspruch nicht gewöhnt zu sein,

1 Young & Pinsky, 2006

da er nahezu die Fassung verliert, wenn er mit einem Gegenvorschlag konfrontiert wird. Außerdem nimmt er es bei heiklen Themen mit der Wahrheit nicht so genau. Diese Wandlung des Narzissten haben wir in dem Kapitel «Die Wirkung von Narzissten: auf den ersten und auf den zweiten Blick» dargestellt. Sie belegt, dass Narzissmus vielschichtig ist und ein schillerndes Phänomen beschreibt.

Narzissmus wurde häufig als pathologische Selbstverliebtheit aufgefasst. Nach dieser Lesart denkt der Narzisst fast immer nur an seine Anliegen und tendiert dazu, andere für seine Zwecke einzusetzen. Sein Motto lautet: Der Zweck heiligt die Mittel, und der Zweck ist die Gewährleistung der eigenen Größe, des eigenen Ruhmes und der eigenen Macht.

Andere Beschreibungen betonen auf der positiven Seite den hohen Selbstwert und das Selbstvertrauen, die an den Narzissmus gekoppelt sind. Der Narzisst schätzt sich selbst positiv ein und kann andere durch diese positive Grundeinstellung anstecken und beflügeln. Sein Motto könnte lauten: Seht her, ich besitze viele positive Eigenschaften, bin mir meiner Sache sicher und bin stolz darauf.

Diese beiden Beschreibungen lassen sich wie zwei Schubladen verstehen, in die Narzissten eingeordnet werden können: die eine Schublade ist verdunkelt und verdorben, die andere ist hell und gut sortiert. Narzissmus lädt offensichtlich zu unterschiedlichen Deutungen ein, die je nach Ausmaß des Goodwills des Betrachters weit auseinander liegen können. Eins ist aber auch klar: Narzissten werden in der Selbstbeschreibung eher die zweite Schublade bevorzugen, während Beobachter in der Fremdbeschreibung eher die erste Schublade aufziehen werden.

Das Phänomen des Narzissmus entzieht sich einfachen Deutungen. Denn viel hängt davon ab, wie es interpretiert wird: Ist der Narzissmus oberflächlich oder tief im Selbst verankert, bringt er Stärke oder Schwäche zum Ausdruck, ist er flexibel oder unflexibel? Narzissmus, der tief im Selbst verankert ist, kann Schwäche kaschieren und unflexibel ausgelebt werden, sowie Ausdruck einer Persönlichkeitsstörung sein, die zu Schwierigkeiten im Sozial- und Leistungsbereich führt. Hingegen ist Narzissmus, der durch kulturelle Vorbilder erworben wurde, zur Stärke der Selbstdarstellung beiträgt und flexibel auf die Situation abgestimmt wird, eine persönliche Ressource.

Je nachdem, welche Zuordnungen durchgeführt werden, kommt man zu ganz unterschiedlichen Herleitungen des Narzissmus. Wenn er

z. B. tief im Selbst verankert ist, Schwäche kaschiert und unflexibel ist, dann liegt dem Narzissmus vermutlich ein frustriertes Streben nach Vollkommenheit zugrunde, durch das die Person versucht nachzuholen, was ihr in der frühen Kindheit vorenthalten wurde. Die unersättliche Geltungssucht soll befriedigt werden. Das Resultat ist ein Auftritt, der komische Züge aufweist, weil sich das Selbst für großartig hält und keinerlei Distanz zu dieser eingebildeten Großartigkeit besitzt.

Wenn der Narzissmus, oberflächlich, stark und flexibel ist, dann handelt es sich um «gesunde» Selbstdarstellung mit dem Ziel der Gewinnmaximierung. Der Narzisst passt sich perfekt dem kulturellen Klima des Individualismus an, indem er anderen Menschen durch einen überzeugenden Auftritt auf der Bühne des Lebens imponiert. Da die Bindungskraft sozialer Normen in den letzten fünfzig Jahren in westlichen Kulturen abgenommen hat,[2] kann sich dieser «aggressive» Narzissmus gut behaupten.

2 Florida, 2003

2 Narzissmus: Der Dauerbrenner

Der Narzissmus reicht von der Antike bis in die Postmoderne. In der Antike spielt er schon eine bedeutsame Rolle, wie die griechische Mythologie und ihre Fortsetzung im Zeitalter Roms zeigen. Andererseits wird die Postmoderne als Zeitalter des Narzissmus bezeichnet.[3] Bemerkenswerter Weise hat die Ausprägung des Narzissmus zwischen 1985 und 2006 unter Studierenden in den USA erheblich zugenommen. Jüngere Jahrgänge erreichen bei einer Standardmessung des Narzissmus kontinuierlich höhere Durchschnittswerte.[4] Man hat geschätzt, dass 1985 jeder siebte Studierende erhöhte Narzissmus-Werte erreichte, während solche erhöhten Werte inzwischen jeden vierten Studierenden betreffen.

Im 21. Jahrhundert findet eine seit Jahrzehnten andauernde «Ichinflation» statt, die mit einer Epidemie verglichen wird.[5] Diese Epidemie ist nicht auf weiße US-Amerikaner beschränkt, sondern grassiert in allen westlichen Ländern. Selbst in den ersten Jahren des 21. Jahrhunderts hat sich der Anstieg des Narzissmus weiter fortgesetzt.

Der Boom des Narzissmus geht vor allem auf Frauen zurück, die immer stärker in ihrer narzisstischen Orientierung gegenüber Männern aufholen. Daher wird der Geschlechtsunterschied, über den wir in dem Abschnitt «Es sind wieder einmal die Männer» berichten, über

3 Lasch, 1982
4 Twenge, Konrath, Foster, Campbell & Bushman, 2008
5 Twenge & Foster, 2008

die Jahre immer kleiner. Mittlerweile drehen auch viele Frauen ein ganz großes Rad, wenn sie das Niveau der Hybris der Männer auch noch nicht erreicht haben.

Ein Bezug zum Narzissmus findet sich schon in dem mythologischen Begriff der «Hybris». Darunter versteht man Übermut oder Anmaßung, die zu Selbstüberhebung führen.[6] Nach der Hybris folgt in der Regel der tiefe Fall, wie er in griechischen Tragödien künstlerisch und bis heute ergreifend dargestellt wird. Das Sprichwort «Hochmut kommt vor dem Fall» bringt diese Ereigniskette auf den Punkt. Die Sage von Narziss, die ebenfalls der griechischen Mythologie entstammt, hat dem Narzissmus seinen Namen gegeben.

Narzissmus lässt sich mit Selbstverliebtheit übersetzen. Während die Sage des Narziss und der Begriff der Hybris die tragischen Folgen der Selbstverliebtheit betonen, ist die aktuelle Betrachtungsweise ausbalancierter, da sie Selbstverliebtheit sowohl als Teil einer gesunden Entwicklung des Narzissmus auffasst als auch als Teil einer Persönlichkeitsstörung, die eine krankhafte Bezogenheit auf sich selbst beinhaltet. Im letzteren Fall kann man von pathologischer Selbstliebe sprechen.

Ich bin ein Superstar!

Die 17-jährige Bianca strebt die Anerkennung als «großer Star» an. Die Anerkennung wünscht sie sich durch ihre Mitschülerinnen. Die Vorstellung, Star der Klasse zu sein, erlebt sie mit exhibitionistischer Erregung. Sie ist sich aber auch bewusst, dass die Mitschülerinnen eine negative Rückmeldung geben könnten, die Bianca als Versagerin erscheinen lässt. Damit ist aus ihrer Sicht eine beschämende Demütigung zu befürchten.

Dieses Beispiel aus dem Schulalltag beschreibt die Vielfältigkeit der Erwartungen, mit denen das verunsicherte, aber ambitionierte Selbst konfrontiert wird: Sie reichen von überschwänglicher Begeisterung bis zu gekränkter Sensibilität. Das Eintreten beider Erlebniszustände ist möglich, so dass Bianca in ihrer Selbstverliebtheit zwischen hochfliegenden Erfolgserwartungen und tiefen Misserfolgsängsten schwankt. Diese Schwankungsbreite ist typisch für das narzisstische Selbst.

---

6 http://de.wikipedia.org/wiki/Hybris

Das Thema «Narzissmus» wird in Gesprächen häufig direkt oder indirekt angesprochen:

- «Du bist ein Narzisst», sagt die Ehefrau zum Ehemann.
- «Narzisstischer geht nicht», sagt ein Zuschauer nach dem Auftritt eines Filmstars in einer Talkshow.
- «Alle Künstler sind Narzissten», denkt ein Theaterbesucher.
- «Er ist total von sich überzeugt», sagt der geschäftsführende Direktor über einen «Halbgott in Weiß».
- «Sein Selbstvertrauen reicht für zwei», sagt ein Kollege über einen selbstverliebten Politiker.

Mit solchen Redeweisen sind meist negative Bewertungen assoziiert, manchmal aber auch heimliche Bewunderung oder offene Anerkennung. **Tabelle 1** gibt eine Übersicht über Assoziationen, die durch den Begriff Narzissmus ausgelöst werden können.

Tabelle 1: Bedeutungsspektrum des Narzissmus im allgemeinen Sprachgebrauch

Anspruchsdenken	Hochmut	Schüchternheit	Selbstmitleid
Arroganz	Hybris	Selbstbespiegelung	Selbstmord
Ausbeutung	Ich-Schwäche	Selbstbeweihräucherung	Selbstunsicherheit
Dominanz	Ich-Sucht	Selbstgefälligkeit	Selbstvergessenheit
Don-Juanismus	Kränkung	Selbstglorifizierung	Selbstvergötterung
Egozentrik	Machiavellismus	Selbstverliebtheit	Selbstzerstörung
Egoismus	Minderwertigkeitsgefühl	Selbstsucht	Snobismus
Eitelkeit	Perfektionismus	Selbstüberschätzung	
Gefühlsarmut	Fehlendes Schamgefühl		
Gefallsucht	Schamlosigkeit		
Großmannssucht			

Wie lässt sich der Begriff Narzissmus mit seinen Konnotationen einordnen? Das Bedeutungsspektrum, wie es in Tabelle 1 zusammengefasst ist, fällt zwiespältig aus:

- Einerseits wird ein erhöhter Selbstwert dargestellt, bei dem das Selbst sich mit Überwertigkeit erlebt (Beispiel: Selbstgefälligkeit).
- Andererseits wird ein reduzierter Selbstwert dargestellt, bei dem das Selbst sich minderwertig fühlt (Beispiel: Selbstunsicherheit).

Daher kann man von den zwei Gesichtern des Narzissmus sprechen: dem großartigen und dem verunsicherten Gesicht. Eine nahe liegende Erklärung besteht darin, dass die Verunsicherung der betonten Darstellung von Großartigkeit zugrunde liegen kann. Denn eine Möglichkeit der Überwindung von Verunsicherung besteht darin, betont selbstbewusst aufzutreten. Auf diese Weise kann die Person versuchen, ihre Unsicherheitsgefühle zu vertreiben. Einer der ersten, der Großmannssucht als Kompensation von Minderwertigkeitsgefühlen erkannt hat, ist Alfred Adler, dessen spannende Erkenntnisse, die er als Therapeut gewonnen hat, in dem Abschnitt «Der Überlegenheits-Komplex» dargestellt werden.

Es lohnt sich, dieser Annahme weiter nachzugehen, weil sie geeignet ist, sich an die wahre Bedeutung des Narzissmus anzunähern. Deshalb werden wir uns damit in späteren Kapiteln ausführlicher befassen. An dieser Stelle wird eine kurze Übersicht über die wichtigsten Ansätze der Narzissmus-Forschung gegeben.

> Der heutige Begriff des Narzissmus geht auf Sigmund Freud zurück, der davon ausgeht, dass Narzissten ihre Liebe nach innen richten. Ihre Objektwahl ist durch das Selbst bestimmt, so dass der Narzisst sich im Endeffekt selbst liebt. Otto Kernberg betont, dass Narzissten eine schlechte interpersonelle Anpassung zeigen. Unter einer übertriebenen Selbsteinschätzung liegen Gefühle von Furcht, Verlassenwerden und Selbstzweifel verborgen. Daher ist der Narzisst bemüht, sich davor zu schützen, im Stich gelassen zu werden. Seine Selbstzweifel können durch den idealen Partner, der dem Idealselbst entspricht, zerstreut werden. Daher ist das

Selbst des Narzissten von seiner Beziehung zu anderen Personen abhängig. Heinz Kohut hebt das Phänomen der Spiegelung hervor, das im Narzissmus enthalten ist. Der Narzisst sucht Bestätigung durch seine Mitmenschen, um seinen Selbstwert aufrechterhalten zu können. Außerdem verweist er auf die Tendenz zur Idealisierung, die den Wert der Spiegelung erhöht. Schließlich betont er die Erhöhung der eigenen Bedeutung durch die Assoziation mit bedeutsamen Anderen.

Narzissmus hat offensichtlich nicht nur Bedeutung als Persönlichkeitsmerkmal, sondern auch als Beschreibung von Erleben und Verhalten. Bevor wir ausführlich auf die Erklärungen von Freud, Kernberg und Kohut eingehen, wollen wir uns mit der interessanten Begriffsgeschichte des Narzissmus befassen, die in der griechischen Mythologie beginnt.

Mythos Narziss

Die Ursprünge des mythischen Narziss reichen weit in die griechische Geschichte zurück. Doch erst der römische Dichter Ovid (43 vor bis 17 nach Christus) formte in seinem Sammelwerk «Metamorphosen» die bis dahin überlieferten Mythen von Narziss zu einem Ganzen.[7] Im Folgenden wird die Ovidsche Version vom Narziss-Mythos in sinngemäßer und gekürzter Form wiedergegeben.[8]

Ovids Metamorphosen (Buch III, Vers 339-510)

Narziss war der Sohn der Nymphe Liriope und des Flussgottes Cephisus, der einst sie «im sich windenden Fluss umschlang, in seinen Wellen einschloss und vergewaltigte.» Nachdem Narziss geboren wurde, fragte Liriope den Seher Tiresias, ob Narziss ein hohes Alter erreichen werde. Dieser sagte: «Nur, wenn er sich selbst niemals kennen gelernt haben wird.» Narziss, der schon bei seiner Geburt liebreizend war, wuchs zu einem schönen Jüngling heran, der mit 16 Jahren so schön war, dass viele Jünglinge und Mädchen ihn begehrten. Jedoch

7 vgl. Orlowsky & Orlowsky, 1992, S. 29 f.

8 Dabei greifen wir auf Übersetzungen der Ovidschen Narziss-Passage von Prahl & Fetting (aus Orlowsky & Orlowsky, 1992, S. 71-76) und Renger, 1999, S. 45-53, zurück. Zitate sind diesen Arbeiten entnommen.

war in seiner zarten Gestalt «so spröder Stolz», dass niemand ihn berühren konnte.

Die Nymphe Echo erblickte Narziss, als dieser bei der Hirsch-Jagd war. Echo, die wegen ihrer Geschwätzigkeit von der Göttin Juno mit wenig Macht über ihre Zunge bestraft worden war, konnte nicht verständlich sprechen: Von gehörten Worten konnte sie nur die letzten Worte wiedergeben. Echo sah jedoch nicht nur Narziss, der durchs abwegige Gelände streifte, auch «entbrannte ihr Herz in Liebe» zu ihm. Echo folgte heimlich Narziss' Spuren. Je länger sie Narziss folgte, desto mehr wuchs ihre Liebe an. Oft wollte sie mit lieben Worten und Bitten auf ihn zukommen, doch ihre Zunge ließ dies nicht zu; sie konnte ja nur Worte wiederholen. Als Narziss sich verirrte, rief dieser: «Ist jemand hier?», worauf Echo antwortete: «hier». Staunend rief Narziss mit lauter Stimme «Komm!» Sich nicht täuschend von dem Widerhall sagte er, weil niemand kam: «Was fliehst du vor mir?» Vom Widerhall getäuscht, sprach er: «Lass uns hier zusammenkommen.» Echo, der nichts lieber war, antwortete: «Zusammenkommen» und trat aus dem Wald heraus, um ihre Arme um den Hals von Narziss zu legen. Dieser jedoch floh vor ihr und sagte: «Hände weg, lass die Umarmungen! Eher will ich sterben, als dir gehören.» Echo antwortete: «dir gehören». Die verschmähte Echo versteckte sich daraufhin in den Wäldern, verbarg schamhaft ihr Gesicht im Laub und lebte in einsamen Höhlen. Durch den Liebesschmerz und Kummer verzehrte sich ihr Leib. Ihre Knochen verwandelten sich in Stein, und nur ihre Stimme blieb übrig. Verborgen in Wäldern wurde sie an keinem Berg mehr gesehen, aber alle konnten sie hören.

Ein ebenfalls von Narziss verschmähter Mann, der die Hände zum Himmel streckte, bat: «So soll es auch ihm in der Liebe ergehen, so soll auch er, was er liebt, nicht bekommen.» Die Göttin Rhamnusia, die für Rache und Groll bei Ungerechtigkeit stand, erhörte dessen Bitte und stimmte ihr zu.

Eines Tages ließ sich Narziss, von der Anstrengung der Jagd und durch die Hitze erschöpft, am Ufer einer Quelle nieder. Die Quelle war klar wie Silber und von der Natur bislang unberührt geblieben. Und als er seine «Begierde» nach Wasser zu stillen versuchte, wuchs ein «Begehren» in ihm gegenüber dem, was er in einer Welle sah: «Nichts ahnend begehrt er sich selbst, empfindet und erregt Wohlgefallen, wirbt und wird umworben, entzündet Liebesglut und wird zugleich von ihr verzehrt.» Schließlich stellte Narziss fest, dass er sich in sein eigenes Spiegelbild verliebt hatte: «Ich bin es selbst! Ich habe es begriffen, und mein Bild täuscht mich nicht mehr. Liebe zu mir selbst verbrennt mich, ich selbst entzünde die Liebesflammen, die ich erleide.» Mit Schmerz geplagt und der Erkenntnis über die Ausweglosigkeit seiner Situation gab Narziss sich mit schwindenden Kräften seinen Tränen hin, die sein Spiegelbild im Wasser trübten. Sobald er dieses im wieder beruhigten Wasser erblickte, konnte er es nicht länger ertragen: «Wie gelbes Wachs an einem schwachen Feuer und wie der morgendliche Raureif an der warmen Sonne schmilzt, so schwindet er dahin, von Liebe ausgezehrt, und langsam nagt an ihm ein verborgenes Feuer.» Echo, die den sterbenden Narziss erblickte, wurde trotz ihres Grolls auf den

Jüngling vom Schmerz erfasst und echote dessen letzte Worte: «Lebe wohl!» An jener Stelle, an dem der Körper von Narziss verging, wuchs eine Blume, die safrangelb in der Mitte und von weißen Blütenblättern umsäumt war – die Narzisse.

Ovids Schilderung der Sage gilt als grundlegend, was die nachfolgende Rezeption des Narziss-Mythos in der Literatur und Bildenden Kunst anbelangt. Denn viele spätere Autoren haben sich an der Vorlage von Ovid orientiert. Die Beschäftigung mit dem Mythos reicht von der Antike über das Mittelalter und die Romantik bis in die Gegenwart. Es existieren jedoch verschiedene Interpretationen und Darstellungen des Mythos. Ursula und Rebekka Orlowsky geben in ihrem Buch «Narziss und Narzissmus im Spiegel von Literatur, Bildender Kunst und Psychoanalyse» einen guten Überblick, wie der Narziss-Mythos im Laufe der Zeit in Wort und Bild aufgegriffen worden ist:[9]

Die Orlowskys berichten, dass man noch zu Lebzeiten von Ovid Abbildungen von Narziss neben anderen Abbildungen aus der griechisch-römischen Götter- und Sagenwelt findet. Auch hätten die alten Römer ihr starkes Liebesbedürfnis in Form eines in Schmuckstücken eingeritzten Bildes von Narziss zum Ausdruck gebracht. Zudem hätten sie auf ihren Särgen «den lebendigen Lebens- und Liebesfluss in der Spanne zwischen Geburt und Tod des Einzelnen»[10] durch ein Narziss-Motiv herausgestellt. Offensichtlich wurde in der Antike das Narziss-Thema positiv bewertet.

In der Folgezeit, in die der Niedergang des Römischen Reichs fällt, verschwindet der Mythos «Narziss» weitgehend aus Literatur und Bildender Kunst. Erst in der Spätphase der Kreuzzüge wird ihm wieder eine größere Aufmerksamkeit geschenkt, die später noch gesteigert wird, wie die zahlreichen Narziss-Texte beweisen, die nach der Verbreitung der Buchdruckerkunst erstellt wurden.

Was Dichtungen zum mythischen Narziss anbelangt, so fallen in der jüngeren Geschichte gewisse Schwerpunkte bei Themen wie «Spiegelsucht», «Leere» und «Selbstauflösung» auf.[11] Ein Beispiel für das dichte-

9 Orlowsky & Orlowsky, 1992
10 Orlowsky & Orlowsky, 1992, S. 25
11 vgl. Orlowsky & Orlowsky, 1992, S. 63

rische Umsetzen des Motivs der Selbstauflösung des Narziss (und seinem Aufgehen in der Natur) findet sich bei Rainer Maria Rilke (1875–1926):[12]

NARZISS

NARZISS verging.
Von seiner Schönheit hob
sich unaufhörlich seines Wesens Nähe,
verdichtet wie der Duft vom Heliotrop.
Ihm aber war gesetzt, dass er sich sähe.
Er liebte, was ihm ausging, wieder ein
und war nicht mehr im offenen Wind enthalten
und schloss entzückt den Umkreis der Gestalten
und hob sich auf und konnte nicht mehr sein.

Fasst man die neuere Darstellung des Narziss-Mythos zusammen, ergibt sich die Feststellung, dass die darin anklingende Selbst- oder Eigenliebe in der Literatur und Philosophie eher negativ bewertet wird. Eine Ausnahme findet sich in der Bildenden Kunst, in der eine Tendenz «zu zeitgemäßer ‹ästhetischer› Verarbeitung des schönen Motivs» entstanden ist.[13] Ein gutes Beispiel aus der Kunst ist das Doppelbild «Métamorphose de narcisse» des spanischen Malers Salvador Dalí, das den in sich selbst versunkenen Narziss am Wasser (und daneben zwei Finger mit einem Ei, aus dem eine Narzisse herausragt) zeigt.[14]

Möglicherweise hat die Neubewertung des Narzissmus in der christlichen Kultur damit zu tun, dass die Selbstliebe im Vergleich zur Nächstenliebe als problematisch angesehen wird. Zumindest lautet das einschlägige christliche Gebot: «Liebe deinen Nächsten wie dich selbst».[15] Es wird häufig so verstanden, dass die Nächstenliebe über die Selbstliebe zu stellen ist.

Der Soziologe Franz Stimmer meint, dass der Narziss-Mythos eine besondere Qualität besitzt, da sie über eine Parabel oder Fabel hinausgeht:[16] Einerseits sei die Geschichte von Narziss und Echo mehr als eine Parabel, die in sittlicher Weise mahnt, sich nicht in Hochmut oder Selbstgefälligkeit zu ergehen. Andererseits sei sie mehr als eine

12 Rilke, 1975, Bd 3, S. 56
13 Orlowsky & Orlowsky, 1992, S. 25
14 Renger, 1999, S. 204
15 3 Moses 19,19; Mk 12,3
16 Stimmer, 1987, S. 28 ff.

Fabel, die zu Sentimentalitäten rührt, wenn zwei Akteure nicht zueinander finden können. Und der Mythos geht, so scheint es, tatsächlich weiter. In der Ovidschen Mythos-Interpretation wird auch psychologisch Bedeutsames erkennbar – extreme Formen liebevoller Hinwendung auf das Selbst (anhand der Figur des Narziss) oder auf das Objekt (anhand der Figur der Echo).[17] Ovid selbst hatte wohl keine Psychologisierung seiner Narziss-Passage beabsichtigt. Ihm ging es in erster Linie neben Dichterischem auch um Didaktisches und Politisches, als er sein Werk schrieb.[18]

Als Protagonisten des Mythos treten Narziss und Echo auf. Beide Figuren durchlaufen ähnliche psychologische Zustände, jedoch mit völlig gegensätzlichem Ziel: Während Narziss sich anschickt, sein Selbst unter Ausschluss seiner Objekte (Menschen; Halbgottheiten) zu lieben, neigt Echo dazu, Narziss unter Aufgabe ihres Selbst (ihrer Eigenständigkeit, Subjektivität) zu lieben.[19] Diese beiden Extremformen von Liebe führen zu Narzissmus und Echoismus, «bei denen der eine den anderen entweder ganz ausgrenzt oder aber der eine sich total auf den anderen ausrichtet».[20]

Die Altphilologin Almut-Barbara Renger[21] unterscheidet in ihrem Buch «Mythos Narziss» die Phase der Irrung (Illusion), den Moment der Erkenntnis (Desillusion) und die Phase der Bewusstheit (Realität): Sowohl Narziss als auch Echo durchlaufen zunächst eine Phase der Irrung: Narziss gibt sich der visuellen Täuschung gegenüber seinem Spiegelbild hin und Echo der akustischen Täuschung gegenüber Narziss' Worten.

Nach dem Moment der Erkenntnis, einer trügerischen Hoffnung auf gegenseitige Liebe aufgesessen zu sein, folgt darauf sowohl für Narziss als auch für Echo die Phase der Bewusstheit. In dieser geht es:

- bei Narziss um den Umgang mit der Ent-Täuschung über sich selbst, bei Echo um den Umgang mit der Ent-Täuschung gegenüber Narziss;

---

17 vgl. Stimmer, 1987, S. 28-24
18 Orlowsky & Orlowsky, 1992, S. 46; vgl. Renger, 1999; S. 270
19 vgl. Stimmer, 1987, S. 28
20 Stimmer, 1987, S. 28
21 vgl. Renger, 1999, S. 265-270

- bei Narziss um ein Sich-Verzehren in Liebesglut nach sich selbst, bei Echo um ein Sich-Verzehren in Liebesglut nach Narziss und
- bei Narziss um dessen Tod und Verwandlung in eine Narzisse, bei Echo um deren Tod und Verwandlung in Stein.

Wahrscheinlich ist es nicht nur das tragische Ende beider Akteure, das Ängste bei der Leserschaft schürt und dem Narzissmus (und Echoismus) eine negative Tönung verleiht. Vielmehr ist es auch die ungünstige Lebenssituation von Narziss – heute würde man dafür den Begriff «broken home» benutzen –, was bei Lesern wohl ein tieferes Gefühl von Betroffenheit auslöst:[22] Schon allein die Zeugung des Narziss – eine Vergewaltigung von Liriope durch Cephisus – sowie die Namensgebung – eine Andeutung der sehr engen, wenn nicht sogar inzestuösen Bindung zwischen Mutter und Sohn – dürften Narziss eine schwere Bürde für sein Selbstwertgefühl in die Wiege gelegt haben.[23] Es ist erlaubt zu vermuten, dass ein Vater, der die Mutter seines Kindes vergewaltigt hat, sich nicht liebevoll um sein Kind kümmern wird.[24] Narziss scheint vaterlos aufgewachsen zu sein, was eine Beeinträchtigung seines Männlichkeitsgefühls zur Folge gehabt haben könnte.

Während sich im Laufe der Zeit der Begriff *Narzissmus* in Texten und Abbildungen häufig wiederholt hat, ist derjenige des *Echoismus* nur selten zum Thema gemacht worden.[25] Das heißt aber keineswegs, dass dem Echoismus heutzutage keine Bedeutung mehr zukommt. In der psychologischen Beratungs- und Therapiepraxis haben sowohl der Narzissmus als auch der Echoismus einen großen Stellenwert. Hier werden dann entweder die charakterlichen Unterschiede von narzisstischen Menschen oder die spezifischen Rollen, die narzisstische Charaktertypen in einer Paarbeziehung einnehmen können, betont. Zu nennen ist zum Beispiel der Kontrast «Narzissten und Komplementärnarzissten»,[26] den der Paartherapeut Jürg Willi in der Mitte der 1970er Jahre entwickelte.

---

22 vgl. Stimmer, 1987, S. 30

23 Die Blume Narzisse wurde im Altertum auch als «Leirion» bezeichnet, was auf die enge Verbindung zu Liriope (oder Leiriope) verweist; vgl. Stimmer, 1987, S. 31

24 Stimmer, 1987, S. 30; vgl. Hannan, 1992

25 vgl. Stimmer, 1987, S. 28 f.

26 Willi, 2004

Die historische Betrachtung des Narzissmus, die hier in abgekürzter Form erfolgte, verweist auf die Wurzeln des «Narzissmus-Baums», die weit in die Historie der zivilisierten Menschheit zurückreichen. Der Narziss-Mythos – als Wurzel des «Narzissmus-Baums» – beinhaltet etwas zutiefst Bewegendes, ja auch Faszinierendes. Sein Inhalt hat viel mit menschlichen Erlebens- und Verhaltensweisen zu tun, die man in den Sozial- und Kulturwissenschaften unter dem Begriff des Narzissmus zusammenfasst.

Ebenso dürfte deutlich geworden sein, dass einiges an Gegensätzlichem, Unberechenbarem, Unheimlichem und Widersprüchlichem in den Wurzeln des «Narzissmus-Baums» angelegt ist. Der Narzissmus verfügt über zwei widersprüchliche Gesichter: So betont das eine Gesicht eine Selbstbezogenheit, die mit Selbstaufwertung und Objektabwertung verbunden ist (wie beim mythischen Narziss). Demgegenüber stellt das andere Gesicht eine Fremdbezogenheit heraus, die mit Selbstabwertung und Objektaufwertung einhergeht (wie bei der mythischen Echo). Das verdeutlicht den «doppelten Charakter des Narzissmus».

Richten wir nun einen Blick auf den «Stamm» des «Narzissmus-Baums» und damit auf das, was die Wissenschaft aus sozialpsychologischer Sicht an Einsichten entwickelt hat. Zusätzlich gehen wir auch auf das Verständnis des Narzissmus in der klinischen Psychologie ein.

Grundlagen des Narzissmus

Der Begriff des Narzissmus wurde Ende des 19. Jahrhunderts geprägt.[27] Narzissmus bezeichnete die Neigung, den eigenen Körper wie ein Sexualobjekt zu behandeln. Im weiteren Sinne wurde der Begriff verwendet, um eine allgemeine Tendenz zur Selbstbewunderung zu beschreiben.

Im 20. Jahrhundert wurde das Verständnis des Narzissmus weiterentwickelt. Dabei spielten einerseits die Klinische Psychologie und Diagnostik eine zentrale Rolle, andererseits die Persönlichkeitsforschung und die Sozialpsychologie. In den folgenden Kapiteln werden diese Fortschritte nachgezeichnet. Beginnen wollen wir aber mit einer ersten Ortsbestimmung, die sowohl den Kern des Narzissmus aufdeckt als

27 Hartkamp, Wöller, Langenbach & Ott, 2002

auch das Bezugssystem konkretisiert, in dem der Narzissmus verankert ist. Das ist das Selbst mit seinen Zielen, die die Selbstregulation bestimmen.[28]

Narzissmus verstehen bedeutet, die Grundtendenzen aufzuzeigen, aus denen die narzisstische Persönlichkeit besteht. Das ist aber nur ein erster Schritt, der eine statische Betrachtungsweise beinhaltet. In einem zweiten Schritt geht es darum, die dynamischen Abläufe zu untersuchen, die die narzisstische Selbstregulation betreffen. Erst diese Analyse der dynamischen Prozesse kann die paradoxen Tendenzen, die mit dem Narzissmus verbunden sind, verständlich machen. Obwohl Narzissmus in die Höhen des großen Erfolgs und der gesellschaftlichen Anerkennung führen kann, sind viele Narzissten erfolglos und kämpfen gegen Misserfolge.

Was ist das Besondere an der narzisstischen Persönlichkeit? Im Vorgriff auf die folgenden Belege sind zwei Bezüge hervorzuheben:

Narzissten sind machtmotiviert. Sie suchen ihre Chancen und greifen zu, wenn sich eine Gelegenheit bietet. Sie treten an, um ganz ungehemmt von irgendwelchen Bedenken ihre Ziele zu verwirklichen.

Narzissten sind handlungsorientiert. Ihnen geht es darum, als Macher aufzutreten, dem es gelingt, trotz Widerständen erfolgreich zu sein. Damit entsprechen sie dem agentischen Stereotyp, dem sie meist ungebremst huldigen. Das agentische Stereotyp enthält Eigenschaften wie tatkräftig und zupackend. Diese agentischen Eigenschaften passen in das Persönlichkeitsmuster des Narzissten.

28 Campbell, Brunell & Finkel, 2006

Die Macht der Narzissten

Narzissten sind annäherungsorientiert, da sie aktiv ihre Ziele verwirklichen und sich nicht durch defensive Einstellungen behindern lassen. Diese Beschreibung trifft auf das Auftreten von «ungebrochenen» Narzissten zu, die den Glauben an ihre Überlegenheit nicht in Zweifel ziehen.

Der theoretische Rahmen, der im Folgenden dargestellt wird, bezieht sich auf Narzissten, die optimistisch in die Zukunft blicken. Während sie die Annäherungsorientierung mit Machtmenschen gemeinsam haben, sind sie zusätzlich darauf aus, ihren Selbstwert zu steigern. Sie huldigen einer überhöhten positiven Bewertung ihrer eigenen Eigenschaften und Fähigkeiten, die sich auf ganz unterschiedlichen Feldern identifizieren lässt: Der Narzisst

- schätzt seine beruflichen Fähigkeiten höher ein als die seiner Mitarbeiter,
- hält sich für einen sehr guten Liebhaber,
- meint, in politischen Diskussionen die besten Argumente zu vertreten.

Das entspricht einer inflationierten Selbsteinschätzung.[29] Diese wird durch die Forderung des Narzissten ergänzt, dass ihm das, was ihm zusteht, auch geliefert wird.[30] Allerdings sind die Vorstellungen darüber, was ihm zusteht, sehr extensiv und umfassend. Der Narzisst nimmt an, dass die Ressourcen der Welt deshalb vorhanden sind, damit seine Bedürfnisse befriedigt werden können. Er meint, dass er ein Recht darauf hat, die Ressourcen zu diesem Zweck in Anspruch zu nehmen.

Die Parallele zwischen Narzissten und machtmotivierten Menschen ist deutlich. Beide beanspruchen für sich Privilegien und halten eine Bevorzugung ihrer Person für das Natürlichste auf der Welt.

29 Foster, Campbell & Twenge, 2003
30 Exline, Baumeister, Bushman, Campbell & Finkel, 2004

Der Machertyp

Eine zweite Parallele besteht zwischen Narzissmus und agentischer Persönlichkeit. Die agentische Persönlichkeit repräsentiert einen Machertyp. Sie hängt mit der Maskulinität der Geschlechtsrolle zusammen.

Das Konzept der Maskulinität und Femininität reicht weit in die Geschichte der Sozialwissenschaft zurück. Der Soziologe Talcott Parsons und der Gruppenforscher Robert F. Bales unterschieden zwischen instrumentellen und expressiven Eigenschaften.[31] Instrumentelle Eigenschaften umfassen Initiative und Leistungsorientierung, während expressive Eigenschaften durch Hilfsbereitschaft, Fürsorge und Gesellung gekennzeichnet sind. Es ist unmittelbar erkennbar, dass instrumentelle Eigenschaften dem Stereotyp des Mannes entsprechen, während expressive Eigenschaften das weibliche Stereotyp abbilden.

In Übereinstimmung damit beschreibt David Bakan in seinem Buch über die Dualität der menschlichen Existenz eine agentische und eine kommunale Orientierung.[32] Agentische Eigenschaften wurden Männern zugeschrieben, während kommunale Eigenschaften als typisch für Frauen angesehen wurden. Inzwischen hat sich diese Anwendung der Klassifikation auf die Geschlechter verändert, weil empirische Untersuchungen gezeigt haben, dass sowohl Männer als auch Frauen kommunale und agentische Eigenschaften verwirklichen können.[33] Die kommunale Orientierung der Frau und die agentische Haltung des Mannes sind Stereotype, die mit den weit verbreiteten Rollen von Frau und Mann (als Hausfrau und als Berufstätiger) übereinstimmen.[34]

Natürlich weisen nicht alle Frauen eine hohe kommunale Orientierung, und nicht alle Männer eine hohe agentische Orientierung auf. Vielmehr gibt es auch viele Männer, die expressive Eigenschaften aufweisen, und andererseits «Power-Frauen», die instrumentelle Eigenschaften realisieren. Es scheint so zu sein, dass ein Trend in Richtung auf eine zunehmende Übereinstimmung zwischen den Geschlechtern im Hinblick auf instrumentelle/agentische und kommunale/expressive Eigenschaften besteht. Dieser Trend kommt hauptsächlich dadurch zustande, dass Frauen verstärkt agentische Eigenschaften übernehmen.

---

31 Parsons & Bales, 1955
32 Bakan, 1966
33 Bierhoff, Blanz & Buck, 1984
34 Bierhoff, 2006

Agentisches Modell des Narzissmus

Keith Campbell und Amy Brunell von der University of Georgia in Athens und Eli Finkel von der Northwestern University in Evanston, einem Vorort von Chicago, zählen gegenwärtig zu den einflussreichsten Narzissmusforschern in der Welt. In ihrem agentischen Modell des Narzissmus gehen sie davon aus, dass die Fundamente des Narzissmus in einer ausgeprägten agentischen Orientierung liegen.[35] Diese grundlegende Orientierung wird durch ein offensives Annäherungsstreben, den Wunsch, den Selbstwert zu erhöhen, das Gefühl, dass hohe Ansprüche an die Umwelt gerechtfertigt sind, und eine generell inflationierte Selbstbetrachtung ergänzt. Der folgenden Darstellung wird dieses agentische Modell des Narzissmus zugrunde gelegt, das in Abbildung 1 auf Seite 38 dargestellt ist.

Das Zusammenspiel dieser Qualitäten wird als Narzissmus bezeichnet. Er manifestiert sich sowohl in bestimmten typischen interpersonalen Strategien als auch in charakteristischen interpersonalen Fertigkeiten. Was letztere angeht, erweist sich der Narzisst als sozial-kompetent. Er tritt mit hohem Selbstvertrauen auf, versprüht seinen Charme, wird beflügelt durch eine selbst wahrgenommene hohe Attraktivität. Seine ausgeprägte Extraversion erleichtert es dem Narzissten, auf andere Menschen, die er für seine Zielerreichung braucht, zuzugehen und sie für sich zu gewinnen.

Bei der Anbahnung von Beziehungen sind Narzissten aufgrund ihrer Unverfrorenheit besonders erfolgreich. Sie spielen ihre hohe Extraversion und Selbstsicherheit aus, um Personen des anderen Geschlechts zu beeindrucken. Daher können Narzissten persönliche Beziehungen schnell anbahnen, wobei ihnen ihr sicheres Auftreten und ihr Charme von Nutzen sind. Allerdings vermeiden sie es im Allgemeinen, eine intime Beziehung aufzubauen. Stattdessen lässt sich ihr Bindungsstil als vermeidend/distanzierend beschreiben.[36] Wenn man vermeidend in einer Beziehung auftritt, fällt es dem Beziehungspartner schwer, Druck auszuüben. Daher fördert diese distanzierte Bindung die starke Position der Narzissten, die sie in einer Paarbeziehung für sich beanspruchen.

---

35 Campbell, Brunell & Finkel, 2006. Die englische Bezeichnung des Modells lautet Agency Model.

36 Neumann & Bierhoff, 2004

Die sozialen Fertigkeiten der Narzissten stehen im Dienste interpersonaler Strategien, die den Selbstwert sichern. Dazu zählt die Suche nach vorzeigbaren Partnern in romantischen Beziehungen. Der romantische Partner, den es zu gewinnen gilt, hat die Funktion einer Trophäe. Ein Beispiel ist ein Geldmagnat, der ein Model als Ehefrau hat.

Das verweist auf eine weitere narzisstische Eigenschaft: den Materialismus. Dieser kommt darin zum Ausdruck, dass der Narzisst Personen im Allgemeinen und romantische Partner im Besonderen für austauschbar hält. Da der Narzisst dazu neigt, den Partner wie eine Trophäe zu betrachten, hat er die Möglichkeit, den Partner zu wechseln, ohne persönlich unter der Trennung zu leiden. Narzissten vermitteln dem Partner das Gefühl, von der Beziehung abhängiger zu sein, als sie selbst es sind. Gleichzeitig bringen sie ihren Einfluss und ihre Macht in der Beziehung zum Ausdruck.

Eine weitere Besonderheit besteht darin, dass der Narzisst weit blickend ist, indem er nach Möglichkeit die Zahl seiner Alternativen, die ihm zur Wahl stehen, vergrößern möchte. Es leuchtet ein, dass man seine Ansprüche und Ziele besser verwirklichen kann, wenn mehr Alternativen verfügbar sind, unter denen man von Fall zu Fall die beste auswählen kann. Diese Vorgehensweise führt im Zusammenhang mit romantischen Beziehungen dazu, dass romantische Gefühle eher weniger hervorgehoben werden, während gleichzeitig das spielerische Element der Liebe betont wird. Der Eroberung neuer Partner kommt eine besondere Bedeutung zu. Sie vergrößert einerseits die Zahl der zur Verfügung stehenden Alternativen. Andererseits ist der Vorgang der Eroberung selbstwertdienlich, da die Eroberung neuer Partner als Beweis für die eigene Überlegenheit und Attraktivität dient.

Eine weitere interpersonale Strategie der Narzissten besteht darin, dass die eigene Überlegenheit gegenüber dem Durchschnitt hervorgehoben wird. Wenn sich mehrere Narzissten miteinander vergleichen, wird jeder für sich zu dem Schluss kommen, den anderen weit überlegen zu sein. Dieses Urteilsmuster wird als «Besser-als-der-Durchschnitt-Effekt» bezeichnet.

Die wahrgenommene Überlegenheit ist keine Funktion tatsächlicher Errungenschaften; vielmehr bringt sie eine verzerrte Sichtweise zum Ausdruck. Diese wird durch eine einseitige Interpretation ermöglicht:

- Erfolg wird auf die eigene Person zurückgeführt,
- während Misserfolg anderen angelastet wird.

Dieses selbstwertdienliche Attributionsmuster, das unter Menschen weit verbreitet ist,[37] wird von Narzissten in besonders extremer Weise angewandt. Für sie kann es gar nicht anders sein, als dass Erfolge durch ihre Leistungen zustande kommen, während Niederlagen auf die Mitwirkung unfähiger anderer zurückgeführt werden.

Narzisstische Bestrebungen sind auf die Aufrechterhaltung des Selbstwerts gerichtet.[38] Diese einseitige Ausrichtung ist erforderlich, weil der hohe Selbstwert leicht durch weniger günstige Rückmeldungen und nicht-perfekte Leistungen in Frage gestellt werden kann. Hier kann sich eine narzisstische Sisyphus-Aufgabe ergeben, weil die Diskrepanz zwischen dem Selbstwert und einer realistischen Selbstbewertung aufgrund des selbstwertdienlichen Attributionsmusters relativ groß ausfallen kann. Um solche bedrohlichen Diskrepanzen zu vermeiden, besteht ein starkes Streben nach Förderung der eigenen Karriere. Karriereerfolge dienen als Beweis für die Berechtigung der hohen Selbstwerteinschätzung.

Diese Analyse auf der Basis des agentischen Modells verdeutlicht, dass Narzissten in größerem Umfang, als es bei anderen Menschen üblich ist, das Instrumentarium der Selbstdarstellung zur Selbstregulierung einsetzen. Eine gelungene Selbstdarstellung ist für den Narzissten notwendig, um seine hohen Ansprüche zu erfüllen, wenn schon nicht im wirklichen Sein, so doch immerhin im Schein der Selbstdarstellung.

Selbstdarstellung dient der Eindruckssteuerung. Die Akteure steuern in sozialen Beziehungen den Eindruck, den sie auf andere ausüben.[39] Es gibt eine Vielzahl von Techniken der positiven Selbstdarstellung wie die Betonung eigener Vorzüge, Kompetenzen und Ansprüche. Unter strategischer Selbstdarstellung versteht man jene Verhaltensmuster, die durch das Streben nach Machtsteigerung angeregt werden und die dem Ziel dienen, bei anderen und bei sich selbst positive Zuschreibungen von Eigenschaften und Fähigkeiten auszulösen. Man möchte hochgradig positiv bewertet werden, was die eigenen Leistungen und Errungenschaften betrifft. Diese Tendenz lässt sich treffend als Selbstmarketing bezeichnen.

37 Sherman & Kim, 2005

38 Baumeister & Vohs, 2001

39 Mummendey, 2006

Um dieses Ziel zu erreichen, stehen verschiedene Mittel zur Verfügung. Dazu gehört das Sich-beliebt-Machen, indem man gezielt mit anderen übereinstimmt, mit Schmeicheleien arbeitet, die Erbringung kleiner Wohltaten vorführt oder die eigenen Eigenschaften positiv herausstellt und überzeichnet. Die Übertreibung wird nur dadurch begrenzt, dass die Darstellung keinen lächerlichen Charakter annehmen darf. Ansonsten ist alles erlaubt, was den Stellenwert der eigenen Person vergrößert. Dabei wird mächtigen Anderen, von denen der Akteur abhängig ist, eine besondere Aufmerksamkeit gewidmet. Narzissten achten besonders auf die Macht der anderen. Ihre Eindrucksbildung ist auf ihre Position und ihren Einfluss fokussiert. Narzissten streben an, gerade mächtige Andere auf die eigene Seite zu ziehen.

Das Sich-beliebt-Machen ist allerdings ein komplexes Anliegen, da die Glaubwürdigkeitsthematik zu beachten ist. Platte Übertreibungen laufen Gefahr, dass sie als manipulative Selbstdarstellungen entlarvt werden und dann das Image des Akteurs beschädigen und somit genau das Gegenteil von dem erreichen, was angestrebt wurde. Der Selbstdarsteller wird in seinen Möglichkeiten dadurch eingezwängt, dass er ein Auge auf seine Integrität und Authentizität richten muss, um nicht mit seinem Anliegen gegen die Wand zu fahren.

Das Dilemma des Sich-beliebt-Machens besteht darin, dass es darum geht, das eigene Image möglichst optimal zu verkaufen, während gleichzeitig der Eindruck von authentischer Selbstdarstellung vermittelt werden soll. Insofern verlangt das Sich-beliebt-Machen eine große soziale Kompetenz, wie sie nur von bestimmten Persönlichkeitstypen gezeigt werden kann. Das sind solche Menschen, die die Wirkung ihres Auftretens in der Öffentlichkeit sorgfältig betrachten und die richtige Schlussfolgerungen ziehen, wie sie ihren Auftritt optimieren können, ohne an Glaubwürdigkeit zu verlieren. Narzissten, die über diese soziale Kompetenz verfügen, können Beachtliches auf dem Gebiet der strategischen Selbstdarstellung leisten. Ihr Bemühen wird ergänzt durch die gezielte Darstellung eigener Fähigkeiten, die so dosiert wird, dass sie gerade noch für das Publikum erträglich ist und die erwünschte Wirkung erzielen kann.

Narzissten sind durch ihre wohldosierte Unverschämtheit erfolgreich. Der narzisstische Selbstwert stellt mehr als einen einfachen Selbstwert dar, weil er durch Dominanzansprüche, Stolz und strategische Selbstdarstellung charakterisiert ist. Der Narzissmus beruht auf einer Persönlichkeitsstruktur, die in entscheidenden Facetten der agentischen Persönlichkeit entspricht. Die agentische Persönlichkeit der Narzissten ist durch Dominanzstreben, Machtansprüche, charmantes Auftreten, routinierte Selbstdarstellung und Selbstüberschätzung gekennzeichnet. Das alles dient dem Schutz des gesteigerten Selbstwertgefühles, aber auch der Vermeidung eines Absturzes während des Höhenflugs. Das agentische Modell des Narzissmus befasst sich mit einer exzentrischen Variante der agentischen Persönlichkeit.

Um solche Persönlichkeiten in interpersonellen Beziehungen erträglicher zu machen, wäre die Beimischung kommunaler Eigenschaften nützlich. Eine solche Verschiebung des Schwerpunkts der Persönlichkeit würde die Integration von expressiven Eigenschaften in das Persönlichkeitsbild erfordern. Während die agentische Persönlichkeit auf die entschlossene Verwirklichung eigener Ziele und das Ausleben eigener Wunschvorstellungen hinaus will, bezieht sich die kommunale Persönlichkeit darauf, dass man anderen hilft, ihre Ziele zu erreichen, und konstruktiv an sozialen Beziehungen teilnimmt statt sie auszubeuten.

Man kann zwischen einer gemilderten agentischen Persönlichkeit und einer ungemilderten agentischen Persönlichkeit unterscheiden.[40] Während der gemilderte agentische Typ durch eine Beimischung von expressiven Eigenschaften bei dominierenden instrumentellen Eigenschaften gekennzeichnet ist, beinhaltet der ungemilderte agentische Typ nichts anderes als instrumentelle Eigenschaften, die in geballter Form vorliegen. Der Narzissmus entspricht weitgehend der ungemilderten agentischen Persönlichkeit. Sie ist durch den Fokus auf das Selbst ohne Rücksicht auf andere gekennzeichnet.

Die ungemilderte agentische Persönlichkeit zeichnet sich dadurch aus, dass sie extreme, exzessive und ungebremste Bestrebungen nach Erfolg zum Ausdruck bringt. Sie ist durch Feindseligkeit, Zynismus, Gier und Arroganz gekennzeichnet.[41] In Übereinstimmung mit Geschlechterstereotypen bringen Männer mehr als Frauen die ungemilderte agentische Persönlichkeit zum Ausdruck. Empirische Untersuchungen zeigen, dass eine ungemilderte agentische Persönlichkeit im interpersonellen Bereich mit einer dominierenden, rachsüchtigen

40 Bakan, 1966
41 Helgeson, 2003

und kalten Einstellung zusammenhängt. Das interpersonelle Problem der ungemilderten agentischen Persönlichkeit kommt in einer antagonistischen Einstellung gegenüber der sozialen Welt zum Ausdruck, die darauf beruht, dass andere Menschen durch eine negative Brille gesehen werden. Empirische Ergebnisse zeigen, dass die ungemilderte agentische Persönlichkeit durch übertriebene Selbsteinschätzung im Sinne von Arroganz auffällt, aber gleichzeitig defensive Züge aufweist, die aus einer Unsicherheit über den Selbstwert resultieren.

Die negative Sichtweise von anderen kann leicht interpersonelle Konflikte erzeugen, die eskalieren und dazu führen, dass Chancen nicht genutzt werden können. Die Folge kann auch ein Verlust an sozialer Unterstützung sein, der dazu führt, dass in kritischen Situationen vergeblich auf Hilfe gehofft wird. Das unangemessene Verhalten im Sinne von Rachsucht, Dominanz und Kälte führt dazu, dass der Akteur von anderen gemieden wird. Interpersonelle Konflikte und der Mangel an sozialer Unterstützung stellen ein Gefährdungspotenzial für die narzisstische Persönlichkeit dar, das auf Dauer der Verwirklichung von hohen Ansprüchen im Weg stehen kann.

Narzissten suchen Partner, die sie mit Selbstwert und Status versorgen. Potenzielle Partner sollen attraktiv sein, einen hohen Status innehaben und erfolgreich sein.

In dem agentischen Modell des Narzissmus werden einerseits die Bedeutung von interpersonalen Fertigkeiten und andererseits die Rolle von Persönlichkeitseigenschaften betont. Interpersonale Fertigkeiten und Persönlichkeitsdispositionen werden gemeinsam zur Aufrechterhaltung des narzisstischen Selbstwerts genutzt. So wird z. B. Extraversion erfolgreich eingesetzt, um einen Partner mit hohem Status kennen zu lernen. Die Extraversion erleichtert es dem Narzissten, seine sozialen Ziele erfolgreich zu verfolgen. Die Assoziation mit hohem Status anderer verschafft dem Narzissten eine indirekte Bestätigung seiner hochfliegenden Pläne.

Die agentische und die kommunale Dimension sind empirisch voneinander unabhängig. Andere Bezeichnungen für dieses Bezugssystem sind

- Dominanz und Freundlichkeit,
- egoistisch und moralistisch,
- alpha und beta.

Diesen Bezeichnungen ist gemeinsam, dass zwei Grundorientierungen gegenübergestellt werden, die die Persönlichkeit mit speziellen Strategien der sozialen Interaktion in Zusammenhang bringen.

Das Phänomen des Narzissmus lässt sich also in ein größeres Bezugssystem einordnen:

- Dieses ist einerseits durch eine dominante interpersonelle Orientierung gekennzeichnet, die sich in einer agentischen Persönlichkeit ausdrückt.
- Zum anderen spielt die Selbstdarstellung für den Narzissmus eine große Rolle.

Dabei ist zu berücksichtigen, dass die Absicht zur Selbstdarstellung nicht unbedingt durch entsprechende soziale Fertigkeiten unterstützt wird. Für weniger begnadete Selbstdarsteller stellt die Selbstdarstellung ein Minenfeld dar, auf dem sie schnell scheitern können. Hingegen haben gute Schauspieler, die alle Register der Selbstpräsentation ziehen können, größere Chancen, ihre narzisstischen Ansprüche in ihren sozialen Beziehungen durchzusetzen.

Wie baut sich der narzisstische Selbstwert auf? Eine zusammenfassende Veranschaulichung des agentischen Modells des Narzissmus ist in **Abbildung 1** enthalten.

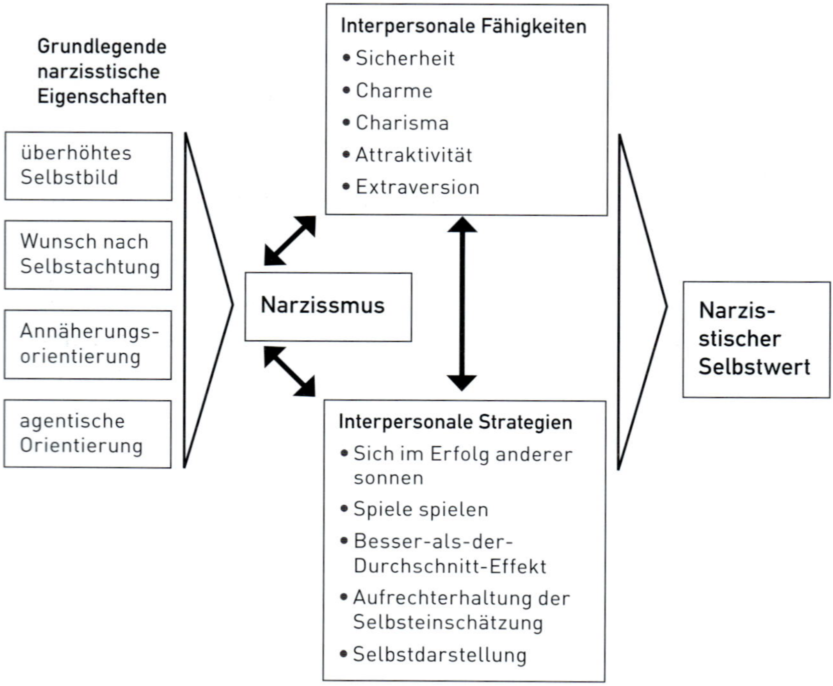

Abbildung 1: Agentisches Modell des Narzissmus[42]

Narzissten verfügen über einen positiven und inflationären Selbstwert, der sich auf ihre Fähigkeiten, Eigenschaften und Leistungen bezieht. Dieser wird als narzisstischer Selbstwert bezeichnet. Er ergibt sich aus dem Wechselspiel zwischen der narzisstischen Persönlichkeit, den damit verbundenen interpersonalen Strategien und interpersonalen Fähigkeiten. Das Überwiegen der agentischen gegenüber den kommunalen Belangen führt dazu, dass Narzissmus durch ein geringes Interesse an intimen Beziehungen gekennzeichnet ist. Das auch deshalb, weil Narzissten sich davor fürchten, durchschaut zu werden. Hohe

42 Campbell, Brunell & Finkel, 2006, S. 65

Intimität würde dem anderen einen weitgehenden Einblick in die inneren Vorgänge des Narzissten verschaffen, die er aber für sich behalten möchte.

Das überhöhte Selbstbild führt zu Problemen der Selbstregulation. Der narzisstische Höhenflug beinhaltet immer auch die Gefahr, abzustürzen. Der Narzisst bewegt sich auf dünnem Eis, und unterschwellig weiß er das auch. Auf der positiven Seite stehen ihm seine soziale Annäherungsorientierung und sein Wunsch nach Selbstachtung zur Verfügung, die aufs engste mit seinen interpersonalen Strategien und Fähigkeiten zusammenhängen.

3 Narzissten im Behandlungszimmer

Ende des 19. Jahrhunderts nahm die wissenschaftliche Diskussion über den Narzissmus ihren Anfang. An der Diskussion war Sigmund Freud schon früh beteiligt: Mit dem 1914 veröffentlichten Werk «Zur Einführung des Narzissmus»[43] schenkte er dem Thema große Aufmerksamkeit. Freuds frühe Arbeit hat nachfolgende Arbeiten zum Narzissmus maßgeblich beeinflusst. Es lohnt sich also, einen genaueren Blick auf Freuds Ansatz zu werfen.

Sigmund Freuds «Zur Einführung des Narzissmus»

Um was geht es? Der Nestor der modernen Narzissmusforschung, der New Yorker Psychiater Otto Kernberg, kennzeichnet Freuds Ansatz wie folgt:

> «Er erforscht den Narzissmus als eine Phase der psychischen Entwicklung, als einen Kernaspekt des normalen Liebeslebens, als eine zentrale Dynamik mehrerer Arten der Psychopathologie (der Schizophrenie, der Perversion, der Homosexualität, der Hypochondrie), als Regulierung der Selbstachtung, als Ursprung des Ich-Ideals und – über das Ich-Ideal – als einen Aspekt der Massenpsychologie.»[44]

---

43 Freud, 1914

44 Kernberg, 2006b, S. 115

Das beeindruckt! Schaut man genauer hin, wird deutlich, dass Freud sich hier mit den psychologischen Fundamenten menschlichen Daseins theoretisch befasst hat. Er geht von einer Verschränkung des Narzissmus im Selbst- und Liebespsychologischen, Normal- und Pathopsychologischen sowie im Entwicklungs- und Sozialpsychologischen aus.

Ein paar Teile des «Puzzles» genügen schon für einen ersten Einblick in den Narzissmus: Freud geht auf das Selbstgefühl ein – wie es sich entwickelt und wie es reguliert wird. Sein Verständnis dieser Thematik ist durch den Narziss-Mythos inspiriert: Ähnlich wie es dem in Selbstverliebtheit entbrannten schönen Jüngling im Mythos geht, so geht es nach Freud dem menschlichen Säugling; denn seine ganze Libido (Liebe) sei aufs eigene Ich (Selbst) gerichtet. Freud spricht in diesem Zusammenhang von einem «primären Narzissmus». Das Auftreten des primären Narzissmus wird nach der Phase des Autoerotismus (als früheste Empfindung körperlicher Lust) und vor der Phase der Objektliebe lokalisiert. Primärer Narzissmus ist im kindlichen Erleben durch Allmachtsphantasien und Selbstbezogenheit gekennzeichnet.

Mit fortschreitender Entwicklung des Kindes besetzt die Libido nach Freud Objekte in der Umwelt (zum Beispiel Mutterbrust) – in Analogie zur einfachen Lebensform des Protoplasmas, das seine Pseudopodien ausstreckt –, womit ein schrittweises Zurücknehmen der Libido vom Ich verbunden ist. Dabei stehen Selbstliebe und Objektliebe in enger, aber auch konflikthafter Verbindung zueinander: «Wer liebt, hat sozusagen ein Stück seines Narzissmus eingebüßt und kann es erst durch das Geliebtwerden ersetzt erhalten.»[45] Mit anderen Worten: Ist anfänglich das Selbst(wert)gefühl durch den primären Narzissmus bestimmt, so ist es später auch von der erwiderten Liebe des Objekts abhängig.

Doch hat die Libido noch eine andere Option, als sich nur vom Ich aufs Objekt zu verlagern. Ein Teil der ursprünglichen Ich-Libido geht nach Freud nämlich in das sich entwickelnde Ich-Ideal des Kindes über, das sich durch Erziehungs- und Sozialisationseinflüsse bildet. Das Ich-Ideal enthält idealisierte Vorstellungen von kulturellen Normen und Werten.

Die Entstehung des Ich-Ideals, das mit dem Gewissen zusammenhängt, hat in Freuds Narzissmus-Modell weitreichende Konsequenzen. Denn mit dem Ich-Ideal hat der Erwachsene einen «Ersatz für den ver-

45 Freud, 1914, S. 166

lorenen Narzissmus seiner Kindheit, in der er sein eigenes Ideal war»[46] gefunden.

Nun darf man sich das Freudsche Ich-Ideal nicht als einen Baustein im Seelischen vorstellen, der losgelöst von anderem ist. Auch das Ich-Ideal ist an etwas gebunden, nämlich an das Gewissen, von dem es kontrolliert wird. Das Gewissen hat die Aufgabe, «über die Sicherung der narzisstischen Befriedigung aus dem Ich-Ideal zu wachen», wobei es «in dieser Absicht das aktuelle Ich unausgesetzt beobachtet und am Ideal misst.»[47] In späteren Darstellungen spricht Freud nicht mehr von dem Gewissen, sondern er verwendet die Bezeichnung «Über-Ich», das mit dem «Ich» und dem «Es» kontrastiert wird.

Zusammenfassend lassen sich drei Einflussfaktoren des Selbstwertgefühls identifizieren:

1. Einflüsse des primären Narzissmus bzw. seiner Reste, die sich in Allmachtsphantasien äußern,
2. Erfüllung des Ich-Ideals und
3. befriedigende Beziehungen mit anderen aufgrund erwiderter Liebe.

Wir können festhalten, dass das Ich-Ideal nur eine Quelle des Selbstwertgefühls ist – noch zwei Quellen müssen nach Freud hinzukommen: Das erwachsene, reife Selbstgefühl wird über ein Ausleben von Allmachtsphantasien, über Befriedigung wegen der Erfüllung des Ich-Ideals und über befriedigende Objektbeziehungen – also von anderen erwiderte Liebe – reguliert.

Diese Einflussfaktoren des Selbstwertgefühls stimmen im Wesentlichen mit empirischen Ergebnissen überein. Die Persönlichkeitsforscher Robert Raskin, Jill Novacek und Robert Hogan führten mehrere Studien über den Zusammenhang zwischen Narzissmus, Selbstwert und defensiver Selbstwertsteigerung durch, auf die wir in dem Persönlichkeitska-

46 Freud, 1914, S. 161
47 Freud, 1914, S. 162

pitel noch ausführlicher eingehen.[48] An dieser Stelle ist wesentlich, dass sie den Selbstwert auf drei Einflussfaktoren zurückführen:

- unverfälschte Einschätzung des Selbstwerts aufgrund realistischer Selbsteinschätzung
- Selbstwert, der auf der Anerkennung durch andere beruht und
- Selbstwert, der der Erfüllung des Ich-Ideals entspricht.[49]

Die Komponente des Selbstwerts, die auf Anerkennung beruht, wird defensiv, wenn es darum geht, den Verlust von Zuneigung, Liebe und sozialer Anerkennung zu vermeiden. Hingegen dient die Komponente des Selbstwerts, die auf einem vergrößerten Selbst aufgrund von Allmachtsphantasien beruht, dazu, einen Schutz gegen Misserfolg und Versagen aufzubauen. Dann kann es sein, dass die Selbstbewertung, die durch Grandiosität bestimmt wird, einen Abwehrmechanismus gegen erwartete Misserfolge oder gegen Fehlleistungen darstellt.

Wenn der Selbstwert auf einer realistischen Selbstbewertung beruht, kann man von einem gesunden Selbstwert sprechen. Gesunder Narzissmus hängt mit einer gesunden und nicht defensiven Form des Selbstwerts zusammen. Wenn hingegen der Selbstwert durch die Bedürfnisse nach Billigung und Akzeptanz oder durch die Suche nach Schutz gegen Misserfolg und Versagen dominiert wird, ist der Selbstwert defensiv motiviert. Dann handelt es sich um ungesunden Narzissmus. Wir werden an verschiedenen Punkten noch einmal auf diese wichtige Unterscheidung zwischen gesundem und ungesundem Narzissmus zurückkommen. Allgemein lässt sich feststellen: Narzissten suchen nach Beachtung. Ihre Suche nach Aufmerksamkeit ist darauf gerichtet, Bewunderung zu erzielen. Bewunderung verstärkt die wahrgenommene Bedeutung des Narzissten und trägt dadurch zu einer Steigerung seines Selbstwerts bei.

Diese Analyse der Persönlichkeitsforscher stimmt im Wesentlichen mit Freud überein, der die Selbstbewertung als abhängig von primärem

---

48 Raskin, Novacek & Hogan, 1991

49 Diese Analyse des Selbstwertgefühls passt zu dem Ergebnis, dass das Selbstwertgefühl auf Selbstwahrnehmung, sozialer Rückmeldung und sozialem Vergleich beruht (Petersen, Stahlberg & Frey, 2006).

Narzissmus, als abhängig von Allmacht und als abhängig davon, dass man von anderen geliebt und gemocht wird, darstellt.[50]

Die Analyse des Narzissmus führt zu der Annahme, dass das Selbstwertgefühl durch mehrere Einflüsse bedroht werden kann:

- Einerseits stellt unerwiderte Liebe ein Risiko dar.
- Andererseits können sich Allmachtsphantasien verselbständigen.
- Schließlich kann eine Gefahr vom Ich-Ideal ausgehen.

Dieses zuletzt genannte Risiko wird immer dann greifbar, wenn das Ich-Ideal quasi terroristische Züge annimmt. Eine Folge davon kann ein Gefühl der Überforderung und Depression sein. Das wird durch das folgende Fallbeispiel verdeutlicht.

Fallbeispiel

Rainer, ein hagerer Mann in der Mitte des dritten Lebensjahrzehnts und Vater zweier Töchter, war oft im Leben arbeitslos und kam nun wegen Depressionen, die mit starkem Minderwertigkeitsgefühl einhergingen, in Behandlung. Auffallend bei ihm war, dass er immer, wenn er eine Arbeitsstelle hatte, seine Arbeit perfekt verrichten wollte. Dadurch baute er eine zu starke Erwartungshaltung gegenüber sich selbst auf, so dass er am Ende scheitern musste: Er verkrampfte sich so sehr, dass er im Gespräch mit anderen zu stottern begann und bei einfachsten Tätigkeiten viele Flüchtigkeitsfehler machte, was ihn schließlich seinen Job kostete.

Nachdem ihm bewusst wurde, dass sein völlig überzogenes Leistungsideal (Ich-Ideal) viel mit seiner Mutter zu tun hatte, die seinerzeit wie ein «Putzteufel» durchs Kinderzimmer von Rainer lief, konnte er etwas Abstand von seinem Perfektionismus gewinnen. In der Folge wurden auch die Depressionen gemildert.

Freud fügt dem primären Narzissmus den sekundären hinzu: Wenn den Objekten die Libido nach Vollendung der Phase des primären Narzissmus entzogen wird und wieder dem Ich zugeführt wird, dann entspricht das Ergebnis einem «sekundären Narzissmus».

---

50 Freud, 1914

Den sekundären Narzissmus veranschaulicht Freud am Beispiel der Schizophrenie, bei der die Libido sich extrem vom Objekt zurückgezogen hat. Der Rückzug der Libido vom Objekt gleicht dem Einlegen eines psychischen Rückwärtsgangs, wobei Erlebtes aus früheren Lebensphasen eine Neuauflage erfährt. Dieser Vorgang wird als Regression bezeichnet.

Der Film «A Beautiful Mind» (in der Hauptrolle mit Russell Crowe) verdeutlicht diesen Zusammenhang auf der Grundlage der wahren Geschichte des Wirtschaftswissenschaftlers John Forbes Nash, der schließlich für seine Lösung spieltheoretischer Probleme den Nobelpreis erhielt. Nachdem Nash das nach ihm benannte Äquilibrium beschrieben hatte, erkrankte er an Schizophrenie, die durch regressives Erleben gekennzeichnet war.

Freud unterscheidet zwei Typen bei der Wahl eines Liebesobjekts: den «Anlehnungstyp» und den «narzisstischen Typ».

- Wenn eine Person nach dem Anlehnungstyp liebt, dann zeigt sie bei ihrer Wahl eine Anlehnung an eine Person, die dem frühen Objekt (Mutter, Vater und deren Ersatzpersonen) entspricht (analog der infantilen Liebe). Das verdeutlicht Freud am Beispiel der «nährenden Frau» und des «schützenden Mannes», nach deren Vorbild gewählt werden kann.
- Anders sieht es beim narzisstischen Typ der Objektwahl aus: Liebt eine Person nach diesem Typ, dann orientiert sie sich bei ihrer Wahl am eigenen (narzisstischen) Selbst, also daran, was man selbst ist oder sein will.

Freud stellt heraus, dass beide Typen der Objektwahl einer Person zur Verfügung stehen, jedoch der eine oder andere Typ eine Bevorzugung erfahren kann. Weiterhin stellt er eine Annahme über Geschlechtsunterschiede auf:

- Männer wählen ihr Liebesobjekt vor allem nach dem Anlehnungstyp,
- Frauen dagegen nach dem narzisstischen Typ.

Als Folge dieses Geschlechtsunterschieds wird angenommen, dass Frauen eine verstärkte Tendenz haben, ihren Narzissmus auf den eigenen Säugling zu projizieren. Damit beleuchtet Freud den Narzissmus der Mutter als Promotor des kindlichen Narzissmus; deswegen nimmt Freud auch einen gesellschaftlichen Rahmen für die Ausbildung des Narzissmus vorweg: Dass nämlich Frauen sich durch die auf Produktion und Konsum angelegte Industriegesellschaft herausgefordert sehen. Ihr Narzissmus und der des Säuglings werden zum Spiegelbild der jeweiligen Leistungs- und Modetrends, die in der Gesellschaft vorherrschen.

Der mütterliche und in der Folge der kindliche Narzissmus kann aber nicht nur in gesellschaftlichen Produktions- und Konsumverhältnissen einen Nährboden finden; er findet ihn auch dort, wo Krieg und Chaos ihre Wirkungen entfalten.

Fallbeispiel

Die übergewichtige Barbara litt unter Einsamkeitsgefühlen und Schlafstörungen. In ihrer seelischen Not griff sie häufig vor dem Schlafengehen zur Weinflasche; tagsüber naschte sie reichlich Süßigkeiten, was ihrem Gewicht und ihrer Haut nicht gut tat. Es brauchte aber einige Versuche, bis Barbara sich zutraute, ein Erstgespräch mit dem Psychotherapeuten zu vereinbaren. Mehrmals rief sie außerhalb der telefonischen Sprechstunde in der Praxis an; doch wenn sie auf dem Anrufbeantworter die Stimme des Therapeuten vernahm, legte sie den Telefonhörer wieder auf, ohne eine Nachricht zu hinterlassen. Seit vielen Jahren lebte die Patientin ohne Partner. Sie besaß nur wenig Selbstvertrauen, auf Männer zuzugehen, obwohl sie früher als angestellte Buchhändlerin täglich Erfahrungen mit Menschen gesammelt hatte. Nach dem Tod ihres Ehemannes, der die Patientin früh nach der Heirat im Alter von 25 Jahren traf, hatte Barbara fast keine Initiativen mehr ergriffen, Männerbekanntschaften zu knüpfen. Von ihrer Mutter hatte sie sich nicht geliebt gefühlt; Barbara beschrieb sie als einen «Drachen», dem sie nie etwas recht machen konnte. Im Verlauf der therapeutischen Arbeit konnte Barbara erkennen, wie sehr ihr Unsicherheitsgefühl gegenüber Männern mit ihrem geringen Selbstwertgefühl zusammenhing und wodurch es geprägt wurde: das ebenso geringe Selbstwertgefühl ihrer Mutter, die durch den Zweiten Weltkrieg viele seelische, aber auch einige körperliche Wunden davon getragen hatte.

Doch Freud konnte nicht ahnen, was knapp 80 Jahre später die Säuglingsforschung an Erkenntnissen zu Tage bringen würde. Dass nämlich der Säugling gar nicht so sehr auf sich selbst zentriert ist, sondern in aktiver Weise die Beziehung zu anderen sucht. Das lässt an der Existenz eines kindlichen, unreifen (primären) Narzissmus, aber auch an der Existenz des Autoerotismus, einige Zweifel aufkommen. Es scheint eher so zu sein, dass beim infantilen Narzissmus sowohl das Selbst als auch seine Objekte mit Libido (und Aggression) besetzt werden.[51]

Macht man den zugegebenermaßen gewagten Versuch, sich in die Erlebenswelt eines nicht-geborenen Kindes hineinzuversetzen, ergeben sich interessante Spekulationen. Der primäre Narzissmus erscheint als ein Bedürfnis des Kindes, das mit einem letzten, verzweifelten Rettungsversuch für sich noch zu sichern versucht, was es nach dem Austritt aus dem Mutterleib an harmonischem, vollkommenem Zustand für sich verloren glaubt. Der infantile Narzissmus wäre dann nichts anderes als eine Umschreibung einer großen Sehnsucht nach dem «verlorenen Paradies» der pränatalen Zeit. Doch auch diese Interpretation ist nur mit Vorbehalt zu sehen, weil Untersuchungen ebenso Zweifel aufkommen lassen, dass ein solches «Paradies» tatsächlich existiert.[52]

Trotz kritischer Einwände hat Freuds frühe Arbeit noch heute große Bedeutung: Einerseits weist das «Ich-Ideal» einen Weg auf, um destruktives Verhalten gegenüber sich selbst und anderen besser erklären zu können; andererseits bietet der «sekundäre Narzissmus» weiterhin einen wertvollen Zugang, um etwa Schmerzstörungen bei Patienten besser zu verstehen; schließlich stellt der «narzisstische Typ der Objektwahl» immer noch eine nützliche Vorstellung dar, um ein tieferes Verständnis über normale und pathologische Liebesbeziehungen zu gewinnen.[53]

Freud war ein Vertreter der Auffassung, «dass Psychopathologie und Psychologie nicht durch einen Graben des Abnormen voneinander getrennt sind».[54] Daher kann es nicht verwundern, dass in seiner Arbeit die Trennung von Charakterneurose und Charakter oder, in moderner Terminologie, die Trennung von «narzisstischer Persönlichkeitsstörung» und «narzisstischer Persönlichkeit» fehlt.[55] Diese spielt aber im modernen wissenschaftlichen Verständnis des Narzissmus eine große Rolle.

Damit sind Fragen zur charakterlichen Pathologie und Normalität des Narzissmus angesprochen. Weiterhin lässt sich nach der narzisstischen Funktion des Objekts in der Beziehung zum Selbst fragen, die zur Entwicklung der Persönlichkeit(sstörung) beiträgt. Zur ersten

51 Kernberg, 2006b, S. 125
52 vgl. Hartmann, 1997, S. 71
53 vgl. Kernberg, 2006b; Küchenhoff, 2004; Ronningstam, 2005, S. 31-32; Schmidbauer, 1995
54 Küchenhoff, 2004, S. 157
55 Bierhoff & Herner, 2006; Hartmann, 1997

Gruppe von Fragen gibt Freud selbst eine Teilantwort, jedoch erst 17 Jahre nach seiner «Einführung». Im Hinblick auf die zweite Gruppe von Fragen dauert es noch länger: Ein halbes Jahrhundert später findet der Psychoanalytiker Heinz Kohut eine Antwort.

Im Jahre 1931 beschreibt Freud den «narzisstischen Charaktertypus»,[56] der als Grundlage für das heutige Verständnis der narzisstischen Persönlichkeitsstörung dienen kann:

«Keine Spannung zwischen Ich und Über-Ich, – man würde von diesem Typus her kaum zur Aufstellung eines Über-Ichs gekommen sein, – keine Übermacht der erotischen Bedürfnisse, das Hauptinteresse auf die Selbsterhaltung gerichtet, unabhängig und wenig eingeschüchtert. Dem Ich ist ein großes Maß von Aggression verfügbar, das sich auch in Bereitschaft zur Aktivität kundgibt; im Liebesleben wird das Lieben vor dem Geliebtwerden bevorzugt. Menschen dieses Typus imponieren anderen als ‹Persönlichkeiten›, sind besonders geeignet, anderen als Anhalt zu dienen, die Rolle von Führern zu übernehmen, der Kulturentwicklung neue Anregungen zu geben oder das Bestehende zu schädigen.»[57]

Der Überlegenheits-Komplex

Alfred Adler, der Gründer der Individualpsychologie, entwickelte – inspiriert durch das Werk von Freud, aber auch in deutlicher Abgrenzung gegenüber Freud – eine eigene tiefenpsychologische Theorie.[58] Der Dreh- und Angelpunkt der Individualpsychologie ist der Minderwertigkeits-Komplex. Für Adler handelt es sich dabei nicht um ein begrenztes Phänomen, das nur bei einzelnen Personen auftritt, die in der einen oder anderen Weise stigmatisiert sind bzw. körperlich beeinträchtigt sind. Vielmehr nimmt er an, dass die Auseinandersetzung mit Minderwertigkeitsgefühlen ein universelles menschliches Problem darstellt. Ein Zitat kann das verdeutlichen: «In diesem Augenblick wird es klar, dass Menschsein heißt, ein Minderwertigkeitsgefühl zu besitzen, das ständig nach seiner Überwindung drängt.»[59] Denn «Im Streben

56 Freud, 1931, S. 511
57 Freud, 1931, S. 511
58 Adler, 1933/1973
59 Adler, 1933/1973, S. 55

nach Vollendung ist der Mensch immer seelisch bewegt und fühlt seine Unausgeglichenheit gegenüber dem Ziele der Vollkommenheit.»[60]

Es gibt zahlreiche Möglichkeiten, die Unvollkommenheit zu überwinden, wie es auch zahlreiche Zielsetzungen gibt, die mit Vollkommenheit gleichgesetzt werden. Entscheidend ist aber, dass mit der Stärke des Minderwertigkeitsgefühls der Drang wächst, es zu überwinden. Letztlich kann das Minderwertigkeitsgefühl nach Adler nur durch Gemeinschaftsgefühl konstruktiv bewältigt werden, das darauf ausgerichtet ist, den eigenen Beitrag kooperativ in die Gruppe einzubringen.

Andere Reaktionen auf den Minderwertigkeits-Komplex sind weniger reif. Dazu zählt insbesondere die Entwicklung eines Überlegenheits-Komplexes als Reaktion auf das Minderwertigkeitsgefühl. Damit ist die Formung einer «privaten Intelligenz» verbunden, die die Person einsetzt, um ihrer Fehlentwicklung zum Erfolg zu verhelfen.[61] Ausgangspunkt ist häufig die Verwöhnung von Kindern, die einen Lebensstil hervorruft, der auf der Ausbeutung anderer beruht. Eine solche Entwicklung kann aber auch auf der Basis von Vernachlässigung einsetzen.

Mit allen erdenkbaren Tricks wird versucht, die eigene Überlegenheit zu beweisen und eine Sonderstellung für sich selbst aufzubauen. «Der Überlegenheitskomplex … erscheint meist klar gekennzeichnet in Haltung, Charakterzügen und Meinungen von der eigenen übermenschlichen Gabe und Leistungsfähigkeit. Auch in den übertriebenen Ansprüchen an sich und an andere kann er sichtbar werden.»[62][63]

In diesem Zusammenhang nennt Adler eine Vielzahl von Handlungsmustern, die sich dem Narzissmus zuordnen lassen: Hochmut, Snobismus, Prahlerei, tyrannisches Wesen, Nörgelsucht, Heroenkult und «eine Neigung, sich an prominente Personen anzubiedern».[63] Diese Formung eines Überlegenheits-Komplexes stellt für Adler einen Fehlschlag der Entwicklung dar, der dann zu weiteren Fehlentwicklungen beitragen kann wie zum Aufbau von Substanzabhängigkeiten in der Sucht.

60 Adler, 1933/1973, S. 55
61 Adler, 1933/1973, S. 80
62 Adler, 1933/1973, S. 82
63 Adler, 1933/1973, S. 82

Ein häufiger und viel diskutierter Einfluss auf das Erleben von Minderwertigkeit ist die Geschwisterposition bzw. die Geschwisterrivalität. Man kann sich z. B. gut vorstellen, dass das jüngste Kind unter dem Gefühl leidet, zurückgesetzt und weniger leistungsfähig zu sein. Diese Empfindung kann ein starkes Streben nach Überlegenheit gegenüber den älteren Geschwistern hervorrufen, das sich dann in einem generalisierten Überlegenheitsgefühl im Vergleich zu anderen Menschen verfestigt.

Abschließend stellt Adler fest: «Alle Fehler der Kindheit und im Leben der Erwachsenen, alle schlechten Charakterzüge, in der Familie, in der Schule, im Leben, in der Beziehung zu anderen, im Beruf und in der Liebe erweisen ihre Herkunft aus dem Mangel an Gemeinschaftsgefühl, sind vorübergehend oder dauernd, beides in tausend Varianten.»[64] Das Gemeinschaftsgefühl ist der Widersacher von Minderwertigkeits-Komplex und Überlegenheits-Komplex. Indem die Bereitschaft zur Mitarbeit in der Gruppe gefördert wird, kann es verstärkt werden, so dass ein Fehlschlag der individuellen Entwicklung vermieden wird. Daraus folgt, dass der Narzissmus einen Mangel an Gemeinschaftsgefühl zum Ausdruck bringt, ein Weglaufen des Individuums vor seinen sozialen Aufgaben.

Der Nobelpreis-Komplex

In einer Vielzahl psychoanalytisch orientierter Beiträge wird der Versuch unternommen, klinisch auffällige narzisstische Persönlichkeiten zu beschreiben.[65] Im Folgenden werden zwei dieser Beiträge behandelt, weil sie auf den Punkt bringen, um was es nach heutigem Verständnis bei der gestörten narzisstischen Persönlichkeit vor allem geht: Es handelt sich um eine Arbeit von Hellen Tartakoff aus der jüngeren Vergangenheit und eine Arbeit älteren Datums, die von Wilhelm Reich stammt.

Im Jahr 1966 legt die russische Psychoanalytikerin Hellen Tartakoff ihr Werk «The normal personality in our culture and the Noble

64 Adler, 1933/1973, S. 172
65 Akhtar, 2006

Prize complex»[66] vor. Obwohl der Titel etwas missverständlich ist, weil er nicht unbedingt Assoziationen zur gestörten narzisstischen Persönlichkeit weckt, ist es doch ein Werk, das auf das Thema der narzisstischen Charakterpathologie eingeht. Die Autorin beschreibt Menschen mit einem «Nobelpreis-Komplex». Sie zeigt deren überaus großen Ehrgeiz auf, den höchsten Preis zu bekommen, materielle Reichtümer anzuhäufen oder sogar Präsident zu werden. Tartakoffs Arbeit sticht deshalb hervor, weil sie mit der Metapher «Nobelpreis-Komplex» das herausstellt, was den Kern des gestörten Narzissmus in der Persönlichkeit eines Menschen ausmacht. Es ist die Phantasie von eigener Großartigkeit und Omnipotenz, die allerdings genauso verwundbar ist wie ein aufgeblasener Luftballon, den eine Nadelspitze trifft.

Der aufgeblasene Luftballon verdeutlicht, welch gewagte Gratwanderung im Narzissmus als Charakterpathologie eigentlich steckt: Trifft den Ballon die Nadelspitze, dann wird er zerplatzen, so dass nur Fetzen von ihm übrig bleiben. Dieses Gleichnis entspricht dem völligen Zusammenbruch des Selbstwertgefühls eines Menschen, dessen Selbst sich weitgehend in Auflösung befindet, dessen Selbst zersplittert oder «fragmentiert» ist. Ein solches Selbst kommt in dem zum Ausdruck, was Klienten, die den Weg zum Psychotherapeuten finden, mit einem Gefühl von innerer «Leere», «Zerrissenheit» oder «Ausweglosigkeit» benennen. Das in Fragmente zerfallene Selbst hat auch viel damit zu tun, dass manche dieser Menschen für sich den Selbstmord planen oder ihn sogar am Ende vollziehen. Selbst im Suizid ist – tiefenpsychologisch gesehen – noch ein Sinn enthalten, wenn man ihn als allerletzten Rettungsversuch eines Menschen versteht, das zerbrochene Selbst wieder zu einer Einheit zusammenzufügen: Mit dem Tod und der damit verbundenen Wiedervereinigung mit der (Mutter) Erde ist die Einheit wieder hergestellt; jedoch ist der Preis, der dafür zu zahlen ist, der höchste, den es gibt: das eigene Leben.

Eine ältere Arbeit aus dem Jahre 1922 von Wilhelm Reich, einem frühen Weggefährten Freuds, nimmt die aktuellen Überlegungen zur narzisstischen Persönlichkeit(sstörung) teilweise vorweg.[67] Reich weist

---

66 Tartakoff, 1966
67 Reich, 1922

auf zwei gestörte Persönlichkeitstypen hin – der «Typ phallischer Narzissmus» und der «Typ schizoider Narzissmus»:

- Der phallische Narzisst zeigt vordergründig eine übersteigerte, zur Schau getragene Selbstsicherheit, die zur Kompensation eines hintergründigen (latenten) Minderwertigkeitsgefühls dient.
- Der schizoide Narzisst dagegen zeigt im Vordergrund ein Minderwertigkeitsgefühl und leidet auch darunter, im Hintergrund sind jedoch Größenphantasien verborgen.

Wenn Freud derjenige ist, dem der Verdienst zukommt, die Grundlage für die heutige Theorie des Narzissmus geschaffen zu haben, so kommt Reich wohl das Verdienst zu, das Fundament für die heutige Theorie der narzisstischen Persönlichkeit(sstörung) und Paardynamik gelegt zu haben. Das hat mehrere Gründe, von denen zwei an dieser Stelle kurz erwähnt werden sollen:

- Zum einen zeigt sich, dass der Narzissmus – verstanden als selbstregulatives Modell – zwei Seiten ein und derselben Medaille darstellt. So unterscheiden etwa Friedrich-Wilhelm Deneke und Burkhard Hilgenstock[68] in ihrem Narzissmusinventar Merkmale des narzisstischen Selbst, in dem ein Teil sich in erlebter Überwertigkeit (das «klassisch narzisstische Selbst»), ein anderer Teil sich in erlebter Minderwertigkeit (das «bedrohte Selbst») befindet. Wir kommen später auf das Narzissmusinventar zurück.[69]
- Zum anderen zeigt sich, dass der Narzissmus – verstanden als beziehungsregulatives Modell – auch zwei Seiten ein und derselben Medaille beinhaltet. So unterscheidet Jürg Willi[70] in seinem Buch «Die Zweierbeziehung» auch Merkmale der gestörten Paarbeziehung, in denen der eine Part, als Narzisst, die progressive (vermeintlich erwachsene) Position, der andere Part, als «Komplementärnarzisst», die regressive (kindliche) Position einnimmt.[71]

68 Deneke & Hilgenstock, 1989
69 siehe Kapitel IV
70 Willi, 2004
71 siehe Kapitel VII

Während Reich und Tartakoff wichtige Einsichten in den Narzissmus vermittelt haben, wurde unser Verständnis der narzisstischen Persönlichkeitsstörung entscheidend von Heinz Kohut, der mehr aus der Praxis kommt, und von Otto Kernberg, der stärker von der Theorie beeinflusst wurde, geprägt. Beide verbindet das Grundverständnis des Narzissmus, das an seiner Wurzel – am Narziss-Mythos – ansetzt.

Es ist allerdings nicht zu übersehen, dass sich beide als Narzissmusforscher auch widersprechen, wie die in Fachdiskussionen häufig erwähnte «Kohut-Kernberg-Kontroverse» verdeutlicht. Berücksichtigt man aus etymologischer Sicht die Interpretation, wonach die für ihren betäubenden Duft bekannte Blume «Narzisse» dem Mythos seinen Namen gab, dann wird durch die in ihren Gefühlen narkotisierte Mythos-Figur (Narziss) auch ein bestimmtes Verständnis von Narzissmus angedeutet. Dieses erstreckt sich auf ein narzisstisches Selbst, das sich primär entweder in einem psychischen Abwehrversuch (Kernberg) oder in einem psychischen Rettungsversuch zur Herstellung von Selbsterleben (Kohut) wegen fehlender Zuwendung durch die frühkindlichen Bezugspersonen befindet.[72] Damit sind vor allem jene «gefühlskalten» Mütter gemeint, die es aus unterschiedlichen Gründen nicht schaffen, ihrem Kind das zu geben, was es in seinem Verlangen nach Größe und Ideal für eine gesunde psychische Entwicklung braucht.

Narzissten in einer gespaltenen Welt

Otto Kernberg, der zu den am häufigsten zitierten Narzissmusforschern zählt, wurde von der Ich-Psychologie und Objektbeziehungstheorie beeinflusst. Er bleibt der Freudschen Triebtheorie verbunden, versteht aber anders als Freud die Libido als von Affekten gesteuerte Besetzungen des Selbst und der Objekte.[73] Auch unterscheidet er sich von Freud, weil er meint, dass bei der narzisstischen Persönlichkeit die auf das Selbst und andere ausgerichtete Libido pathologisch in Kombination vorliegt.[74]

---

72 vgl. Hartmann, 1997, S. 70

73 vgl. Kernberg, 1996, S. 249

74 Kernberg & Hartmann, 2006: Dieser herausgegebene Band enthält 32 Beiträge renommierter Autoren und geht im Schlussteil auf die therapeutische Behandlung der narzisstischen Persönlichkeitsstörung ein.

Kernberg kontrastiert den normalen (gesunden) mit dem pathologischen (ungesunden) Narzissmus. Normaler Narzissmus liegt vor, wenn im Laufe der kindlichen Entwicklung die Libido ein Selbst besetzt, das normal integriert ist. Mit normaler Integration des Selbst ist gemeint, dass das Realselbst, das Idealselbst und das Idealobjekt miteinander in Beziehung stehen, ohne zu verschmelzen. Im Unterschied dazu verläuft die Entwicklung des pathologischen Narzissmus auf der Grundlage der Verschmelzung von Realselbst, Idealselbst und Idealobjekt.[75]

Stellen wir uns ein drei- bis fünfjähriges Kind vor, das bei der Befriedigung seiner Versorgungswünsche mit der Mutter interagiert, die emotional kalt und abweisend, aber zugleich auch bewundernd auf das Kind reagiert. Entscheidend ist die Kombination aus mütterlicher Kälte einerseits und Bewunderung ihres Kindes andererseits. Diese Kombination liegt z. B. vor, wenn die Mutter streng und unnachsichtig ist, gleichzeitig aber dem Kind vermittelt, dass es etwas ganz Besonderes darstellt. Das kann z. B. bei dem erstgeborenen Kind oder dem einzigen Kind auftreten, aber auch bei einem Kind, das von der Mutter als Lieblingskind herausgestellt wird. Vielfach steht dahinter, dass die Mutter ihre eigenen unerfüllten Wünsche stellvertretend auf das Kind überträgt. Es kann auch sein, dass kulturelle Weisheiten wie die, dass jedes Kind eine außergewöhnliche Leistungsfähigkeit hat, zu einer Überhöhung der kindlichen Begabung beitragen.

Durch solch ein Beziehungsmuster zwischen Mutter und Kind werden beim Kind, das sich aufgrund der Gefühlskälte nicht wirklich geliebt fühlt, Aggressionen ausgelöst. In seiner seelischen Not greift das Kind auf einen psychischen Schutzmechanismus – den der Spaltung – zurück. Dieser gestattet es ihm, «gute» von «bösen» Vorstellungen von sich und anderen (zum Beispiel der Mutter) getrennt zu halten, so dass die guten Vorstellungen nicht mehr Ziel eigener Aggressionen werden. Eine Folge der Spaltung besteht darin, dass Teile des Realselbst, Idealselbst und der Idealobjekte im Kind miteinander verschmolzen bleiben, die sich normalerweise voneinander differenzieren würden. Auf diese Weise erklärt Kernberg das für die narzisstische Persönlichkeitsstörung typische Erleben von Großartigkeit. Man kann leicht nachvollziehen, dass das Kind von Bewunderung abhängig werden

75 Kernberg, 1996, 2006a; vgl. Akhtar, 2006

kann, die seine Bezugspersonen ihm geben müssen, um seine Gier nach Bestätigung zu sättigen.

Diese Konstellation kann man durch eine Analogie verdeutlichen, die auf drei mit Flüssigkeit gefüllte Töpfe zurückgreift. Stellt man sich vor, dass das kindliche Selbst aus drei Töpfen besteht, von denen einer das Realselbst, ein anderer das Idealselbst und der dritte die Ideal-Objekte als Inhalt hat, dann sind alle drei seelischen Bestandteile durch die Topfwände voneinander getrennt. Schüttet man den Inhalt aller drei Töpfe in einen größeren Topf und rührt dann mit einem Löffel kräftig um, sind alle drei Anteile des Seelischen miteinander vermischt. Dieser Mix entspricht dem großartigen Selbsterleben einer narzisstisch gestörten Persönlichkeit. Das Selbst schafft den Unterschied zwischen Realem und Idealem ab – es ist sozusagen sein eigenes Ideal.

Doch ist es nach Kernberg nicht nur das Größenselbst, das sich verselbständigt. Wegen der Verschmelzung von Realselbst, Idealselbst und Idealobjekt kommt auch das kindliche Über-Ich in eine Schieflage, weil in ihm überwiegend strafende, verfolgende Vorstellungen über die Eltern enthalten sind. Die im Über-Ich normalerweise auch vorhandenen idealen Vorstellungen über sich selbst und die Eltern sind andererseits im pathologischen Größenselbst gebündelt. Dem Über-Ich fehlt es somit an Idealem.

Ein Kind in dieser seelischen Notlage sieht sich daher unter starkem Druck, sich vor den bedrohlichen Vorstellungen im Über-Ich zu schützen. Das führt dazu, dass sein pathologisches Größenselbst mit Libido besetzt wird. Damit ist nach Kernberg dann der Kreis der Entwicklung des pathologischen Narzissmus geschlossen.

Man kann sich gut vorstellen, was in Menschen vor sich geht, deren Selbst von kranken Phantasien eigener Größe beherrscht wird. Denn damit werden völlig überzogene Ansprüche und Erwartungen zementiert, die zwangsläufig in den Niederungen des Alltags auf eine äußerst harte Probe gestellt werden, aber häufig auch daran zerbrechen. Daher ist es kein Wunder, wenn solche Menschen etliche Auffälligkeiten zeigen. Solche Menschen sind von Gefühlen der Langweile, Leere und Unzufriedenheit erfüllt und suchen ständig nach Liebe, Macht, Reichtum und Schönheit. Hinzu kommt die Beherrschung des Denkens durch großen Ehrgeiz, Neid und Misstrauen gepaart mit mangelnder Empathie. Außerdem findet einerseits eine übermäßige Idealisierung und andererseits eine willkürliche Entwertung anderer Menschen statt.

Die Folge ist: Narzisstisch erkrankte Personen führen ein sehr anstrengendes und beschwerliches Leben, zumindest, wenn der Störungsgrad schwerwiegend ist. Nach Kernberg reicht die Spannweite narzisstischer Persönlichkeitsstörungen von nahezu normalen bis hin zu schwer gestörten Persönlichkeiten. In diesen Bogen fällt der «maligne Narzissmus». Diese Form des pathologischen Narzissmus ist durch antisoziale, paranoide und aggressive Elemente gekennzeichnet, ohne dass die Über-Ich-Funktion vollständig ausfällt.[76] Daher bleibt die Fähigkeit, Schuld zu empfinden, erhalten, wenn auch die Beziehungen zu Bezugspersonen durch Hass und Neid gekennzeichnet sind.

Individuelle Unterschiede in dem Grad der narzisstischen Persönlichkeitsstörung korrespondieren mit Unterschieden in der Fähigkeit, sich sozial anzupassen:

- So gibt es Menschen, die aufgrund ihrer Intelligenz und sozialen Erfolge genügend Bestätigung erfahren und deswegen ohne Therapie auskommen.
- Andere suchen, obwohl erfolgreich, wegen dauerhafter Beziehungsprobleme früher oder später nach einer Behandlung.
- Schließlich finden sich Menschen in der Praxis des Therapeuten, bei denen eine eklatante Ich-Schwäche auffällt, was sich in mangelnder Angsttoleranz und Impulskontrolle und der Neigung zu Wutausbrüchen zeigt. Das ist ein Störungsbild, das dem der Borderline-Persönlichkeitsstörung gleicht.

Nach Kernberg sind sich narzisstische Persönlichkeitsstörung und Borderline-Persönlichkeitsstörung in der Dominanz des Spaltungsmanövers ähnlich. Der Unterschied liegt darin, dass in der narzisstischen Persönlichkeitsstörung zwar ein schwerkrankes, aber dennoch zusammenhängendes Größenselbst vorkommt.[77] Die Idee ist, dass das pathologische Größenselbst des Narzissten die dahinter stehende Borderline-Struktur verbirgt. Daraus lässt sich ableiten, dass die narzisstische Persönlichkeitsstörung ein Spezialfall der Borderline-Persönlichkeits-

76 Clarkin, Yeomans & Kernberg, 2008, S. 22
77 vgl. Akhtar, 2006, S. 236 f.

störung ist. Gegen diesen Klassifikationsansatz sind allerdings kritische Einwände erhoben worden.[78]

Die Spaltung der Persönlichkeit führt zu einer vereinfachten Informationsverarbeitung, die dem Schema «Null-oder-Eins» folgt. Andere Bezeichnungen für dieses Schema sind «Alles-oder-Nichts», «Entweder-Oder», «Schwarz-oder-Weiß» und «Gut-oder-Böse». Ob nun der jeweilige Begriff oder sein Gegenbegriff herangezogen werden, ist eigentlich egal und kann wechseln. Letzten Endes geht es darum, dass das psychische Abwehrmanöver der Spaltung und die damit verbundene Orientierung am Ideal auftreten.[79]

Die Figur der Alex in dem 1987 erschienenen Kinothriller «Eine verhängnisvolle Affäre» kann das veranschaulichen. Der Film zeigt, wie sehr sich ein Mensch in seiner Verliebtheit auf den Partner ausrichtet – und zwar so extrem, dass nicht viel an eigenem Selbstwertgefühl übrig bleibt und sogar Selbstverletzung, Psychoterror und der eigene Tod in Kauf genommen werden. Die Verlagslektorin Alex (gespielt von Glenn Close) hat eine Wochenendaffäre mit dem Staranwalt Dan (gespielt von Michael Douglas). Als der verheiratete Dan ihre Liebe nicht erwidert, reagiert Alex wie besessen mit Wut und Rache.

Die Entwicklungspsychologie beschreibt die kindliche Entwicklung als eine Folge von Aufgaben, die zu bewältigen sind. So ist die wichtigste Aufgabe des zwei- und dreijährigen Kindes, sich aus der Beziehung zur Mutter zu lösen, um Wege für sich zu erschließen, die von der Mutter unabhängig sind. Dieses Thema kann als Autonomieaufgabe bezeichnet werden.[80]

Die Bewältigung der Autonomieentwicklung ist keineswegs eine leichte Aufgabe für das Kind, weil die Befriedigung der Bedürfnisse im Wesentlichen von der Mutter abhängig ist. Für solche Entwicklungsaufgaben ist es typisch, dass sich das Kind zwischen dem Bestehenden und dem Neuen hin und her gerissen fühlt. Denn das Kind schwankt zwischen dem Bedürfnis nach Abhängigkeit (Bindung) und Autonomie (Selbstständigkeit). Ein solcher Konflikt ruft Ängste hervor. Denn die Vorstellung, dass die Mutter das Kind verlässt (Objektverlustangst in der frühen Autonomieentwicklung) oder dass das Kind die Mutter

78 Fiedler, 2001, S. 282
79 Mentzos, 2000, S. 124; Schmidbauer, 1995, S. 23 ff.
80 Ermann, 2004, S. 91 f.; Mentzos, 2000, S. 124 f.

verlässt (Trennungsangst bei fortgeschrittener Autonomieentwicklung) reicht aus, um Verunsicherung zu erzeugen. Hinzu kommt, dass auch die eigene Wut aufgrund von Kränkungen und Enttäuschungen durch die Mutter dazu beiträgt, entsprechende kindliche Ängste zu schüren. Das schafft eine Situation voller Ambivalenz für das Kind.

Steht weniger die versorgende, sondern vielmehr die das Selbst bestätigende Rolle der Mutter im Vordergrund der Autonomieentwicklung, kommt es bei der psychischen Verarbeitung der Angst zu (narzisstischen) Idealisierungen und Entwertungen von Selbst- und Fremdbildern, die milde Formen von Spaltungen in «gut» und «böse» darstellen. Damit stellt sich eine Polarisierung im eigenen Erleben und Verhalten beim Kind ein, so dass entweder das Absichern von Autonomie oder das Absichern von Abhängigkeit zum alles bestimmenden Thema wird.[81]

Ein nicht gelöster Abhängigkeits-Autonomie-Konflikt kann vielfältige Konsequenzen nach sich ziehen, die psychische Krankheiten im Kindes-, Jugend- und Erwachsenenalter einschließen. Das zeigt sich tagtäglich in der therapeutischen Praxis. Darunter fallen Depressionen, neurotische Ängste, Zwangsneurosen, Essstörungen und Süchte.[82]

Beim Auftreten narzisstischer Störungen können verschiedene Ursachen angenommen werden: So kann etwa ein früher Verlust eines oder beider Elternteile oder ein sexueller und/oder gewalttätiger Missbrauch des Kindes durch enge Bezugspersonen in Betracht kommen. Nicht zuletzt ist auch ein narzisstischer Missbrauch des Kindes speziell durch die Mutter möglich. Sie kann nämlich bei Versuchen des Kindes, an Autonomie zu gewinnen, entweder mit zuviel Rückzug vom Kind (beispielsweise aufgrund von anderweitigen Interessen) oder mit zuviel Bezug zum Kind (etwa wegen Ängsten, dem Kind könnte etwas Schlimmes passieren) reagieren.[83] Rückzug kann zu Vernachlässigung führen,

81 vgl. Mentzos, 2000, S. 124 f.; vgl. Westen, 1991, 1998
82 Ermann, 2004, S. 91 ff.; Lapsley, Aalsma & Varshney, 2001
83 vgl. Mentzos, 2000, S. 121; Kernberg, 2006a

während übertriebene Zuwendung Verwöhnung hervorrufen kann. Der schädlichen Wirkung von kindlicher Verwöhnung wird allerdings in der alltäglichen Erziehungspraxis viel zu wenig Beachtung geschenkt.[84]

Mit einem Zuviel an Rückzug bzw. einem Zuviel an Bezug wird beim Kind die Grundlage für einen unbewussten neurotischen Abhängigkeits-Autonomie-Konflikt geschaffen, der im Erwachsenenalter durch konkrete Auslöser jederzeit reaktivierbar ist. Auslöser können aktuelle Situationen sein, die mit realen oder erwarteten Verlusten, Kränkungen oder Enttäuschungen verbunden sind und die sich in gewisser Weise mit dem unbewusst angelegten neurotischen Konflikt überschneiden. Tritt eine solche «Korrespondenz» ein, dann versucht das Selbst, die entstehende Konfliktangst mit einem Repertoire an psychischen Abwehrmaßnahmen in Grenzen zu halten, wobei der zu zahlende Preis in Form von Krankheitssymptomen – bei Überlastung oder Versagen der Abwehr – hoch sein kann. Das zeigt der Fall von Carola sehr deutlich.

Fallbeispiel

Die 25-jährige Studentin Carola, die sich in psychotherapeutischer Behandlung befand, war in der Endphase ihres Studiums. Carola hatte diffuse körperliche Beschwerden und Depressionen, aber auch starke Ängste, die anstehenden Prüfungen nicht zu schaffen. Dabei war ihr das Diplom von der Universität so wichtig – zu wichtig, wie sich bei genauerer Analyse zeigte.

Als Carola zwei Jahre alt war, erlitt ihre Mutter einen Schlaganfall, weswegen ein Aufenthalt in einer Rehabilitations-Klinik notwendig wurde. Das führte dazu, dass Mutter und Tochter fast ein halbes Jahr voneinander getrennt waren. Carola konnte durch diese frühe Verlusterfahrung im Elternhaus kein gutes Selbstwertgefühl ausbilden, das ihr sicheren Halt hätte geben können und es ihr ermöglicht hätte, die bevorstehenden Prüfungen entspannter und optimistischer auf sich zukommen zu lassen. Deswegen griff Carola nach dem letzten Strohhalm, den sie für sich noch zu haben glaubte: ihr brüchiges Selbstwertgefühl mit einem Uni-Abschluss zu stützen. Dass dieser die Funktion eines Strohhalms hatte, zeigte sich zum Beispiel darin, dass Carola in den

84 Frick, 2005, S. 70 ff.

Inhalten ihrer Tagträume zwischen zwei Extremen hin und her schwankte: «Ich schaffe die Prüfungen, und alles wird gut» oder «Ich bringe mich um, falls es mit den Prüfungen nicht klappt». Damit war Carola in einer. Welt des «Null-oder-Eins»-Prinzips gefangen, aus der sie mit eigener Kraft nicht mehr heraus kommen konnte.

Je nachdem, welche Richtung der Polarisierung eingeschlagen wird, entwickelt sich ein bestimmter Narzissmus-Typ. Dementsprechend unterscheidet Michael Ermann, Leiter der Abteilung für Psychosomatik und Psychotherapie der Psychiatrischen Klinik der Ludwig-Maximilians-Universität München, zwischen zwei narzisstischen Persönlichkeitstypen, indem er den «abhängigen Typ» und den «pseudo-unabhängigen Typ» gegenüberstellt:[85]

- Abhängige Narzissten neigen dazu, ihre «Autonomie» zu verleugnen, wobei sie ihre Größenphantasien auf andere projizieren. Sie neigen vordergründig zu Unterwürfigkeit, Aggressionshemmung und Idealisierung anderer. Hintergründig dient dies zur Kontrolle anderer. Wenn die anderen ihre Funktion nicht mehr erfüllen, werden sie entwertet und fallen gelassen wie eine «heiße Kartoffel».
- Pseudo-unabhängige Narzissten neigen dazu, ihre «Abhängigkeit» zu verleugnen, wobei sie ihre Größenphantasien auf das eigene Selbst projizieren. Sie neigen vordergründig zu Charme, Leistung und Selbstidealisierung. Hintergründig dient dies zur Kontrolle eigener Abhängigkeitsgefühle, die sich auf die Anerkennung und Bewunderung durch andere richten. Das geht mit Distanziertheit und Unnahbarkeit einher.

Die Analyse des Selbst und der Narzissmus

Im Folgenden stellen wir den Narzissmusansatz von Heinz Kohut vor. Bevor wir dessen Theorie im Detail darstellen, geben wir zunächst einen Überblick über seine entwicklungspsychologisch ausgerichtete Psychologie des Selbst.

Narzissmus hängt mit dem Selbst zusammen. Die Entwicklung vom Kleinkind zum Erwachsenen verläuft dann erfolgreich, wenn das erwach-

85 Ermann, 2004, S. 96

sene Selbst integriert und kohärent ist. Das ist dann der Fall, wenn sich die Eltern dem Kind gegenüber empathisch verhalten, positive Achtung ihm gegenüber ausdrücken und seine Bedürfnisse befriedigen. Wenn die Eltern weniger empathisch auftreten oder sogar in ihrer Elternrolle versagen, kann sich später ein problematischer Narzissmus entwickeln. Dieser ist durch die Ambivalenz von Gefühlen der Hilf- und Machtlosigkeit einerseits und Gefühlen der Grandiosität und Überlegenheit andererseits gekennzeichnet.

Eltern erfüllen zwei Funktionen während der Entwicklung des Kleinkinds: Sie vermitteln einerseits Bestätigung und Zuneigung, während sie andererseits idealisiert werden können. Während der Sozialisation wird das Idealbild der Eltern internalisiert, so dass sich das Kind einen positiven Selbstwert und einen gesunden Narzissmus aufbauen kann. Diese positive Entwicklung kann aber durch Mangel an positiver Achtung und sporadischer anstelle von verlässlicher Betreuung durch die primären Bezugspersonen in der Kindheit bedroht werden.

Heinz Kohut, der das moderne Verständnis des Narzissmus entscheidend mitgeprägt hat, praktizierte in Chicago. Er folgte in seinen frühen Arbeiten dem Freudschen Strukturmodell der Psyche, das zwischen Es, Ich und Über-Ich trennt. Er entfernte sich später mit seiner Selbstpsychologie von diesem Strukturmodell, indem er die Selbststruktur in den Mittelpunkt rückte. Deswegen wurde er lange Zeit in psychoanalytischen Kreisen gemieden. Das liegt zum einen daran, dass er eine vom Trieb unabhängige Entwicklungslinie des Narzissmus annimmt. Ein anderer Grund für die fachliche Isolation liegt darin, dass er keine Trennung zwischen gesundem und pathologischem Narzissmus vornimmt und stattdessen eine Unterscheidung zwischen unreifem (archaischem) und reifem Narzissmus trifft. Mittlerweile ist im psychoanalytischen Lager viel in Bewegung geraten: Beide Seiten – die Gruppe der Selbstpsychologen und diejenige, die der Freudschen Tradition folgt – bewegen sich aufeinander zu.[86]

Kohut stellt die narzisstische Funktion des Objekts für das Selbst in den Mittelpunkt seiner überzeugenden und weiterführenden Analyse.[87] Überzeugend ist die Analyse, weil sie mit Ergebnissen der neueren Säuglingsforschung in Einklang steht und auch mit der psychothera-

86 vgl. Ornstein, 2006, S. 686 ff.

87 vgl. Kohut & Wolf, 1980, Kohut, 1987

peutischen Praxis übereinstimmt; weiterführend ist sie deshalb, weil sie aus theoretischer Sicht dazu beiträgt, Ergebnisse aus der klinischen Entwicklungs- und Sozialpsychologie sowie der Neurobiologie und Bindungstheorie zu integrieren.[88]

Nach Kohut ist das Objekt in seiner narzisstischen Funktion für das Selbst als «eine ubiquitäre, primäre und auch nicht weiter aufzulösende Form der Objektbeziehung»[89] der Normalfall:

> «Aus Sicht der Selbstpsychologie lebt der Mensch von seiner Geburt an bis zum Tod in einer Matrix von Selbstobjekten. Er braucht Selbstobjekte für sein psychisches Überleben, so wie er Sauerstoff für sein physiologisches Überleben braucht.»[90]

Der Ansatz der Selbstpsychologie lässt sich als Ausdruck der Kultur der Postmoderne interpretieren. Im postmodernen Zeitalter stehen andere Fragen und Antworten im Zentrum der Aufmerksamkeit, als es in Wien zu Beginn des 20. Jahrhunderts der Fall war. Freud geht es darum, den Menschen in seinem ödipalen Trieb-Über-Ich-Konflikt als «schuldigen Mensch» zu verstehen. Hingegen begreift Kohut den Mensch in seinem bedrohten Narzissmus als «tragischen Menschen».

Am Beispiel von Liebe und Sexualität lässt sich dieser kulturhistorisch bedingte Perspektivenwechsel beispielhaft nachvollziehen: Ging es im bürgerlichen Wien beim neurotischen Hysteriker darum, die Liebe unter Verdrängung des sexuellen Wunsches auszuleben, um sich nicht schuldig zu fühlen, so geht es im postmodernen Zeitalter beim Narzissten darum, das Sexuelle unter Verleugnung des Liebesgefühls auszuagieren, um sich nicht in seinem Selbst bedroht zu erleben.

Sozialisation ist nicht notwendigerweise eine traumatische Kette von Ereignissen für das Kind. Vielmehr ist ein spontanes Interesse des Kindes an seiner Entwicklung zugrunde zu legen. Sozialisation lässt sich als interpersoneller Prozess auffassen, der gemeinsam von Eltern und Kind bestimmt wird. Das Kind freut sich über die wachsende Kompetenz und zunehmende Autonomie, die mit seiner Entwicklung verbunden sind, wenn die Eltern unterstützend und wertschätzend dabei mitwirken, seine Möglichkeiten und Fähigkeiten zu erweitern.

---

88 Ornstein, 2006, S. 686 ff.; Tesser, 1991
89 Küchenhoff, 2004, S. 159 f.
90 Kohut, 1987, S. 478

Im Folgenden stellen wir die Selbstpsychologie im Detail dar. Kohut legt seinem Verständnis des Selbst den Entwicklungsverlauf des Kleinkindes zugrunde.[91] Das anderthalb- bis zweijährige Kind baut zwei Bilder im Selbst auf, um unvermeidbare Einschränkungen mütterlicher Fürsorge zu bewältigen und sich eine Vollkommenheitsillusion zu bewahren:

- Ein «grandioses, exhibitionistisches Bild des Selbst», das mit Phantasien eigener Größe und Allmacht einhergeht,
- und ein «idealisiertes Elternbild», das Phantasien über die Allwissenheit und Allmacht der Eltern umfasst.

Sätze eines dreijährigen Jungen wie «Wenn ich einmal groß bin, werde ich ein großer Baumeister» oder eines Mädchens wie «Mami ist die Schönste und Beste» vermitteln eine Vorstellung davon, was Kohut mit grandiosem Selbstbild oder idealisiertem Elternbild gemeint hat.

Weil das Kleinkind noch keinen Unterschied zwischen Selbst und Objekt machen kann, avanciert das Objekt nach Kohut zum «Selbstobjekt». Nimmt das Kind eine Entwicklung zum reifen Narzissmus, dann werden diese Bilder allmählich verändert und abgemildert, wodurch sich ein gesundes Selbstwertgefühl und ideale Leitbilder beim Kind ausbilden können. Voraussetzung dafür ist, dass die Eltern (vor allem die Mutter) sich in den Entwicklungsphasen auf die kindlichen Bedürfnisse mit Empathie einstellen. Dazu ist es erforderlich, dass die Eltern die Bedürfnisse des Kindes nach Spiegelung eigener Großartigkeit und nach Idealisierung der Eltern zunächst annehmen, um dann aber das Spiegeln des Kindes und das Sich-Idealisieren-Lassen schrittweise zurückzunehmen.

Für ein besseres Verständnis ist es sinnvoll, noch einmal die Analogie mit den Töpfen, deren Inhalt in einem größeren Topf vermengt ist, zu verwenden. Während bei Kernberg das Realselbst, Idealselbst und die Idealobjekte im kindlichen Selbst miteinander vermischt sind, sind es bei Kohut die Vorstellungen des Kindes von sich selbst und dem (elterlichen) Objekt.

Die Eltern in ihrer Bedeutung als «Selbstobjekte» bieten deshalb die Grundlage, um beim Kind eine gesunde Selbstentwicklung in Gang zu

91 Kohut & Wolf, 1980; Kohut, 1987

setzen. Am Ende dieser Entwicklung steht nach Kohut das «bipolare Selbst». Dieses Selbst, das den Kern der Persönlichkeit bildet, besteht aus einem Pol von «Ambitionen» und einem Pol von «Werten und Idealen», so dass dem Selbst verschiedene Optionen eröffnet werden:

- Der erste Pol, der aus dem grandiosen Selbstbild hervorgeht, ermöglicht eine autonome Regulierung des Selbstwertgefühls. Er ist mit der Fähigkeit verbunden, körperliche und geistige Aktivitäten auszukosten und nach Macht und Erfolg zu streben.
- Dagegen ist mit dem zweiten Pol, der aus dem idealisierten Elternbild stammt, die Fähigkeit verbunden, sich selbst beruhigen zu können, Affekte zu regulieren und verinnerlichte Werte und Ziele zu idealisieren.

Weil beide Pole in Spannung zueinander stehen, ergeben sich förderliche Wirkungen auf das, was zwischen den Polen liegt. Das sind die angeborenen Talente und Fähigkeiten (zum Beispiel Humor, Weisheit) des Selbst. In diesem komplexen inneren Geflecht wird der innere Handlungs- und Lebensplan des Selbst in die Tat umgesetzt. Damit ist die Sinnfrage des Selbst aufgeworfen, die mit der Beantwortung der Frage nach dem Lebenssinn zusammenhängt.

Bedürfnisse nach Selbstobjekten sind nicht auf die frühe Kindheit beschränkt, sondern bleiben ein Leben lang in der Beziehung zu anderen bestehen. Durch positive Erfahrungen mit Selbstobjekten vermittelt, entwickelt sich über die Lebensspanne im Selbst ein Gefühl von innerem Zusammenhalt, Vitalität und Harmonie. Das Erreichen eines integrierten Selbst stellt eine entscheidende Errungenschaft auf dem Weg zu einer reifen Persönlichkeit dar.

Die therapeutische Praxis zeigt, dass das Ziel eines integrierten Selbst in der Entwicklung von der Kindheit bis zum jungen Erwachsenen in nicht wenigen Fällen verfehlt wird. Auslöser dafür kann die Vernachlässigung der Kinder oder der physische oder sexuelle Missbrauch durch die Eltern sein. Darüber hinaus kann auch ein kontrollierender und einschränkender Erziehungsstil der Eltern zu einer problematischen narzisstischen Entwicklung beitragen. Durch die übermäßige Kontrolle mischen sich die Eltern so stark in die kindliche Entwicklung ein, dass sein Selbst keine Autonomie erwerben kann. Oft steht dahinter eine narzisstische Haltung der Eltern.

Andererseits weist Kohut auch darauf hin, dass nachgiebige Eltern, die ihr Kind gegen alle Gefahren abschirmen wollen und seine Schonung beabsichtigen, die Entwicklung eines problematischen Narzissmus auslösen können. Die Permissivität der Eltern verhindert, dass das Kind mit seinen Grenzen konfrontiert wird und auf diese Weise eine realistische Selbsteinschätzung erwirbt.

Wenn das kleine Kind nur in unzureichender Weise Spiegelungen erfahren und Idealisierungen ausgebildet hat, ist eine defizitäre Entwicklung die Folge, bei der das grandiose Selbstbild und das idealisierte Elternbild in ihrer ursprünglichen Qualität erhalten bleiben. Bei leichtem Defizit ist nur ein Pol, bei schwerem Mangel sind aber beide Pole des Selbst betroffen. Dies gleicht dem unreifen Narzissmus, der bis ins Erwachsenenalter erhalten bleibt.

Von «primären Defekten» des Selbst spricht Kohut, wenn die Mutter als Selbstobjekt in der vorsprachlichen Entwicklungsphase des Kindes nicht hinreichend verfügbar ist. Damit ist vor allem eine mangelnde Spiegelung des kindlichen Größenselbst verbunden. Als Resultat des tieferen Defekts im Selbst ergeben sich klinisch auffällige Störungen wie mangelndes Selbstwertgefühl, Gefühl von Leere und Verzweiflung sowie ständiges Verlangen nach Rückmeldung, die Bestätigung und Billigung enthält. Dieses zuletzt genannte Phänomen wird als exzessive Bestätigungssuche bezeichnet.[92]

Fallbeispiel

Die 32-jährige Beate lebte ohne Partner. Die wenigen sozialen Kontakte, die sie neben ihrer Arbeit in einem Kaufhaus hatte, waren oberflächlich. Zu ihrer Mutter bestand sporadischer, zu ihrem Vater überhaupt kein Kontakt. Wenn Beate in ihrer Wohnung allein vor dem Fernseher saß, überkamen sie unerträgliche Gefühle von innerer Leere, die sie mit massiven Essattacken mit anschließendem Erbrechen zu betäuben versuchte.

Bei näherem Hinsehen war ihr Selbstwertgefühl schwer beeinträchtigt. Von Vorbildern in ihrer Kinder- und Jugendzeit, denen sie hätte nacheifern können, war nichts zu berichten. Ihre Mutter hatte sich eigentlich einen Jungen gewünscht und war wegen ihrer Arbeit als Architektin häufig außer Haus, so dass Beates mütterliche Großeltern zum Teil die Betreuung des Kindes übernehmen mussten. Trotzdem war die kleine Beate häufig allein auf sich gestellt gewesen und musste allein spielen. Beates Mutter war kaum präsent

92 Schwennen & Bierhoff, 2005

und anscheinend auch nicht willig gewesen, ihr Kind zu bestätigen und zu unterstützen. Beates Vater fiel als Bezugsperson ganz aus – er hatte sich einige Monate nach ihrer Geburt schlichtweg «aus dem Staub» gemacht.

Beate ist ein Beispiel für einen Menschen, bei dem beide Selbstpole – grandioses Selbstbild und idealisiertes Elternbild – beeinträchtigt sind. Einerseits erhielt sie zu wenig Bestätigung ihrer Leistungen als Kind, andererseits wurde sie von ihren Eltern weitgehend im Stich gelassen.

Für etwas Optimismus ist auch in problematischen Fällen noch Anlass gegeben: Das erwachsene Selbst hat Ausgleichsmöglichkeiten, die ihm bei eingeschränkter oder unzulänglicher kindlicher Erfahrung mit dem spiegelnden Selbstobjekt eine Chance geben, ein verhältnismäßig gesundes und kohärentes Selbst zu entwickeln. Diese Ausgleichsmöglichkeiten liegen zum Beispiel darin, eigene Ziele und Interessen zu bilden und zu verfolgen. Diese Möglichkeiten werden durch Reifung und Entwicklung beim Kind vorgebahnt. Ihre ausgleichende Funktion ist besonders wichtig, wenn ein primärer Defekt im Selbst vorliegt.

Darüber hinaus stehen dem Selbst Abwehrformen zur Verfügung, um den primären Defekt im Selbstwertgefühl zu überdecken. Diese sind allerdings äußerst problematisch. Sexuelle Perversion, Promiskuität oder Sucht sind Beispiele für solche Abwehrmanöver.

Fortsetzung des Fallbeispiels

Beate entwickelte eine Essstörung, die durch Ess- und Brechattacken gekennzeichnet war. Versteht man Essstörungen als eine Form von Suchtverhalten, dann kann man Beates Ess- und Brechattacken als «Abwehrstruktur» ihres primären Selbstdefekts interpretieren. Dieser Selbstdefekt geht im Wesentlichen auf Beates Mangelerfahrungen bezogen auf das spiegelnde und idealisierte Selbstobjekt zurück, die sich in ihrer Kindheit durch das Wegbleiben von Vater und Mutter gehäuft haben.

Die Selbstpsychologie wurde von Kohut entscheidend beeinflusst. Er wurde neben seinen psychoanalytischen Vorläufern auch von dem Gesprächstherapeuten Carl Rogers inspiriert, der die Rolle einer positiven Anerkennung des Patienten durch den Therapeuten für eine erfolgreiche Therapie schon in den 1950er Jahren betont hatte.[93] Kohut

93 Rogers, 1959

seinerseits beeinflusste nachfolgende Entwicklungen der Selbstpsychologie.

In diesem Zusammenhang ist der entwicklungspsychologische Ansatz des Selbstsystems von Susan Harter zu nennen.[94] Sie betont besonders die ungünstigen Auswirkungen von Missbrauchserfahrungen der Kinder auf ihre spätere Entwicklung. Die extrem ungünstigen Rückmeldungen der Eltern, die ihre Kinder missbrauchen, wirken sich auf den kindlichen Selbstwert aus. Die Zurückweisung durch die Eltern, die den physischen oder sexuellen Missbrauch begleitet, stellt den Selbstwert des Kindes in Frage. Es gibt Hinweise darauf, dass solche Missbrauchserfahrungen des Kindes im späteren Leben mit narzisstischen Tendenzen in Zusammenhang stehen.

Die entwicklungspsychologische Forschung hat sich darüber hinaus mit der Frage befasst, wie Narzissmus des Jugendlichen mit dem Erziehungsstil der Eltern zusammenhängt.[95] In Übereinstimmung mit der Selbsttheorie von Kohut und der Individualpsychologie von Adler wurde festgestellt, dass ein verwöhnender, durch Wärme gekennzeichneter Erziehungsstil positiv mit Narzissmus der Jugendlichen zusammenhängt: Je permissiver der Erziehungsstil der Eltern, desto größer war der Narzissmus ausgeprägt. Dieses Ergebnis beruht auf den Ergebnissen der Mädchen. Außerdem zeigte sich bei Mädchen und Jungen, dass geringes Interesse der Eltern für ihr Kind mit dessen hohem Narzissmus zusammenhängt. Dieses Resultat bestätigt die Vermutung von Kernberg, dass emotionale Kälte der Mutter der Auslöser für die Entfaltung der narzisstischen Persönlichkeit des Kindes sein kann. Es steht auch mit der Annahme von Adler überein, dass Vernachlässigung des Kindes seinen Minderwertigkeits-Komplex intensiviert.

Eine andere Fortführung des Kohutschen Ansatzes lässt sich in der Forschung zur Arbeitszufriedenheit finden, in der auf die Bedeutung der «Kern-Selbstbewertung» für Berufs- und Lebenszufriedenheit hinge-

94 Harter, 1999
95 Horton, Bleau & Drwecki, 2006

wiesen wird.[96] Diese zentrale Selbstbewertung wird auf den Selbstwert, die Selbstwirksamkeit, die Kontrollüberzeugung und die Ausprägung des Neurotizismus zurückgeführt. Die Kern-Selbstbewertung wird als spontane und unbewusste Schlussfolgerung über sich selbst, andere Menschen und die Welt definiert, die einen fundamentalen Einfluss auf das Selbst ausüben. Beispiele sind die negativen Überzeugungen «Ich bin schwach» oder «Die Welt ist gefährlich» bzw. die positiven Überzeugungen «Ich bin den Herausforderungen gewachsen» oder «Leben ist ein Abenteuer». Die Kernbewertungen können in ihrer Tiefenstruktur entweder eher pessimistisch oder eher optimistisch sein.

Schließlich ist zu erwähnen, dass führende Persönlichkeits- und Sozialpsychologen häufig auf die Selbstpsychologie Kohuts, aber auch auf die Überlegungen von Kernberg, zurückgreifen, um die narzisstische Persönlichkeit zu kennzeichnen.[97] Deshalb werden in wissenschaftlichen Zeitschriftenveröffentlichungen aus diesem Bereich die Bücher Kohuts und Kernbergs häufig zitiert, wie Zitationsanalysen zeigen.

Übertragungen: Neuauflage früherer Erlebnisse

Kohut lag es fern, Krankheitsdiagnosen allein aus dem Zusammenspiel von Symptomen und biografischen Daten abzuleiten. Vielmehr war ihm die spontane Übertragung des Patienten für die Diagnose besonders wichtig. Weil beim Übertragungsgeschehen auch eine Neuauflage von früher Erlebtem auf Erlebtes im «Hier-und-Jetzt» stattfinden kann, war es für Kohut ein Schlüssel für die Diagnose, welche Früherfahrungen der Patient auf den Therapeuten als Gegenüber in der aktuellen Gesprächssituation überträgt.

Übertragungen in der therapeutischen Arbeit sind also von großer Bedeutung bei narzisstisch gestörten Persönlichkeiten. Voraussetzung für deren Erkennen und Analyse ist nach Kohut, dass der Therapeut eine empathische Grundhaltung – gemäß dem frühen elterlichen Selbstobjekt – einnimmt und seine Gegenübertragung (wie sie z. B. in Gefühlen des Therapeuten als Reaktion auf die Übertragung der Patienten zum Ausdruck kommt) nutzt. Daraus ergeben sich Hinweise

96 Judge, Locke, Durham & Kluger, 1998
97 Banai, Mikulincer, Shaver, 2005; Tracy & Robins, 2003

über die primären Selbstdefekte der Patienten und den Grad ihrer Differenzierung zwischen Selbst und Selbstobjekt.[98]

Generell kann man drei Formen der Übertragung von Selbstobjekten bei narzisstisch gestörten Persönlichkeiten unterscheiden:

- «Spiegelübertragung»: Es kommt zu einer Neuauflage des spiegelnden Selbstobjekts. Der Patient will vom Therapeuten in seinen grandiosen Fähigkeiten und Leistungen bestätigt und gelobt werden, wie seinerzeit das Kleinkind sein grandioses Selbst im «Glanz der Augen» der Eltern reflektiert haben wollte. Bei diesem Übertragungstyp ist das Selbst mit dem Selbstobjekt weitgehend noch als Einheit fusioniert; eine Differenzierung zwischen beiden hat kaum stattgefunden. Ist zum Beispiel in der Gegenübertragung eine Abgrenzung auffallend, dann erlebt der Therapeut ein Gefühl von Ärger auf den Patienten wegen dessen Anspruchshaltung.
- «Idealisierende Übertragung»: Hier kommt es zur Wiederbelebung des idealisierten Selbstobjekts. Der Patient bewundert und glorifiziert den Therapeuten und möchte sich in dessen «Licht sonnen», wie seinerzeit das Kleinkind in dem durch Allwissenheit und Allmacht charakterisierten Elternbild sein Ideal fand. Bei diesem Übertragungstyp befindet sich das Selbst mit dem Selbstobjekt noch in Einheit, jedoch nicht mehr so stark wie bei der Spiegelübertragung; eine Differenzierung zwischen Selbst und Selbstobjekt ist in Gang gekommen. Wenn es um die Abgrenzung in der Gegenübertragung geht, dann erlebt der Therapeut das Gefühl, auf eigene Schwächen und Unzulänglichkeiten gegenüber dem Patienten hinweisen zu wollen.
- «Alter-Ego- oder Zwillingsübertragung»: Dabei kommt es auch zur Reaktivierung des spiegelnden Selbstobjekts. Der Patient will, dass der Therapeut mit seinen Meinungen und Ideen übereinstimmt wie seinerzeit das Kleinkind sein allmächtiges Selbst mit der Omnipotenz der Eltern ähnlich erlebte. Bei diesem Übertragungstyp ist das Selbst vom Selbstobjekt schon weitgehend getrennt, so dass der andere in seiner Eigenständigkeit wahrgenommen wird; eine Differenzierung zwischen Selbst und Selbstobjekt ist also eingetreten.

98 vgl. Battegay, 1991, S. 49, 152 ff.

Was die Abgrenzung in der Gegenübertragung anbelangt, so hat der Therapeut das Gefühl, sich mit der eigenen Meinung vom Patienten unterscheiden zu wollen.

Die Auswirkungen von narzisstischen Spiegelungsmotiven lassen sich aber nicht nur während der Therapie zwischen Therapeut und Patient feststellen. Vielmehr werden sie auch in der Lehrer-Schüler-Beziehung aktiviert. Das zeigt der Schul- und Hochschulbereich eindrucksvoll am Beispiel narzisstisch gestörter Lehrer. 1980 stellte der Sozialisationsforscher Wilfried Gottschalch in diesem Zusammenhang fest:

> «Das Überwiegen von narzisstischen Objektbesetzungen äußert sich in dem Verhältnis der Lehrer zu ihren Schülern. Diese werden nicht als selbstständige Personen anerkannt, sondern vielmehr als Organe des Selbst des Lehrers. Narzisstisch gestörte Lehrer werden von einem ehemaligen Schüler nicht sagen ›Er war mein Schüler, meine Schülerin‹, sondern ›Er ist mein Schüler, meine Schülerin‹ und das auch dann, wenn schon Jahrzehnte seit der Schulentlassung vergangen sind. Deutlich erkennbare Blüten treiben narzisstische Objektbesetzungen bei Hochschullehrern. Der Ehrgeiz vieler Professoren ist darauf gerichtet, eine eigene ›Schule‹ zu gründen, darunter versteht man eine Gruppe von Menschen, die die Kanzelverkündigungen ihres Professors möglichst wortgetreu in ihren Publikationen und Reden verbreiten. Dieses System funktioniert ganz gut. Professoren sind ihren Schülern sehr dankbar, wenn diese recht eifrig ihre Lehren ins Volk tragen.»[99]

Auch eine Anekdote des New Yorker Psychiaters James Masterson weist auf die Bedeutung narzisstischer Spiegelungsbedürfnisse hin. Masterson, der einer der profiliertesten amerikanischen Experten auf dem Gebiet der narzisstischen Persönlichkeitsstörung und Borderline-Persönlichkeitsstörung ist, erzählt, dass er einmal in der New York Times im Hinblick auf Symptome der narzisstischen Persönlichkeitsstörung zitiert worden sei. Innerhalb weniger Tage sei er von zwölf Leserinnen und Lesern angerufen worden, die vermuteten, das Opfer einer narzisstischen Persönlichkeitsstörung zu sein. Masterson untersuchte diese zwölf Anrufer. Nachdem er deren narzisstische Persönlichkeit habe bestätigen können, hätten alle von ihm eine Behandlung haben wollen. Weil er aber keine Zeit gehabt habe, so viele Patienten anzunehmen, habe er sie an Kollegen verwiesen. Keiner der Untersuchten sei bei einem der Kollegen vorstellig geworden. Masterson interpretiert das als

---

99 Gottschalch, 1980, S. 180

> «ein Zeichen dafür, dass es ihnen im Grunde nicht um die Behandlung als solche ging. Vielmehr sollte ich ihnen ihr narzisstisches Futter geben. Angesichts meiner Reputation auf diesem Gebiet und angesichts der Tatsache, dass ich in der New York Times zitiert worden war, hätte eine Behandlung bei mir ihr grandioses Selbstbild verstärkt, während es als Schwäche betrachtet worden wäre, wenn sie einen anderen Therapeuten aufgesucht hätten.»[100]

Kohut unterscheidet zwischen gestörtem Narzissmus auf der Verhaltensebene und der Persönlichkeitsebene. Im ersten Fall spricht man von narzisstischer Verhaltensstörung, im zweiten Fall von narzisstischer Persönlichkeitsstörung:[101]

- Während sexuelle Perversionen, kriminelles Verhalten und Missbrauch von Substanzen Ausdruck narzisstischer Verhaltensstörungen sind,
- verweisen Gefühle von Leere und Sinnlosigkeit, erlebter Mangel an Vitalität und ein «Hunger nach anderen Menschen» auf narzisstische Persönlichkeitsstörungen.
- Der gemeinsame Nenner beider Störungsmuster ist eine «Fixierung auf das Selbst oder die Selbstzentriertheit».[102]

Die Suche des gestörten Selbst nach Selbstobjekten wird in dem Film «Das Parfum» nach dem Bestseller von Patrick Süskind besonders bizarr veranschaulicht. Im Mittelpunkt steht Jean-Baptiste Grenouille, der als Kind ohne Vater und Mutter aufwächst und keine Liebeszuwendung bekommt. Er wird als «klein, gebuckelt, hinkend, hässlich» beschrieben, wird von anderen gemieden und empfindet sich als «ein Scheusal innen wie außen».[103] Grenouille hat eine besondere Begabung, die ihn «zum größten Parfumeur aller Zeiten»[104] macht. Sein Aufstieg ist damit verbunden, dass er zahlreiche Frauen ermordet. Seine Größenphantasien ermöglichen es ihm, dass ihm die ganze Welt als ein einziges Selbstobjekt dient:[105]

---

100 Masterson, 1993, S. 124
101 Goldberg, 1996, S. 258
102 Goldberg, 1996, S. 259
103 Süskind, 1985, S. 304
104 Süskind, 1985, S. 58
105 vgl. Pfeiffer, 1999, S. 346

> «Er wollte der omnipotente Gott des Duftes sein … Und er wusste, dass dies in seiner Macht stand. Denn die Menschen konnten die Augen zumachen vor der Größe, vor dem Schrecklichen, vor der Schönheit und die Ohren verschließen vor Melodien oder betörenden Worten. Aber sie konnten sich nicht dem Duft entziehen. Denn der Duft war ein Bruder des Atems. Mit ihm ging er in die Menschen ein, sie konnten sich seiner nicht erwehren, wenn sie leben wollten … Wer die Gerüche beherrschte, der beherrschte die Herzen der Menschen.»[106]

Der Film zeigt die menschenverachtende und perverse Neigung der Hauptfigur, die nach den Morden keinerlei Schuld empfindet. Man hat den Eindruck, dass Grenouille glaubt, über den Gesetzen zu stehen, so dass es ihm zusteht, über das Leben anderer zu bestimmen.

Zusammenfassend kann man feststellen, dass Kohut und Kernberg Narzissmus auf elterliche Insensitivität zurückführen, die entweder zu einem defensiven Streben nach Grandiosität des Kindes führt oder verhindert, dass sich der kindliche Narzissmus zu einem gesunden Selbstwert weiter entwickelt. Nach dieser Interpretation ist es für den Narzissmus typisch, dass Gefühle der Großartigkeit mit Gefühlen der Unterlegenheit kombiniert sind. Dieses widersprüchliche Erleben der eigenen Gefühle kommt aufgrund eines ungünstigen elterlichen Erziehungsstils zustande. Durch die Verwendung von Abwehrmechanismen (z. B. Spaltung des Bewusstseins) gelingt es dem Narzissten, den Widerspruch zwischen den Gefühlen in seinem Selbst aus seinem Bewusstsein herauszufiltern.

Auf der Grundlage dieser Überlegungen wurden von Kernberg und Kohut zwei Formen des Narzissmus postuliert: offener und verdeckter Narzissmus. Wenn der Narzissmus offen ist, führt die narzisstische Großartigkeit zu einem direkten Ausdruck von Exhibitionismus und zu der Suche nach Aufmerksamkeit und Bewunderung durch andere. Es handelt sich um eine arrogante Selbstsicherheit, die eine Selbstdarstellung der Überlegenheit beinhaltet.

106 Süskind, 1985, S. 198 f.

Der verdeckte Narzissmus ist durch unbewusste Gefühle von Großartigkeit und offen gezeigte Unsicherheit gekennzeichnet. Personen, die in diese Gruppe fallen, sind sehr empfindsam, ängstlich und unsicher, verfügen aber über Phantasien von Großartigkeit und hervorgehobener Bedeutsamkeit. Sie teilen mit den offenen Narzissten die Tendenz, andere auszubeuten und zu glauben, dass sie selbst alles verdient haben, was sie bekommen können, weil sie besondere Menschen sind.

Narzisstische Persönlichkeitstypen

In der Selbstpsychologie werden unterschiedliche narzisstische Persönlichkeitstypen dargestellt. Eine Systematisierung, die den Ansatz Kohuts und seiner Nachfolger berücksichtigt, wurde von Akthar vorgenommen:[107]

- «Spiegelhungrige Persönlichkeit»: mit der Tendenz, sich selbst darzustellen und von anderen Bewunderung zu erheischen,
- «Idealhungrige Persönlichkeit»: mit der Tendenz, andere wegen deren Ansehen, Macht und Prestige zu bewundern,
- «Alter-Ego-Persönlichkeit»: mit der Tendenz, Beziehungen mit anderen zu suchen, die den eigenen Werten und Fähigkeiten ähnlich sind,
- «Fusionshungrige Persönlichkeit»: mit der Tendenz, mit anderen eine symbiotische Beziehung einzugehen,
- «Kontaktscheue Persönlichkeit»: mit der Tendenz, Intimität und Kontakt mit anderen zu vermeiden.

Die ersten drei Typen lassen sich dem normalen Spektrum des Narzissmus zuordnen, während die letzten zwei Typen aus dem pathologischen Spektrum entnommen sind. Greift man Kernbergs Beschreibung der narzisstischen Persönlichkeit auf der psychischen Organisationsstufe

107 für einen Überblick Akhtar, 2006, S. 239

einer Borderline-Persönlichkeitsstörung wieder auf, ähnelt die «fusionshungrige Persönlichkeit» stark einer solchen Persönlichkeit.

Wie schon dargestellt, wird in Kernbergs Verständnis des pathologischen Narzissmus die narzisstische Persönlichkeitsstörung qualitativ in die Nähe einer Borderline-Persönlichkeitsstörung gerückt. Für Kohut bringt die narzisstische Persönlichkeitsstörung mehr die Qualität einer reifen neurotischen Persönlichkeitsstörung zum Ausdruck. Das lässt sich möglicherweise damit erklären, dass Kohut – als ambulant tätiger Psychoanalytiker – vorwiegend leichtere Fälle als Patienten behandelte, während Kernberg – als Kliniker im stationären Bereich – es mit schweren und schwersten Fällen zu tun hatte.

Kernbergs und Kohuts Vorstellungen von der narzisstischen Persönlichkeitsstörung lassen sich an unterschiedlichen Enden eines Kontinuums einordnen, an dessen einem Ende der Typ «unbeirrter Narzisst» steht, während an dessen anderem Ende der Typ «hypervigilanter Narzisst» steht. Kernbergs Zugang stimmt mit dem «unbeirrten Narzissten» überein, während Kohuts Analyse auf den «hypervigilanten Narzissten» abzielt.[108] Im Vergleich zu «unbeirrten Narzissten», die arrogant und aggressiv, unsensibel gegenüber Reaktionen anderer und unempfindlich gegenüber Kränkungen durch andere daher kommen, stellen sich «hypervigilante Narzissten» anders dar: Sie sind zum Beispiel gehemmt, scheu oder bescheiden, höchst sensibel gegenüber Reaktionen anderer und fühlen sich eher gekränkt, beschämt und gedemütigt.

Mit der Gegenüberstellung von «unbeirrten Narzissten» und «hypervigilanten Narzissten» wird in der aktuellen Diskussion wieder ein Bild ins Spiel gebracht, das nicht unbekannt ist. Es erinnert an das, was sich im Ovidschen Narziss-Mythos psychologisch aus den Figuren von Narziss und Echo ableiten lässt – nämlich Narzissmus und Echoismus – und was Wilhelm Reich psychoanalytisch an seinen narzisstischen Persönlichkeitstypen – nämlich Typ phallischer Narzissmus und Typ schizoider Narzissmus – verdeutlicht hat. Es erinnert aber auch mehr oder weniger stark an das, was in der Persönlichkeits- und Sozialpsychologie neuerdings an Konzepten zum Narzissmus entwickelt wurde und in einem der folgenden Kapitel dargestellt wird.

108 Gabbard, 1989

Welche Merkmale machen den normalen Narzissmus aus? Wo fängt die narzisstische Persönlichkeitsstörung an?

Manchmal sagt man scherzhaft zu sich selbst «Du bist ein Narzisst», um sich über eine selbstbezogene Reaktion lustig zu machen. Ein Wissenschaftler mag sich z.B. die Sonderdrucke seiner Veröffentlichung sehr sorgfältig und ausführlich ansehen, um die eigene Leistung zu genießen. Noch deutlicher werden narzisstische Züge, wenn Schauspieler ihre Auftritte auf der Bühne genießen. Sie ziehen daraus Befriedigung, dass sie von den Zuschauern wegen der gelungenen Darstellung einer Rolle bewundert werden. Mancher erscheint hinter der Bühne uninspiriert und genervt, aber sobald sich der Vorhang öffnet, entwickelt sich eine große Inspiration, die den Auftritt beflügelt.

Welche Merkmale machen nun den Narzissmus aus?

- Ein erstes grundlegendes Merkmal ist ein überhöhter positiver Selbstwert. Dieser wird z.B. daraus abgeleitet, dass man sich für besonders intelligent, kreativ oder gut aussehend hält. Man spricht auch von einem inflationierten Selbstwert, um zum Ausdruck zu bringen, dass der Selbstwert aufgrund einer Aufwertung gesteigert ist.
- Ein zweites grundlegendes Merkmal des Narzissmus lässt sich am besten negativ beschreiben. Es handelt sich um ein Desinteresse an anderen Menschen, das das starke Interesse an sich selbst ergänzt. Während die Aufmerksamkeit auf das eigene Selbst gerichtet ist, wird die Zuwendung zu anderen Menschen vernachlässigt. Daraus resultiert ein mangelndes Interesse an engen Beziehungen und daraus abgeleitet eine oberflächliche Bindung, die der Entwicklung einer intimen Beziehung im Weg steht.
- Ein drittes Merkmal des Narzissmus ist eine einseitige Selbstregulation, die der Verteidigung des überhöhten Selbstwerts dient. Narzissten stellen sich in ihrer Phantasie vor, dass sie viel Macht und Einfluss besitzen, so dass sie anderen weit überlegen sind. Sie sehen sich als Erfolgsmenschen, während sie Misserfolge auf äußere Umstände und Unwägbarkeiten zurückführen.

Narzissten sind natürlich nicht nur durch fragwürdige Eigenschaften gekennzeichnet, wie die gerade dargestellte Charakterisierung suggerieren könnte. Vielmehr gibt es im interpersonalen Bereich auch Vorteile, die für Narzissten sprechen. Sie sind in der Regel nämlich extravertiert und pflegen einen aktiven Lebenswandel, so dass sie im interpersonellen Bereich schwungvoll und enthusiastisch in Erscheinung treten. Dadurch können sie vor allem Menschen überzeugen, deren Bekanntschaft sie erst vor kurzem gemacht haben. Ein Narzisst erscheint neuen Bekannten als vielversprechende Person, die ein großes Potenzial besitzt.

Diese Tendenz wird noch verstärkt, weil Narzissten die Nähe von bedeutenden anderen suchen, um auf diese Weise zusätzlich die Aufmerksamkeit auf sich zu ziehen. Man kann davon sprechen, dass sie sich im Erfolg der anderen sonnen. Damit verwenden sie eine Taktik, die viele Menschen verwenden, die sich in ihrem Selbstwert bedroht fühlen. Für den Narzissten geht es aber darum, die eigene Überlegenheit unter Beweis zu stellen.

Narzissten sprechen gerne über sich selbst und das, was sie erreicht haben bzw. was sie erreichen wollen. Sie schließen damit an die bekannte Maxime aus der Werbung an, Gutes zu tun und darüber zu sprechen. Die narzisstische Aneignung dieser Maxime beinhaltet, dass Erwartungen über zukünftige Erfolge als schon realisiert angenommen und so mit der Realität verwoben werden.

Ihre Extraversion und Energie lassen Narzissten als unterhaltsame Gesprächspartner auftreten, die die ganze Runde bei Laune halten können. In der Rolle des Alleinunterhalters kann sich der Narzisst gut entfalten, so dass eine positive Eindrucksbildung bei den Zuhörern ausgelöst wird.

Die narzisstische Persönlichkeit lässt sich als eine Variation normaler Persönlichkeit kennzeichnen. Der Narzisst repräsentiert die Spielbreite des Normalen, wenn auch in einer speziellen Prägung. Von diesem normalen Narzissmus ist die narzisstische Persönlichkeitsstörung zu unterscheiden, die sich entwickeln kann, wenn sich der Narzissmus in der Biographie eines Menschen ungebremst entfaltet.

Die narzisstische Persönlichkeitsstörung ist dadurch gekennzeichnet,

- dass die Person sich großartig findet,
- einen Hunger nach Bewunderung empfindet
- und gleichzeitig in eklatanter Weise das Einfühlungsvermögen in die Gefühle anderer Menschen vermissen lässt.

Jede dieser Komponenten der narzisstischen Persönlichkeitsstörung findet eine Parallele in der Beschreibung des Narzissmus, wie er alltäglich zu beobachten ist. Der Unterschied liegt darin, dass die narzisstische Persönlichkeitsstörung eine extreme Ausformung dieser Komponenten beinhaltet. Mit dieser extremen Variante treten auch vermehrt Probleme auf, die durch eine unzureichende Selbstregulation zustande kommen. Dazu gehört das Auftreten einer Verunsicherung, die durch Angst vor Kritik und Sorge wegen der Abwertung durch andere hervorgerufen wird. Da der Selbstwert von Narzissten inflationiert und somit mehr oder weniger unrealistisch ist, wächst die Gefahr der Widerlegung durch die Realität, wie sie in der Missbilligung durch andere enthalten ist. Der Narzisst fühlt sich durch die Gefahr bedroht, aufgrund überzogener Selbstdarstellung an den Realitätsansprüchen zu scheitern.

Wenn sich z.B. ein Student für besser als der Durchschnitt hält und bei der Klausur ein durchschnittliches Ergebnis erzielt, hat er ein Problem; denn der übertriebene Selbstwert könnte durch das widersprüchliche Feedback ins Wanken geraten. Der hohe Anspruch an sich selbst erhöht die Gefahr, als Verlierer aus dem Rennen auszuscheiden. Der Narzisst fürchtet Misserfolge mehr als andere, weil sie in krassem Widerspruch zu seiner Selbsteinschätzung stehen und diese bis in die Fundamente erschüttern können.

Bei fortgeschrittenem Narzissmus ist es nicht unwahrscheinlich, dass irgendwann der Zusammenbruch des narzisstischen Gebäudes eintritt, so dass eine psychische Trümmerlandschaft zurückbleibt. Andere Narzissten haben starke Abwehrmechanismen aufgebaut, um den Zusammenbruch ihrer narzisstischen Illusionen zu verhindern. Solche Abwehrmechanismen erfordern es allerdings, die Realität zu verleugnen und umzuinterpretieren, wobei der Narzisst Gefahr läuft, mit seiner Sichtweise alleine zu stehen. Solche Abwehrprozesse können z. B. die Verleugnung von Misserfolgen sein, Vorwürfe an andere, die angeblich den eigenen Erfolg sabotiert haben, oder die ängstliche Vermeidung von Situationen (z. B. Prüfungssituationen), in denen Misserfolg auftreten kann. Eine solche Misserfolgsängstlichkeit kann durch narzisstische Züge motiviert sein. In diesem Fall erscheint der Narzisst nicht mehr als stark und mächtig, sondern als schwach und überängstlich.

Die Auswirkungen narzisstischer Persönlichkeitsstörungen kommen in der vielfachen Belastung der interpersonellen Beziehungen zum Ausdruck. Manchmal werden die Beziehungen sogar abgebrochen. Solche Abwehrmechanismen rufen bei den Mitmenschen wenig Verständnis hervor und werden mit einem Kopfschütteln quittiert. Die daraus resultierende soziale Entfremdung wird noch dadurch verstärkt, dass andere Personen häufig durch die geringe Empathiefähigkeit des Narzissten vor den Kopf gestoßen werden. Denn sie fühlen sich verständnislos und oberflächlich behandelt und fragen sich, ob sie das verdient haben. In der Folge wird der soziale Entfremdungsprozess intensiviert, wobei Missverständnisse und Unsicherheiten die Spirale nach unten zusätzlich beschleunigen können.

Das Thema des Narzissmus wurde durch die viel beachteten Arbeiten von Kohut und Kernberg stark nach vorne gebracht.[109] Damit entstand auch die Diskussion darüber, wie die narzisstische Persönlichkeitsstörung im Einzelnen beschrieben und in ihren Entwicklungsbedingungen erklärt werden kann. Als Folge dieser Diskussion hielt die Diagnose «Narzisstische Persönlichkeitsstörung» Einzug in ein bekanntes psychiatrisches Klassifikationssystem psychischer Störungen. Zwei Klassifikationssysteme sind führend: Das «Diagnostische und Statistische Manual Psychischer Störungen» und die «Internationale statistische Klassifikation der Krankheiten und verwandter Gesundheitsprobleme».

Das Diagnostische und Statistische Manual Psychischer Störungen (DSM; die Abkürzung steht für «Diagnostic and Statistical Manual of Mental Disorders») wurde von der American Psychiatric Association vorgelegt. Gegenwärtig ist die vierte Ausgabe gültig, die als DSM-IV abgekürzt wird. Die neuere Textrevision dieser Ausgabe wird als DSM-

109 Davison, Neale & Hautzinger, 2007

IV-TR bezeichnet.[110] Die «Internationale statistische Klassifikation der Krankheiten und verwandter Gesundheitsprobleme» (ICD; die Abkürzung steht für International Statistical Classification of Diseases and Related Health Problems) geht auf die Weltgesundheitsorganisation zurück. Die deutsche Version wird durch das Deutsche Institut für Medizinische Dokumentation und Information (DIMDI) betreut. Die ICD liegt in der 10. Auflage vor und wird in der Kurzform mit ICD-10 bezeichnet.[111]

Das DSM-IV ist ein differenzierteres Klassifikationssystem als das ICD-10. Daher kann es nicht verwundern, dass die Narzisstische Persönlichkeitsstörung nur im DSM-IV als eigenständige Kategorie enthalten ist, nicht aber in der ICD-10.[112]

Die Autoren des DSM-IV-TR verstehen unter einer «Persönlichkeitsstörung» allgemein ein Erlebens- und Verhaltensmuster, das im Leben der Betroffenen zu Leiden und Beeinträchtigungen führt. In der Regel tritt diese Störung im späten Jugendalter bzw. frühen Erwachsenenalter offen in Erscheinung und bleibt dann über den Lebenslauf relativ stabil. Eine Persönlichkeitsstörung kommt darin zum Ausdruck, dass das typische Erlebens- und Verhaltensmuster, das mit der Störung verbunden ist, deutlich von den Erlebens- und Verhaltensmustern abweicht, die in dem jeweiligen Kulturraum üblich sind.

Die «Narzisstische Persönlichkeitsstörung» im Besonderen ist durch das Selbstbild der Großartigkeit und das Streben nach Bewunderung gekennzeichnet.[113] Das Selbstbild der Großartigkeit kann in Phantasie oder Verhalten sichtbar werden und ist mit einem Bedürfnis nach Bewunderung, aber auch einem Mangel an Empathie verbunden.[114]

Die Diagnose «narzisstische Persönlichkeitsstörung» kann nach dem DSM-IV-TR gestellt werden, wenn die folgenden Kriterien erfüllt sind:[115]

110 Saß, Wittchen & Zaudig, 2003
111 Dilling, Mombour & Schmidt, 1991
112 s. auch Hartkamp, Wöller, Lagenbach & Ott, 2002
113 Davison, Neale & Hautzinger, 2007
114 Saß, Wittchen, & Zaudig, 2003
115 Saß, Wittchen & Zaudig, 2003, S. 985

- Grandioses Gefühl eigener Bedeutung (Übertreibung von Leistungen und Talenten, Erwartung als überlegen anerkannt zu werden ohne entsprechende Leistungen vorweisen zu können),
- Häufiges Auftreten von Phantasien über grenzenlosen Erfolg, Macht und Schönheit oder ideale Liebe,
- Sich für etwas Besonderes und Einzigartiges halten und annehmen, dass nur besondere oder mit hohem Status ausgestattete Andere einen verstehen können,
- Verlangen nach übermäßiger Bewunderung und Anerkennung,
- Sich berechtigt fühlen, eine bevorzugte Behandlung in Anspruch zu nehmen, auch wenn das für Andere nicht nachvollziehbar ist
- Ausbeutung Anderer, sie übervorteilen, um eigene Ziele zu erreichen,
- Mangel an Empathie und Ignorierung der Bedürfnisse und Gefühle Anderer,
- Häufiger Neid auf Andere oder Glaube, von Anderen beneidet zu werden,
- Auftreten von arroganten und überheblichen Verhaltensweisen oder Einstellungen.

In der Regel werden nicht alle diese Merkmale gemeinsam auftreten, sondern eine Auswahl davon, die für die einzelne Person typisch ist. Eine narzisstische Persönlichkeitsstörung kann dann diagnostiziert werden, wenn wenigstens fünf dieser Merkmale zutreffen.

So mag eine Person durch ihre arroganten Auftritte gekennzeichnet sein, die sie mit einem starken Anspruchsdenken verbindet, während sie in der Phantasie einen Zuwachs an Macht und Erfolg erlebt. Hinzu mögen Gefühle der Grandiosität kommen, die mit dem Verlangen, durch andere immer bewundert zu werden, kombiniert sind. Die Kriterien des DSM-IV-TR beziehen sich auf den offenen Narzissmus, wie er von Kohut und Kernberg beschrieben wurde.

Die einzelnen Komponenten der narzisstischen Persönlichkeitsstörung lassen sich leicht miteinander kombinieren. So ist das Gefühl, anderen überlegen zu sein, eine Selbsteinschätzung, die es als recht und billig erscheinen lässt, dass andere Bewunderung äußern müssen. Das weist darauf hin, dass die narzisstische Persönlichkeit in sich einer gewissen Logik folgt, die allerdings mit der externen Realität mehr oder weniger stark kontrastiert.

Genau darin liegt die Gefahr einer narzisstischen Entwicklung, wenn die inneren Phantasien immer weiter von der äußeren Realität abweichen und sich dazwischen ein tiefer Graben auftut. Viele Narzissten können diesen kritischen Punkt der Entwicklung vermeiden und sich im Rahmen von Regeln der sozialen Anpassung positionieren. Das hängt damit zusammen, dass sie noch genug Realitätssinn besitzen, um ihre Bestrebungen nach Überlegenheit und Bewunderung unter Kontrolle zu halten. Sie geben ihren Bezugspersonen nicht unbedingt preis, welche überhöhten Vorstellungen sie von sich selbst besitzen, sondern schwächen diese Phantasien unter dem Druck der sozialen Realität ab, um nicht negativ aufzufallen oder verlassen zu werden und so ihre sozialen Kontakte zu verlieren.

Menschen mit narzisstischer Persönlichkeitsstörung können in allen Berufsgruppen vorkommen. Besonders anfällig scheinen Personen zu sein, die in der Politik, Wirtschaft oder im Gesundheitswesen Top-Positionen bekleiden.[116] Was zum Beispiel die Gruppe der Ärzte anbelangt, so entspricht ihrem narzisstischen Auftreten das Stereotyp von den «Halb-Göttern in Weiß». Der legendäre Professor Sauerbruch, der einst als Chirurg an der Berliner Charité wirkte, stellt ein gutes Beispiel dafür dar, wie der Film «Sauerbruch – das war mein Leben» aus dem Jahr 1954 (mit Ewald Balser in der Rolle des Geheimrats Sauerbruch) verdeutlicht.

In klinischen Untersuchungsgruppen findet sich im Durchschnitt bei 5 Prozent der untersuchten Fälle eine narzisstische Persönlichkeitsstörung. In der Allgemeinbevölkerung treten naturgemäß wenige

116 Kets de Vries & Miller, 1995; Wirth, 2002

solcher Fälle auf: Maximal 1 Prozent der untersuchten Personen bieten das typische Bild der narzisstischen Persönlichkeitsstörung. Insgesamt scheinen Männer öfter eine narzisstische Persönlichkeitsstörung zu haben als Frauen, und obwohl bei Jugendlichen und jungen Erwachsenen die Störung häufig zu beobachten ist, sind auch Erwachsene im mittleren und hohen Lebensalter davor nicht gefeit.[117] Außerdem gibt es Hinweise, wonach die narzisstische Persönlichkeitsstörung bei Erstgeborenen oder Einzelkindern häufiger vorkommt.[118]

Die Schätzungen sind alles andere als sicher. Das liegt daran, dass es verschiedene Persönlichkeitsstörungen gibt, die sich mehr oder weniger stark mit der narzisstischen Persönlichkeitsstörung überschneiden. Dieser Tatbestand wird Komorbidität genannt. Die wichtigste Überschneidung mit anderen Persönlichkeitsstörungen besteht, wie schon weiter oben deutlich wurde, mit der Borderline-Persönlichkeitsstörung.

Andererseits lässt sich die narzisstische Persönlichkeitsstörung auch gegenüber anderen Persönlichkeitsstörungen erfolgreich abgrenzen. Ein Beispiel ist die schizoide Persönlichkeitsstörung. Dabei handelt es sich um eine Störung, die mit Vereinzelung, emotionaler Kälte und wenig Interesse an sexuellen Erfahrungen verbunden ist.

In einer Studie an der Psychosomatischen Klinik am Zentralinstitut für Seelische Gesundheit in Mannheim wurde der Zusammenhang zwischen narzisstischer und schizoider Persönlichkeitsstörung untersucht. Anhand der Resultate lässt sich sagen, dass die schizoide Persönlichkeitsstörung eine «primäre Bindungsstörung» darstellt, während die narzisstische Persönlichkeitsstörung zwar Bindungsfähigkeit ermöglicht, aber eine «sekundäre Reifungsstörung» zum Ausdruck bringt. Im Hinblick auf das Ausmaß an sozialer Isolation unterscheidet sich klar die Gruppe der klinisch auffälligen Schizoiden von derjenigen der Narzissten; ferner haben schizoid gestörte Persönlichkeiten einen geringeren Realitätsbezug; narzisstisch gestörte Persönlichkeiten dagegen zeigen eine höhere Anpassung an die Realität.[119]

In der Forschung wie in der Praxis ist es wichtig, mehrere unabhängige Informationsquellen zu nutzen. Das bedeutet für die klinische Praxis, dass die Kriterien des DSM-IV-TR oder vergleichbarer Klassifi-

117 vgl. Fiedler, 2001, S. 281 ff.; Ronningstam, 2005, S. 64-65
118 Akhtar, 2006, S. 258
119 Lieberz & Geiser, 1996

kationsverfahren (vor allem das ICD-10) nur eine von mehreren Quellen des Diagnostikers für die Diagnosestellung sind. Zunächst einmal sind die Informationen zu berücksichtigen, die in der Anamnese gewonnen werden und die sich auf die Biographie, Krankheitsgeschichte und auf das früheste Bild aus der Kindheit, das vom Patienten erinnert wird, beziehen. Weiterhin sind psychologische Testverfahren für die klinische Diagnostik aussagekräftig. Wichtige Fragebögen zum Narzissmus sind das Narzissmusinventar (NI) und das Narzisstische Persönlichkeitsinventar (NPI), auf die wir in den folgenden Kapiteln genauer eingehen werden.

Eine andere Quelle, und hier stellt der Kohutsche Ansatz in der Tat einen Meilenstein dar, ist die Übertragung und Gegenübertragung. Tritt zum Beispiel schon im Erstgespräch eine Spiegelübertragung beim Patienten auf und lässt sich diese in der Gegenübertragung belegen, dann ist dies ein wichtiger Hinweis für eine narzisstische Persönlichkeitsstörung. Schließlich sind auch Berichte über Träume und die Lieblingsmärchen des Patienten als weitere Informationsquellen beachtenswert.

Bei der Bewertung dieser Informationsquellen stellen sich jeweils die folgenden Fragen: Gibt es Hinweise auf Großartigkeitsvorstellungen oder auf exzessive Bestätigungssuche? Gibt es Anzeichen, die auf narzisstische Kränkungen, auf einen verwöhnenden, gewalttätigen oder sexuellen Missbrauch oder einen Verlust eines Elternteils hinweisen? Treten schon im Kindes- und Jugendalter Beschwerden oder Krankheitssymptome auf? Treten im aktuellen Traumgeschehen Verlustängste oder Wünsche auf, wie z. B. der Wunsch, wie ein Vogel fliegen zu können? Nennt sich das Lieblingsmärchen etwa «Schneewittchen»?

Die DSM-IV-Kriterien der narzisstischen Persönlichkeitsstörung sind hilfreich, aber sie verdienen auch eine kritische Würdigung. Der Psychiater Salman Akhtar berücksichtigt die Bedeutung der Spaltung in der gestörten Persönlichkeit von Narzissten, die in den neun DSM-IV-Kriterien nur unvollständig repräsentiert ist.[120] Er unterscheidet zwischen sichtbaren und verdeckten Merkmalen der narzisstisch gestörten Persönlichkeit. Diese Unterscheidung lässt sich auf sechs Funktionsbereiche anwenden:

120 Akhtar, 2006, S. 249 ff.

Selbstkonzept

Offen	→	Gefühle der Grandiosität, Überlegenheit, Unverwundbarkeit
Verdeckt	→	Gefühle der Wertlosigkeit, Unterlegenheit, Zerbrechlichkeit

zwischenmenschliche Beziehungen

Offen	→	oberflächlich, verachtend, abwertend
Verdeckt	→	Neid, Suche nach Anerkennung, Idealisierung anderer

soziale Anpassung

Offen	→	Suche nach Erfolg, Ehrgeiz, Leistungsstreben
Verdeckt	→	Unsicherheit, Unzufriedenheit, negative soziale Identität

ethische Auffassungen

Offen	→	Moralist
Verdeckt	→	Fehlen moralischer Verhaltensstandards

Liebe und Sexualität

Offen	→	Bereitschaft für sexuelle Abenteuer
Verdeckt	→	Fehlen einer Liebesbindung

und kognitiver Stil

Offen	→	gute Rhetorik und überzeugende Argumente
Verdeckt	→	egozentrische Verarbeitung von Informationen

Rainer Sachse von der Ruhr-Universität Bochum[121] geht in seinem Verständnis der narzisstischen Persönlichkeitsstörung ebenfalls über die DSM-IV-Kriterien hinaus. Er berücksichtigt Erkenntnisse der persönlichkeits- und sozialpsychologischen Selbstforschung und entwirft ein «Modell der doppelten Handlungsregulation», um die narzisstische Persönlichkeitsstörung in ihrem Erleben und Verhalten zu kennzeichnen.

121 Sachse, 2002, S. 160 ff.

Zwei Ebenen des sozialen Miteinanders werden unterschieden: Die Motivebene und die Spielebene:

1. Motivebene: Zwischenmenschliche Grundbedürfnisse nach Anerkennung, Verlässlichkeit und Solidarität stehen in der sozialen Motivhierarchie an oberster Stelle und sind von zentraler Bedeutung für die Person. Auf dieser Ebene hat sich aufgrund fehlender Anerkennung oder persönlicher Abwertung ein negatives Selbstschema etabliert.
2. Spielebene: Das negative Selbstschema wird bekämpft, indem im Leistungsbereich nach bestätigenden Erfolgen gesucht wird. Dadurch werden aber negative Nebeneffekte ausgelöst. Das Bedürfnis nach Anerkennung erweist sich deshalb als unstillbar.

Im Einzelnen führt Sachse zur Entstehung der narzisstischen Persönlichkeitsstörung aus, dass das Motiv nach Anerkennung in der Kindheit frustriert wurde. In der Regel handelt es sich darum, dass die Eltern sich dem Kind gegenüber negativ verhalten bzw. negatives Feedback gegeben haben, das beinhaltet: «Du bist nicht ok.» bzw. «Für Dich muss man sich schämen». Wichtig ist, dass dieses negative Feedback auf die Person bezogen wird und nicht auf ihre Handlungen. Dadurch werden Katastrophen-Phantasien ausgelöst. Solche negativen Rückmeldungen wirken traumatisierend. Sie können entweder explizit erfolgen oder durch implizite Botschaften, die ebenfalls zum Ausdruck bringen: «Du schaffst es nicht.» oder «Du bist ein völliger Versager.»

Hinzu kommen kognitive Verarbeitungsfehler, die die negativen Auswirkungen des negativen Feedbacks verstärken. Darunter fallen willkürliche Schlussfolgerungen (positive Botschaften werden negativ verstanden), Übergeneralisierung eines einzelnen Misserfolgs als globales Versagen und dichotomes Denken, das die negative Information und Personalisierung von Botschaften, die nicht als persönliche Botschaften gemeint sind, betont.

Neben dem Motiv nach Anerkennung werden häufig auch das Motiv nach Verlässlichkeit und das Motiv nach Solidarität frustriert. Was die Verlässlichkeit angeht, wird sie häufig durch Liebesentzug in Frage gestellt. Was die Solidarität betrifft, wird sie in Frage gestellt, wenn der Eindruck entsteht, dass das Kind im Stich gelassen oder ausgegrenzt wird.

Weil diese Motive frustriert werden, erreichen sie einen hohen Stellenwert in der Motivhierarchie. Deshalb warten sie dauernd auf Befriedigung, während gleichzeitig andere Motive in ihrem Stellenwert zurückgedrängt werden.

Der Ausweg für den angeschlagenen Selbstwert der Person liegt in unserer Gesellschaft im Leistungsbereich, der gesellschaftlich hoch angesehen ist. Hier ist es möglich, durch Erfolge positive Rückmeldungen zu erhalten. Man kann sich die Anerkennung sichern, die man so sehr vermisst.

Auf diese Weise entsteht aber eine Dominanz der extrinsischen Motivation, weil man sich von äußeren Anreizen und Verstärkungen abhängig macht. Deshalb wird die intrinsische Motivation verringert, oder sie geht völlig verloren. Das hat zur Folge, dass eine Abhängigkeit von äußerem Lob entsteht. Diese führt zu einem unstillbaren Bedürfnis nach Anerkennung. Das Motiv, als Person anerkannt zu werden, wird nicht erfüllt, da die Anerkennung immer nur auf bestimmte Leistungen bezogen wird. Dieser Effekt intensiviert sich, weil Informationen, die sich auf die Person beziehen, misstrauisch in Frage gestellt werden.

Da keine internalen Standards vorhanden sind, fehlt der Stolz, den Menschen normalerweise über ihre Leistungen empfinden. Aufgrund des starken Strebens nach Anerkennung entsteht der Wunsch, Erfolge auf jedem erdenklichen Weg zu erzielen. Dazu werden auch Manipulationen eingesetzt, um andere zum eigenen Vorteil auszubeuten.

Das Ergebnis dieser Entwicklung besteht in dem doppelten Selbstschema der narzisstischen Persönlichkeitsstörung, die ein positives und ein negatives Selbstschema beinhaltet. Beide Selbstschemata sind voneinander isoliert.

- Das positive Selbstschema ist kognitiv artikuliert und bezieht sich auf den Leistungsbereich (z. B. «Ich bin kompetent.»).
- Das negative Selbstschema ist weniger kognitiv artikuliert und eher unbewusst. Es ist zeitlich früher entstanden als das positive Schema. Es beinhaltet die Meinung «Ich bin nicht ok». Es beinhaltet eine Selbstwertbedrohung, die die Person «runterziehen» kann.

Es ist für Narzissten unerträglich, mittelmäßig oder durchschnittlich zu sein oder zu erfahren, dass sie es «ganz gut» gemacht haben. Sie wollen annehmen, dass sie «die tollsten» sind. Dadurch entsteht ein unrealistisches Selbstschema. Häufig wechseln das positive und negative Selbstschema darin ab, welches die Exekutive übernimmt. Das erklärt die Stimmungsschwankungen.

- Viele Narzissten sind im Leistungsbereich erfolgreich. Man spricht von erfolgreichen Narzissten.
- Ein besonderes Problem besteht bei erfolglosen Narzissten, die entweder aufgrund mangelnder Motivation oder mangelnder Fähigkeit nicht in der Lage sind, ihr negatives Selbstschema durch Erfolge zu kompensieren. Sie flüchten sich oft in Tagträume und Phantasien, in denen sie sich Erfolge vorstellen.

Nach Sachse ist für die Diagnose der narzisstischen Persönlichkeitsstörung wichtig, dass Selbstzweifel auftreten, Kritikempfindlichkeit und leichte Kränkbarkeit besteht. Auf Misserfolge wird empfindlich reagiert, Erfolge werden überbetont, das Durchschnittliche und Mittelmäßige wird abgelehnt.

Narzissten haben ein starkes Bedürfnis nach Autonomie. Das verhindert es häufig, dass sie sich wirklich verlieben. Sie suchen nach einem «Sicherheitsabstand». Sie folgen einer Ideologie der Autonomie, so dass sie Abhängigkeit ablehnen. In Beziehungen sind sie oft in der stärkeren Position und spielen mit der «Trennungsschraube».[122]

122 mehr dazu in Kapitel VII

Was die Therapie angeht, verweigern Narzissten häufig die Patientenrolle und erwarten eine kollegiale Behandlung. Sie wollen ihre eigenen Regeln definieren. Sie werden von der Angst beherrscht, durch den Therapeuten negativ oder defizitär bewertet zu werden. Die Therapie verfolgt das Ziel, dass der Klient wieder authentisch und intrinsisch motiviert handelt. Der Änderungsprozess verläuft sehr schleppend, da die narzisstischen Züge stark automatisiert sind.[123]

123 Sachse, 2002

4 Narzisstische Illusionen und Realitäten

Unrealistisch hohe Erwartungen stellen ein Problem dar, da sie leicht widerlegt werden können. Depression ist vielfach damit verbunden, dass man sich unrealistisch hohe Standards setzt, die man dann nicht erreicht. Man kann von selbst erzeugten Misserfolgen sprechen, die den Selbstwert in Frage stellen.[124] Tatsächlich gibt es Hinweise, dass Narzissten nach Misserfolgen besonders anfällig für depressive Stimmungen sind.[125]

Positives Tuning

Es ist einfach, die Erwartungen hochzuschrauben. Dagegen ist es schwieriger, die Kompetenzen zu erwerben, die erforderlich sind, um Erfolg zu haben. Alfred Adler hat für eine gesunde Persönlichkeitsentwicklung betont, dass die Fähigkeiten den Ansprüchen entsprechen sollten.[126] Positive Illusionen beziehen sich auf die verzerrte Wahrnehmung der eigenen Fähigkeiten. Sie kommen in unrealistisch positiven Selbsteinschätzungen, übersteigerten Kontrollerwartungen und über-

---

124 Bierhoff & Rohmann, 2005, befassen sich ausführlich mit positiven Illusionen in Paarbeziehungen. Sie weisen darauf hin, dass positive Illusionen bei der Anbahnung einer Beziehung förderlich sein können. Hingegen dienen sie nicht dem langfristigen Beziehungserfolg.

125 Campbell, 2005

126 Adler 1933/1973

triebenem Optimismus zum Ausdruck.[127] Sie sind mit entsprechend hohen Ansprüchen an sich selbst und den eigenen Erfolg verbunden.

Positive Illusionen können als «Schnellschuss» verwendet werden, um eine momentane Krise zu überwinden. Wenn man bei einer Prüfung durchgefallen ist, kann man daran glauben, dass alle weiteren Prüfungen mit Bestnoten abgeschlossen werden. Diese positive Erwartung kann selbst-verstärkend sein. Insofern sind positive Illusionen kurzfristig erfolgreich.[128]

Gegen die Konstruktion positiver Hoffnungen ist auch nichts zu sagen, solange man sich der Tatsache bewusst bleibt, dass die momentane Bewältigung einer Aufgabe mit dem Erwerb von Kompetenzen und Ressourcen, die es ermöglichen, Probleme effektiv zu bewältigen, nicht gleichzusetzen ist.

Positive Illusionen können also die psychische Gesundheit fördern. An dieser Stelle wollen wir aber zunächst einmal auf die Fallstricke hinweisen, die mit ihnen verbunden sind.

Normaler und pathologischer Narzissmus: ein Ausblick

Das Spektrum, in dem sich der Narzissmus realisiert, ist breit angelegt. Der Narzissmus kann sich in einzelnen Erlebens- und Verhaltensweisen oder sogar in der ganzen Persönlichkeit verwirklichen. Er kann dabei Formen annehmen, die entweder klinisch unauffällig sind (weil sie im Bereich des Gesunden liegen) oder aber klinisch auffällig (weil sie bereits in den Bereich des Krankhaften fallen).[129]

Was genau im Einzelfall die Grenze ist, wo der normale in den abnormen Narzissmus übergeht, ist schwer zu sagen. Das liegt daran, dass jeder Mensch in seiner psychischen Befindlichkeit einzigartig ist. Außerdem lässt sich feststellen, dass sich momentan die Maßstäbe für «gesund» und «krankhaft» verschieben. Im Vergleich zu früher scheint der Spielraum für «kleinere Verrücktheiten» größer geworden zu sein, ohne dass an der Normalität des Individuums gezweifelt wird.[130] Speziell für die narzisstische Persönlichkeitsstörung folgt daraus, dass sie

127 Herner, 2008
128 Robins & Beer, 2001
129 Tonscheidt, 1992
130 Fiedler, 2001; Resch, 1999a,b

auf extremere Varianten des Narzissmus beschränkt wird. Gleichzeitig wird anerkannt, dass das narzisstische Selbst häufig eine erfolgreiche Anpassung erreicht, so dass es als Teil eines gesunden Reaktionsmusters der Person auf die Herausforderungen der Umwelt gesehen werden kann.

Dazu lässt sich anmerken, dass solche Verschiebungen der diagnostischen Maßstäbe regelmäßig auftreten. Der säkulare Wandel, wie er in historischen Analysen sichtbar wird, führt dazu, dass sich Diagnosen verändern und dass die Grenze zwischen psychischer Gesundheit und Krankheit verschoben wird.[131]

Was im narzisstischen Erleben und Verhalten im einen Fall noch als gesund zu werten ist, kann im anderen Fall schon als krankhaft gelten. Das hat mit dem Selbst eines Menschen, mit der Situation, in der er sich befindet, mit seinem Lebensalter und nicht zuletzt auch damit zu tun, welchen krankmachenden und gesundheitsförderlichen Einflüssen er ausgesetzt ist. So macht es bei der Bewertung von narzisstischem Verhalten einen Unterschied, in welcher Situation es auftritt: Ein Beispiel ist ein 33-jähriger Exzentriker, der bei einem Kleinkunst-Abend gut ankommt, während er als Buchhalter auf Probleme stößt, weil er bei anderen leicht aneckt.

Daneben spielt eine Rolle, ob es sich um ein Verhalten eines Erwachsenen oder Jugendlichen handelt. Wenn zum Beispiel ein Mädchen mit 17 Jahren am Samstagabend stundenlang vor dem Spiegel steht und ihr Äußeres mit Schminke, Lippenstift und Haarfön zurecht macht, um für die Jungen in der Diskothek attraktiv auszusehen, dann ist das etwas anderes, als wenn es eine Frau mit 40 Jahren macht. Im Vergleich zu einer 17-Jährigen kann man bei einer 40-Jährigen, eine normale Reifung und Entwicklung vorausgesetzt, davon ausgehen, dass sie in ihrem Leben eine positive Selbstidentität ausgebildet hat, was ihr genügend Sicherheit vermittelt, auch ohne Vorbereitung eines vermeintlich perfekten «Outfits» anderen gegenüber zu treten.

Gesunder Narzissmus und intakte Identität sind eng miteinander verbunden; denn weist der Narzissmus eine Störung auf, dann sind Identitätsstörungen wahrscheinlich. Noch vor und während der Adoleszenz ist die Identität eines Menschen nicht ausgereift und verhältnismäßig labil und brüchig. Deshalb wird angeraten, nicht vor Abschluss

131 Kelle & Tervooren, 2008

der Adoleszenz von einer narzisstischen Persönlichkeitsstörung zu sprechen, obwohl bei Kindern und Jugendlichen natürlich auch narzisstische Erlebens- und Verhaltensweisen, die bis zur narzisstischen Persönlichkeitsstörung reichen können, möglich sind.[132] Vor allem aber ist die Jugendzeit die Phase, in der Kinder durch die narzisstischen Darstellungen von Promis in den Medien, die sie sich zum Vorbild nehmen, beeinflusst werden.[133]

Ist die Adoleszenz abgeschlossen, dann ist im Allgemeinen eine Aussage darüber möglich, was beim jungen Erwachsenen den gesunden Narzissmus ausmacht. Dazu schreibt der Psychoanalytiker Hans-Jürgen Wirth:

> «Der *gesunde* Narzissmus kennt zwar auch Schwankungen des Selbstwertgefühls, doch kann die Person zwischen den Polen Selbstkritik und Selbstzufriedenheit je nach Situation oszillieren, ohne dabei in das Extrem der Selbsterniedrigung oder das der Selbstüberhöhung zu verfallen. Und vor allem findet sich bei Menschen mit einem gesunden Narzissmus keine Spaltung in einen total entwerteten und einen total idealisierten Persönlichkeitsanteil. Vielmehr ist das Bedürfnis nach Selbstidealisierung und die Fähigkeit zur Selbstkritik so in die Persönlichkeit integriert, dass das eine praktiziert werden kann, ohne das andere verleugnen zu müssen. Die narzisstisch gesunde Persönlichkeit kann sich selbst kritisieren (und auch die Kritik anderer ertragen), ohne ihr Selbstwertgefühl gleich grundsätzlich infrage stellen zu müssen.»[134] (Im Original hervorgehoben, Anmerkung der Verfasser)

Die Beschreibung des Gesunden an der narzisstischen Persönlichkeit deckt sich auch mit den Überlegungen von Elsa Ronningstam, die an der Harvard Medical School lehrt und weltweit eine der führenden Wissenschaftlerinnen auf dem Forschungsgebiet der narzisstischen Persönlichkeitsstörung ist. Ihre Synthese aus psychoanalytischem Gedankengut und empirischen Befunden aus dem klinischen und sozialpsychologischen Bereich führt zu einer näheren Bestimmung des gesunden Narzissmus.

---

132 Krischer, Sevecke, Döpfner & Lehmkuhl, 2003; Ronningstam, 2005, S. 44-45
133 Novotney, 2009
134 Wirth, 2002, S. 73

Ronningstam berücksichtigt vier Dimensionen der Selbstregulation:

- Selbstwert als Ausdruck der Selbsteinschätzung unter Einbeziehung des Leistungsbereichs,
- Affekte, die man zulassen oder unterdrücken kann,
- zwischenmenschliche Beziehungen unter Beachtung von Gerechtigkeit und Bindung und
- das Über-Ich einschließlich der Ideale, denen sich die Person verpflichtet fühlt.

Auf der Basis dieser vier Dimensionen lässt sich der gesunde Narzissmus durch das «dimensionale Regulationsmodell des Narzissmus» wie folgt kennzeichnen:[135]

- Selbstwertregulation: in Form von realistischer Selbsteinschätzung eigener Fähigkeiten und Grenzen; Fähigkeit, Enttäuschung, Kritik und Zurückweisung zu tolerieren und Lob und Anerkennung für reale Leistungen und Erfolge anzunehmen; Größenphantasien dienen als Motivatoren und Richtschnur für Leistungen und Ziele.
- Affektregulation: in Form der Fähigkeit, bewusst Gefühle wie Neid, Scham und Stolz zu erleben; Toleranz, sich minderwertig und gedemütigt zu fühlen; Fähigkeit zu innerer Kontrolle; Empfinden für Macht und konstruktive Aggression.
- Regulation zwischenmenschlicher Beziehungen: in Form von Selbstfürsorge, Selbstachtung und gesunder Anspruchshaltung, was mit dem Gefühl einhergeht, dass man das, was man gewonnen und erhalten hat, auch verdient hat; Fähigkeit zur Empathie und Leidenschaft sowie Empfindung für Zugehörigkeit sowie Wertschätzung für Bindung und persönliche Beziehungen.

135 Ronningstam, 2005, S. 69-112

- Über-Ich-Regulation: in Form von Selbstlob, Stolz, konstruktiver Selbstkritik, realistischer Balance zwischen erreichbaren Idealen und aktuellen Fähigkeiten.

Dieses mehrdimensionale Regulationsmodell des Narzissmus wird der Bandbreite narzisstischer Phänomene gerecht. Das Modell verdeutlicht auch, in welchem Bereich der gesunde Narzissmus angesiedelt ist. Jenseits dieses Bereichs treten pathologische narzisstische Tendenzen auf. Es sei noch angemerkt, dass Ronningstam die gestörte narzisstische Persönlichkeit in einen antisozialen/psychopathischen, einen arroganten und einen schüchternen Typ unterteilt.

In empirischen Untersuchungen gelingt es, zwischen den gesunden und den ungesunden Anteilen des Narzissmus zu unterscheiden. Eine Erfolg versprechende Strategie, die den Aspekt der Selbstwertregulation in den Vordergrund stellt, besteht darin, Narzissmus und den Selbstwert der Person zu messen. Narzissmus kann für den Narzissten gesund sein. Zwar leidet möglicherweise seine soziale Umwelt unter seinem Narzissmus, aber für das eigene Selbst ergibt sich eine Vielzahl von positiven Konsequenzen, die die Selbstachtung steigern.

Die positiven Anteile des Narzissmus sind also auf den Bereich fokussiert, in dem der Selbstwert gefördert wird.

Daher liegt es nahe, die Anteile des Narzissmus als gesund zu bezeichnen, die sich mit dem dispositionalen Selbstwert überschneiden.[136] Diese Sichtweise führt zu überzeugenden Resultaten: Der mit dem positiven Selbstwert verbundene Narzissmus hängt positiv mit der psychologischen Gesundheit zusammen, die durch niedrige Depression, niedrige Angst und geringe Einsamkeit gekennzeichnet ist. Deshalb wurde der Selbstwert gelegentlich auch als «die gesunde Maschine des Narzissmus» bezeichnet.[137]

---

136 Sedikides, Rudich, Gregg, Kumashiro & Rusbult, 2004
137 Horton, Bleau & Drwecki, 2006

Wie lassen sich die gesunden und die ungesunden Anteile des Narzissmus inhaltlich beschreiben? Die Forschungsergebnisse lassen vermuten, dass drei Dimensionen des Narzissmus gesund sind, während eine vierte Dimension ungesund ist.[138] Diese vier Dimensionen wurden von Robert Emmons aus Faktorenanalysen von Fragebogendaten zur Messung des Narzissmus abgeleitet:[139]

- Führung/Autorität: Die eigenen Führungsqualitäten hoch einschätzen
- Überlegenheit/Arroganz: andere für unterlegen halten und überheblich auftreten
- Selbstbezug/Selbstbewunderung: eine egozentrische Perspektive vertreten und sich für etwas Besonderes halten
- Ausbeutung/Anspruch: Manipulation anderer gepaart mit hohen Ansprüchen in Bezug auf das, was einem zusteht

Die drei zuerst genannten Dimensionen stehen in einer positiven Beziehung mit dem Selbstwert und der psychologischen Gesundheit. Das mag überraschen, etwa wenn man an die Arroganz als Erfolgsprinzip denkt. Aber man muss daran erinnern, dass hier an die Auswirkungen für das Selbst gedacht ist, nicht an die soziale Funktionsfähigkeit oder die soziale Kompetenz. Wer z. B. Überlegenheit und Arroganz ausstrahlt, dem gibt das etwas, was sich in Selbstwert und psychischer Gesundheit niederschlägt. Die Dimension der Ausbeutung beinhaltet die negativen interpersonellen Auswirkungen des Narzissmus, die dem Selbstwert schaden und die die psychische Gesundheit beeinträchtigen.

138 Watson & Biderman, 1993; vgl. Herner, 2008

139 Emmons, 1987. Die Auswertung beruht auf dem Narcissistic Personality Inventory (NPI), dem am häufigsten verwendeten Fragebogen zur Erfassung des nicht-klinischen Narzissmus, den wir im Folgenden noch ausführlicher beschreiben.

Ein besonders aussagekräftiger Hinweis auf die interpersonelle Problematik der Ausbeutung besteht darin, dass sie mit einer geringen Bereitschaft zusammenhängt, anderen ihre Fehler zu verzeihen. Menschen, die nicht zum Verzeihen bereit sind, sind in ihrem psychischen Wohlbefinden beeinträchtigt, weil bei ihnen eine chronische Feindseligkeit die Oberhand gewinnt, die sich ungünstig auf die psychische Gesundheit auswirkt. Hingegen erweist sich Verzeihen als beziehungsförderlich und geeignet, Feindseligkeit und Depression zu bewältigen.[140]

Die Unterscheidung von gesundem und ungesundem Narzissmus stellt eine wichtige Weichenstellung dar. Von den vier grundlegenden Dimensionen Führung/Autorität, Überlegenheit/Arroganz, Selbstbezug/Selbstbewunderung und Ausbeutung/Anspruch stehen die drei erstgenannten in einem positiven Zusammenhang mit dem Selbstwert und der psychischen Gesundheit: Es zahlt sich also aus, wenn jemand für sich selbst einen Führungsanspruch aufbaut, an die eigene Überlegenheit glaubt und sich selbst verherrlicht. Hingegen stellt die vierte Dimension das eigentliche Defizit der Narzissten dar. Ihr übertriebenes Anspruchsdenken, verbunden mit der Tendenz zu manipulieren und zu intrigieren, führt in die zwischenmenschliche Sackgasse. Das rächt sich, schadet dem Selbstwert und führt zu Einschränkungen der psychischen Gesundheit.

Bedrohtes, klassisch narzisstisches, idealistisches und hypochondrisches Selbst

Die dynamische Sicht des Narzissmus ist schon in Kohuts und Kernbergs Vorstellungen zum Narzissmus angelegt; sie wird von Friedrich-Wilhelm Deneke weiter fortgesetzt, der ein umfassendes Verständnis des Narzissmus zugrunde legt.[141] Das von ihm und Burkhard Hilgenstock an der Universitätsklinik in Hamburg-Eppendorf entwickelte

140 zusammenfassend Schwennen, 2008
141 Deneke, 1997, S. 68 ff.

und 1989 veröffentlichte Narzissmusinventar entspricht diesem weit gefächerten Ansatz.

Das Narzissmusinventar ist ein Verfahren, das zur Selbstbeurteilung dient und das in der Originalfassung 163 Aussagen umfasst.[142] Narzissmus wird als Selbstsystem aufgefasst, das sich in dynamischer Weise organisiert und reguliert. Dabei werden verschiedene Inhalte thematisiert, die wir weiter unten näher beschreiben.

Im Einzelnen werden vier allgemeine Ziele unterschieden:

1. das Befriedigen von vital-körperlichen und erotisch-sexuellen Bedürfnissen,
2. das Befriedigen von Sicherheitsbedürfnissen,
3. das Aufrechterhalten des Selbstwertgefühls und
4. die Sinngebung.

Wenn diese Ziele erreicht werden, weist das Selbst einen Zustand von Gleichgewicht auf. Das Selbst kann aber bei der Verfolgung dieser Ziele auch in einen Zustand des Ungleichgewichts geraten oder zwischen Gleichgewicht und Ungleichgewicht oszillieren. Das ist zum Beispiel der Fall, wenn sich das Selbst seiner Abenteuerlust hingibt. Die Beziehung von Gleichgewicht und Ungleichgewicht wird wie folgt charakterisiert:

> «Die optimale narzisstische Balance kann also wechseln, wird fließend neu bestimmt, ist zu einem Zeitpunkt mehr gleichgewichts-, zu einem anderen mehr ungleichgewichts-orientiert. Die Kunst, sich narzisstisch optimal aussteuern zu können, besteht darin, entweder den bestmöglichen Kompromiss zwischen gleichgewichts- und ungleichgewichts-orientierten Strebungen und Aktivitäten zu finden, oder diese zeitlich versetzt, aber harmonisch verbunden, einander folgen zu lassen.»[143]

Tritt keine Balance ein, kommt das Selbst in einen kritischen Zustand der Bedrohung, in dem Untergangsphantasien und intensive Ängste auftreten. Gleichzeitig werden aber auch Motive geweckt, die wahrge-

142 Deneke & Hilgenstock, 1989
143 Deneke & Hilgenstock, 1988, S. 180

nommenen Gefahren abzuwehren, indem sich das Selbst neu organisiert und reguliert.

Deneke und Hilgenstock unterscheiden vier kritische Dimensionen des Selbst:

1. «Bedrohtes Selbst», das sich unsicher, ängstlich und mutlos darstellt.
2. «Klassisch narzisstisches Selbst», das sich als selbstüberschätzend, andere für eigene Zwecke ausnutzend, aber auch als empfindsam und rachsüchtig erweist.
3. «Idealistisches Selbst», das sich fürchtet, in Beziehungen enttäuscht und verletzt zu werden, und sich entweder von anderen abwendet oder aber anderen zuwendet.
4. «Hypochondrisches Selbst», das sich in Sorge um die eigene Gesundheit in Wehklagen ergeht.

Diese vier Dimensionen lassen sich weiter differenzieren. Der Narzissmus – verstanden als ein sich organisierendes und regulierendes Selbst – hat ein vielfältiges psychologisches Repertoire zur Verfügung, um seine Balance zu finden. Im Folgenden wird eine Übersicht über die Merkmale, die durch das Narzissmusinventar erfasst werden, gegeben. Die Darstellung folgt der Unterscheidung der vier Dimensionen des Selbst.

Bedrohtes Selbst

Das bedrohte Selbst ist labil und verunsichert. Es ist durch Ohnmachtsgefühle, die sprunghafte Impulskontrolle, «Derealisation/Depersonalisation», geringes Hoffnungspotenzial, das «Kleinheitsselbst», das «Negative Körperselbst», «Soziale Isolierung» und den «Archaischen Rückzug» gekennzeichnet:

- Ohnmächtiges Selbst: wird durch Erleben von Fragilität des Selbst gekennzeichnet. Man hat z. B. das Gefühl, dass man kapitulieren muss. Man fühlt sich unfähig, Ängste abwehren zu können. Es bestehen depressive Gefühle, die mit dem Erleben von Sinnlosigkeit, Mutlosigkeit, Leere und Verlust der Zukunftsperspektive einhergehen. Außerdem sind destruktive Tendenzen gegenüber dem Selbst vorhanden, die bis hin zu Selbstmordgedanken gehen.

- Affekt-/Impulskontrollverlust: bezieht sich auf die Selbstregulation, wobei Affekte, Vorstellungen und Gedanken durch Sprunghaftigkeit und Schwankungen gekennzeichnet sind. Daraus können destruktive Impulse entstehen, die sich aus der Erfahrung ergeben, die labilen affektiven und impulsiven Aspekte des Selbst nicht hinreichend regulieren und kontrollieren zu können.
- Derealisation/Depersonalisation: bezeichnet die Tendenz, mittels Dissoziation und «Abspaltung» eine gewisse Distanz zu den als bedrohlich erfahrenen psychischen Vorgängen zu gewinnen, um eine Destabilisierung des Selbst zu vermeiden. Hierbei versucht das Selbst über eine Verleugnung zu erreichen, dass die Destabilisierung nicht auf die eigene Person und eigene Realität bezogen ist (die Person fühlt sich so, als wenn sie nicht wirklich sie selbst wäre). Dieser subjektiv als unheimlich empfundene Zustand kann im Extremfall eine Destabilisierung des Selbst hervorrufen.
- Basales Hoffnungspotenzial: bezieht sich auf das Ausmaß der «vertrauensvoll-positiven Erwartung»,[144] auf Rettung des bedrohten Selbst. Es geht um Vertrauen in die Zukunft, Zielstrebigkeit und Mut. Je mehr das Selbst bedroht ist, desto geringer ist das basale Hoffnungspotenzial. Ein substanzielles basales Hoffnungspotenzial impliziert, dass das Selbst stabil ist, auch wenn es mit Schwierigkeiten zu kämpfen hat.
- Kleinheitsselbst: ist durch quälende Selbstzweifel gekennzeichnet, die auf den geringen Wert der eigenen Person bezogen sind und die Selbstunsicherheit hervorrufen. Die Person fühlt sich unbedeutend und schätzt die eigene Kompetenz als mangelhaft ein. Damit sind Schamgefühle verbunden, die auf spezifische Schwächen und Versagenserlebnisse gerichtet sind.
- Negatives Körperselbst: umfasst eine Selbstorganisation, die durch eine negative Einstellung zum eigenen Körper gekennzeichnet ist: Der eigene Körper wird als abstoßend und hässlich erfahren, als

144 Deneke & Hilgenstock, 1989, S. 30

nicht liebenswert und nicht begehrenswert. Bei einem negativen Körperselbst vermeidet es die Person, sich im Spiegel anzusehen.

- Soziale Isolierung: ist dadurch gekennzeichnet, dass das instabile Selbst sich von den Mitmenschen distanziert. Diese Tendenz dient zur Vermeidung narzisstischer Kränkungen und dient dem Ausweichen vor Situationen, die das Selbst gefährden können. Zwischenmenschliche Beziehungen sind durch einen Mangel an Vertrauen gekennzeichnet.
- Archaischer Rückzug: bezieht sich auf Phantasien und Wünsche, sich zurückzuziehen oder die Einheit mit der Natur zu finden.

Klassisch narzisstisches Selbst

Skalen, die sich dieser Dimension zuordnen lassen, umfassen die wesentlichen selbstregulatorischen Merkmale der narzisstischen Persönlichkeitsstruktur: hohe Selbstbezogenheit, Tendenz zur Selbsterhöhung und -überschätzung, Streben nach Anerkennung und Vergeltungsabsicht. Im Einzelnen werden folgende vier Merkmale erfasst: «Größenselbst», «Sehnsucht nach idealem Selbstobjekt», «Gier nach Lob und Bestätigung» und «Narzisstische Wut»:

- Größenselbst: zeigt sich in dem Vorhandensein von grandiosen Phantasien und Vorstellungen der eigenen großartigen Leistung. Man traut sich fast alles zu und hält sich für vielseitig talentiert. Es geht darum, durch Grandiosität Bedrohungen und Gefährdungen des Selbst kompensieren zu können, Phantasien in Bezug auf die Abhängigkeit von anderen Personen abzuwehren und sich für Führungsaufgaben vorzubereiten.
- Sehnsucht nach idealem Selbstobjekt: bezieht sich auf mächtige, perfekte und stimulierende Bezugspersonen, deren Nähe gesucht wird.
- Gier nach Lob und Bestätigung: zeigt sich in Wünschen, die auf eine grandiose Selbstdarstellung im Rampenlicht der Öffentlichkeit bezogen sind sowie auf Anerkennung und Bestätigung durch andere.
- Narzisstische Wut: kommt in Wut- und Racheimpulsen zum Ausdruck, wenn das Selbst verletzt, gekränkt, erniedrigt oder beschämt wird. Man hat das Gefühl, dass die Dummheit anderer die eigenen

Erfolge verhindert und reagiert mit Hass. Neben dieser speziellen Funktion hat die narzisstische Wut noch die allgemeine Funktion, dem Selbst zu beweisen, dass es vital, aktiv und zielgerichtet ist.

Idealistisches Selbst

Im Vordergrund steht Ängstlichkeit, die das Individuum zwischen Rückzug und Annäherung hin- und herschwanken lässt. Das Selbst ist besorgt, in sozialen Beziehungen enttäuscht zu werden. Die Folge ist eine Distanzierung von anderen und ihre Entwertung als Personen. In der Hin- und Abwendung vom anderen zeigt sich eine ambivalente Beziehungsqualität. Das idealistische Selbst wird durch die Skalen «Autarkie-Ideal», «Objektabwertung», «Werte-Ideal» und «Symbiotischer Selbstschutz» repräsentiert:

- Autarkie-Ideal: zeigt sich in persönlichen Verhaltensmaximen, die die Eigenverantwortlichkeit und Selbstbestimmung hervorheben. Man will es alleine schaffen. Es geht um die konsequente Verfolgung von selbst auferlegten Leistungszielen, vor allem im Bereich der Höchstleistungen.
- Objektabwertung: bezieht sich auf die individuelle Tendenz, andere als schlecht einzuschätzen oder als enttäuschend und wettbewerbsorientiert. Durch die Abwertung anderer kann sich das Selbst vor Zurückweisung und Enttäuschung schützen.
- Werte-Ideal: betont einzelne Grundsätze des Selbst, nach denen es sich in seiner Lebensführung richtet. Diese Prinzipien erscheinen denen anderer Menschen überlegen. Auf diese Weise wird selbstregulatorisch einerseits ein Selbstschutz erreicht und andererseits kann von einem überhöhten moralischen Podest aus mit aggressiven Impulsen auf andere reagiert werden, die die moralischen Standards scheinbar nicht erfüllen.
- Symbiotischer Selbstschutz: bezieht sich auf Personen (wie den Ehepartner), die die gleichen Empfindungen wie das Selbst besitzen und dem Selbst in Krisensituationen helfen. Es geht darum, ein gewisses Ausmaß an Stabilisierung des Selbst zu erreichen, indem man sich mit anderen verbündet. Auf diese Weise werden Schwierigkeiten gemeistert.

Hypochondrisches Selbst

Skalen, die dieser Dimension zugeordnet sind, beziehen sich auf ein Regulationsmuster des Selbst, bei dem die Selbstaufmerksamkeit erhöht ist und das Selbst wie ein Objekt erlebt wird. Die Skalen «Hypochondrische Angstbindung» und «Narzisstischer Krankheitsgewinn» erfassen diese Dimension:

- Hypochondrische Angstbindung: bezieht sich auf die Gesundheit und den eigenen Körper. Das Selbst kann zum Ersatz für mangelnde interpersonale Beziehungen werden und erhält damit einen Objektcharakter.
- Narzisstischer Krankheitsgewinn: beinhaltet ein im Grunde leistungsfähiges Selbst, das durch körperliche Krankheit eingeschränkt ist. Daher kommt die volle Leistungsstärke nicht zur Entfaltung. Man kann nicht zeigen, was man kann, und hat eine Entschuldigung für mögliche Misserfolge parat.

Die Dimensionen des Narzissmusinventars ermöglichen eine umfassende Beschreibung der widersprüchlichen Persönlichkeitszüge, die mit Narzissmus in Zusammenhang stehen. Das Narzissmusinventar wurde verschiedenen klinischen und nicht-klinischen Stichproben vorgelegt. Die empirischen Ergebnisse zeigen, dass das narzisstische Selbst umso unzufriedener mit seinem Leben ist, je mehr es sich depressiv, zerbrechlich und ängstlich erlebt. Je stärker das narzisstische Selbst unsicher, schamhaft und vermeidend im Kontakt zu anderen ist, desto gehemmter ist es. Schließlich wurde festgestellt, dass die Betonung von Eigenverantwortung und Selbstbestimmung mit einer starken Leistungsorientierung zusammenhängt.[145]

Mittlerweile ist das Narzissmusinventar wiederholt in empirischen Studien eingesetzt worden, wobei sein Nutzen für Theorie und Praxis unter Beweis gestellt wurde.[146] Mit dem Narzissmusinventar wird unser Blickwinkel um ein selbstregulatives Modell des Narzissmus erweitert. Das steht mit einer Sichtweise von Narzissmus in Einklang, die in der Persönlichkeits- und Sozialpsychologie vorherrscht. Im Unterschied zur klinischen Perspektive wird in der Persönlichkeits- und Sozialpsychologie der normale Narzissmus thematisiert.

---

145 siehe Kapitel VIII

146 Lieberz & Geiser, 1996; Rauchfleisch, Nil & Perini, 1995

5 Person und Situation: Narzissten in der Interaktion

Das Forschungsinteresse, das auf den Narzissmus gerichtet ist und speziell auf die narzisstische Persönlichkeit, hat in den letzten Jahren kontinuierlich zugenommen. Eine Auswertung der Datenbank PsycINFO, in der bedeutsame psychologische Veröffentlichungen repräsentiert sind, ergibt, dass zwischen 1990 und 2005 ein deutlicher Anstieg der Treffer für die Suchwörter «Narzissmus» und «Narzisstische Persönlichkeit» zu verzeichnen ist. Im Folgenden gehen wir der Frage nach, welche Eigenschaften und Kompetenzen Personen aufweisen, die eine hohe Ausprägung des Narzissmus zum Ausdruck bringen.

Bevor wir uns mit der Messung der narzisstischen Persönlichkeit befassen, geben wir einleitend eine Übersicht über wichtige Forschungsergebnisse, über die wir im Folgenden ausführlicher berichten:

Narzissmus hängt auf vielfältige Weise mit dem Erleben und Verhalten der Menschen zusammen. Narzissten sind im Unterschied zu Nicht-Narzissten gekennzeichnet durch:

- eine inflationierte Selbsteinschätzung,
- die Verwendung von selbstdienlichen Verzerrungen,
- die Betonung von Macht und Erfolg,
- das Anstreben von Führungsrollen,

- egoistische Tendenzen bis hin zum Betrug,
- die Überbetonung des eigenen Inputs im Vergleich zum Input von Mitarbeitern,
- übertriebene Selbstdarstellung,
- negative tägliche Erfahrungen,
- eine Opferhaltung,
- fehlende Bereitschaft zu verzeihen,
- die Bereitschaft, andere auszubeuten,
- weniger Verträglichkeit,
- weniger Intimität
- geringere Bindung an Paarbeziehungen, die als weniger zufriedenstellend erlebt werden.

Dieses Profil des Narzissmus zeigt, dass es sich nicht um ein randständiges Persönlichkeitsmerkmal handelt, sondern dass Narzissmus einen zentralen Aspekt der Persönlichkeit betrifft, der sowohl mit der Selbstbewertung als auch mit dem Sozialverhalten zusammenhängt. Wie wird dieses zentrale Persönlichkeitsmerkmal erfasst? Das wichtigste Verfahren zur Messung des Narzissmus ist das Narzisstische Persönlichkeitsinventar. Dieser Fragebogen erlaubt die Einstufung einer Person im Hinblick auf ihre narzisstischen Tendenzen, die nur geringfügig durch Verfälschungstendenzen beeinflusst wird.

Diagnostisches Standardverfahren

Robert Raskin und Calvin Hall von der University of California in Santa Cruz veröffentlichten 1979 einen Kurzartikel in den Psychological Reports.[147] Der knapp eine Seite umfassende Beitrag trug den Titel «A Narcissistic Personality Inventory». Die Autoren orientierten sich bei der Konstruktion des Narzissmus-Fragebogens an den Kennzeichen der

147 Raskin & Hall, 1979

narzisstischen Persönlichkeitsstörung, wie sie im DSM-III – dem Vorläufer des DSM-IV, der zu der damaligen Zeit aktuell war – dargestellt werden. Im DSM-III sind das nur acht Kriterien, während das neunte Kriterium erst im DSM-IV hinzugenommen wurde.

Das Narzisstische Persönlichkeitsinventar (NPI) erfasst das klassische narzisstische Selbst, das wir in Kapitel 4 beschrieben haben. Es ist egozentrisch und eitel, neigt zur Selbstüberschätzung, strebt nach Anerkennung und danach, andere auszubeuten. Es hat einen starken Führungswillen gepaart mit hoher wahrgenommener Kompetenz. Hinzu kommen eine extravertierte und offene Grundeinstellung und die Vorstellung, dass das Selbst eine Insel ist, deren Geschicke autonom durch das Selbst gelenkt werden.

Der Fragebogen wurde so konzipiert, dass sich die befragte Person jeweils entscheiden muss, welche von zwei Alternativen auf sie eher zutrifft. Seine Entwicklung verlief in mehreren Schritten. In einem ersten Schritt wurden 223 Aussagen auf der Grundlage der DSM-Kriterien formuliert, die von 71 Studierenden der Universität beurteilt wurden. Jede der beiden Alternativen, die paarweise vorgelegt wurden, beinhaltete entweder einen narzisstischen oder einen nicht-narzisstischen Inhalt:

A: «Ich mag es wirklich, im Mittelpunkt der Aufmerksamkeit zu sein».

B: «Es ist mir unangenehm, im Mittelpunkt der Aufmerksamkeit zu sein».

Durch die Auswahl der am besten geeigneten Aussagen wurde die Anzahl der Vorgaben auf 80 Paare verringert. Die Veröffentlichung der Studie von Raskin und Hall stellt die Geburtsstunde einer systematischen Narzissmusforschung dar. Es vergingen aber noch Jahre, bis sich das NPI in der Forschung als Messverfahren durchgesetzt hatte. Aber seit Mitte der 1980er Jahre wurde die empirische Narzissmusforschung, die wesentlich auf dem NPI beruht, ausgebaut, so dass inzwischen eine Fülle von empirisch abgesicherten Erkenntnissen über den Narzissmus vorliegt.

Zunächst war es im Jahr 1980 noch Raskin selbst, der eine weitere Studie auf der Grundlage des NPI veröffentlichte.[148] Es ging um den Zusammenhang zwischen Narzissmus und Kreativität. Zur damaligen Zeit war nämlich schon bekannt, dass Künstler nicht nur über kreatives Potenzial verfügen, sondern auch zu Erlebens- und Verhaltensweisen neigen, die jenen ähneln, die für narzisstische Persönlichkeiten gelten: So scheinen Kreative zum Beispiel eine Neigung zu haben, von ihrem Selbst absorbiert zu werden, sich grandios zu fühlen und impulsiv, dominant und aggressiv zu reagieren, wenn sie verärgert sind. Die Ergebnisse der zweiten Studie bestätigen diese Annahme: Je narzisstischer die Persönlichkeit, desto höher die selbst eingeschätzte (und objektiv festgestellte) Kreativität.

Auf der Basis einer großen Stichprobe von Studierenden wurde 1988 von Robert Raskin und Howard Terry eine revidierte Fassung des NPI vorgelegt, die auf 40 Paaren von Feststellungen beruht.[149] Von diesem Fragebogen liegt eine deutschsprachige Fassung vor, die von Astrid Schütz, Bernd Marcus und Ina Sellin entwickelt wurde.[150] Für die deutschsprachige Version wurden sechs Dimensionen des NPI identifiziert:

1. Führungspersönlichkeit: sich im Mittelpunkt der Aufmerksamkeit wohl fühlen, sich selbst Führungsqualitäten zutrauen
2. Physische Eitelkeit: sich im Spiegel anschauen, den eigenen Körper gerne zeigen
3. Anspruch/Dominanz: hohe Erwartungen an andere stellen, Machtansprüche haben
4. Überheblichkeit/Überlegenheitsgefühl: sich selbst für eine bedeutende Persönlichkeit halten, sich selbst für etwas Besonderes halten
5. Ehrgeiz/Führungswille: Bereitschaft, Eigenverantwortung zu übernehmen und eine Führungsrolle auszuüben
6. Kompetenzüberzeugung: andere beeinflussen können und eigene Fähigkeiten hoch einschätzen.

---

148 Raskin, 1980
149 Raskin & Terry, 1988
150 Schütz, Marcus & Sellin, 2004

Die verschiedenen Subskalen sind positiv korreliert, was dafür spricht, dass ihnen ein gemeinsamer Narzissmusfaktor zugrunde liegt. Diese Schlussfolgerung wird durch die Faktorenanalyse bestätigt, in der sich ein dominanter erster Faktor erkennen lässt. Ähnliche Ergebnisse wurden auch in der amerikanischen Stichprobe festgestellt.[151] 35 % der Gesamtvarianz des NPI lässt sich durch den ersten Faktor erklären. Außerdem fand sich, dass jede der Subskalen positiv mit dem Generalfaktor korrelierte.[152] Während die Langfassung des Fragebogens 40 Paare von Feststellungen enthält, sind in der Kurzfassung, die die Erfassung des Generalfaktors ermöglicht, nur 15 Paare enthalten.

Wenn heute unter Persönlichkeits- und Sozialpsychologen von Narzissmus die Rede ist, dann ist in der Regel die normale narzisstische Persönlichkeit gemeint, deren Ausprägung durch den NPI erfasst wird. Dem kann hinzugefügt werden: Menschen, die sehr hohe Werte im NPI aufweisen, können, müssen aber nicht eine narzisstische Persönlichkeitsstörung haben.

Wie hängt Narzissmus mit dem Selbstwert zusammen? Robert Raskin, Jill Novacek und Robert Hogan stellten einen Zusammenhang mit der Selbstregulation her.[153] Sie nahmen an, dass Narzissmus und das Streben nach Billigung die Hauptstrategien der Selbstregulation darstellen. Frühere Untersuchungen hatten gezeigt, dass der Selbstwert von Personen höher eingeschätzt wird, die ein starkes Bedürfnis nach sozialer Billigung aufweisen. Die Kombination von hoher sozialer Billigung und hohem Selbstwert weist auf einen defensiven Selbstwert hin.

Das Bedürfnis nach sozialer Billigung führt zu einem Antwortmuster, das der sozialen Erwünschtheit der Inhalte folgt. Ein solches

---

151 Raskin & Terry, 1988

152 Raskin & Terry, 1988, leiteten sieben Subskalen ab: Autoritätsgefühl, Selbstgenügsamkeit, Überlegenheitsgefühl, Prahlerei, Ausbeutung, Eitelkeit, Anspruchshaltung. Diese korrelieren hoch mit den Skalen, die von Schütz, Marcus & Sellin, 2004, identifiziert wurden. Zum Beispiel korreliert die Subskala Autoritätsgefühl hoch mit der Subskala Führungspersönlichkeit. Eine Alternative besteht darin, anstelle von 7 oder 6 Dimensionen vier grundlegende Dimensionen des Narzissmus, die von Emmons (1987) vorgeschlagen wurden, zu unterscheiden: Führung/Autorität, Überlegenheit/Arroganz, Selbstbezug/Selbstbewunderung und Ausbeutung/Anspruch. Diese Vierer-Klassifikation bietet die Möglichkeit der Trennung von gesunden und ungesunden Anteilen des Narzissmus (s. oben).

153 Raskin, Novacek & Hogan, 1991

Antwortmuster lässt sich als defensive Selbstbeschreibung bezeichnen. Andererseits wurde festgestellt, dass Narzissmus unabhängig von dem Streben ist, sozial erwünscht zu antworten. Daher stellen die Autoren die Annahme auf, dass soziale Billigung und Narzissmus zwei unabhängige Formen der defensiven Selbstwert-Steigerung darstellen, die positiv mit der Einschätzung des Selbstwerts zusammenhängen. Aus diesen Überlegungen ergibt sich ein zweidimensionales Modell des defensiven Selbstwerts. Es wird angenommen, dass Narzissmus, im Sinne von Grandiosität, und das Bedürfnis nach Billigung zwei primäre Formen der defensiven Selbststeigerung darstellen.

Narzissmus und das Bedürfnis nach Billigung scheinen unabhängige Wege der Selbstregulation zu sein. Der erstere konzentriert sich auf die Befolgung der eigenen Ansprüche und idealisierter Selbstbilder. Der zweite konzentriert sich darauf, von anderen akzeptiert zu werden und mit ihnen konform zu gehen.

In vier Untersuchungen mit Studierenden der University of California in Berkeley wurden der Selbstwert, der Narzissmus und die defensive Selbstwertsteigerung erfasst. Selbstwert wurde z.B. durch den Selbstwertfragebogen von Rosenberg (RSE)[154] gemessen. Narzissmus wurde durch den NPI erfasst. Defensive Selbststeigerung wurde durch die Grandiositäts-Skala und die Bedürfnis-nach-Billigung-Skala gemessen. Erstere bezieht sich darauf, inwieweit Selbst und Ideal-Selbst übereinstimmen. Bei hoher Konsistenz empfindet sich die Person als auserwählt und großartig. Letztere bezieht sich auf die Tendenz, sozial erwünscht zu handeln.

In allen Stichproben korrelierte der Selbstwert positiv mit dem Narzissmus. Die Korrelationen lagen im Durchschnitt bei $r = .41$. Auch der durch Beobachter eingeschätzte Narzissmus korrelierte positiv mit dem durch Beobachter eingeschätzten Selbstwert ($r = .51$).

Soziale Wünschbarkeit hing nur schwach mit Narzissmus zusammen. Das bestätigt die Annahme, dass der NPI unabhängig von Sozialer Erwünschtheit ist. Grandiosität hing wie erwartet mit Narzissmus zusammen. Die Durchschnittskorrelation betrug $r = .52$. Beobachter erzielten sogar eine Korrelation von $r = .73$. Grandiosität hing aber auch positiv mit dem Selbstwert zusammen.

---

154 Die deutsche Fassung stammt von Collani und Herzberg (2003)

Schließlich wurde der Selbstwert durch Soziale Erwünschtheit, Grandiosität und Narzissmus vorhergesagt. Diese Ergebnisse sind eindeutig: Je höher die soziale Erwünschtheit, je ausgeprägter die Grandiosität und je höher der Narzissmus, desto günstiger wurde der Selbstwert eingeschätzt.

Die Autoren interpretieren die Ergebnisse im Hinblick auf den Selbstwert. Was die Messung des Selbstwertes angeht, so muss unterschieden werden zwischen drei Komponenten: unverfälschter Selbstwert, soziale Wünschbarkeit und Grandiosität. Daher ergibt sich die Schlussfolgerung, dass der Selbstwert auf drei unabhängigen Quellen beruht:

1. Selbstseinschätzung, die auf einer unverfälschten Selbstbewertung beruht,
2. Selbsteinschätzung, die auf der sozialen Billigung durch andere beruht und
3. Selbsteinschätzung, die darauf beruht, dass man den eigenen Idealen entspricht und sich für grandios hält.

Wenn der Selbstwert auf einer unverfälschten Selbstbewertung beruht, kann man von einem gesunden Selbstwert sprechen. Ein Teil der Gemeinsamkeit von Narzissmus und Selbstwert verweist auf diesen gesunden Anteil.[155] Wenn hingegen der Selbstwert durch die Bedürfnisse nach Billigung und Akzeptanz durch andere dominiert wird, kann man von einem defensiven Selbstwert sprechen, der mit der angestrebten Vermeidung von Verlusten oder Vermeidung von sozialer Zurückweisung zusammenhängt. Andererseits kann es auch sein, dass die Selbstbewertung, die durch Grandiosität bestimmt wird, einen Schutzmechanismus gegen erwartete Misserfolge oder Fehlleistungen darstellt. Da Grandiosität sowohl mit Selbstwert als auch mit Narzissmus zusammenhängt, ergibt sich die Schlussfolgerung, dass in beiden Persönlichkeitsmerkmalen defensive Reaktionen enthalten sind.

155 Sedikides, Rudich, Gregg, Kumashiro & Rusbult, 2004

Der illusionäre Aspekt des Selbstwertes entspricht der Illusion des Wohlbefindens, die von Taylor und Brown beschrieben wird.[156] Narzissmus und Selbstwert sind wie erwartet positiv assoziiert. Das gilt sowohl für die Selbstberichte als auch für die Einschätzungen von Beobachtern. Die Resultate zeigen, dass Narzissmus aufgrund der Überschneidung mit dem Selbstwert teilweise eine gesunde Selbstbewertung beinhaltet. Wir hatten weiter oben schon ausführlicher dargestellt, dass sich empirisch ein gesunder Narzissmus von einem ungesunden Narzissmus abgrenzen lässt, wenn man das Kriterium der psychischen Gesundheit zugrunde legt.

Was den defensiven Selbstwert angeht, so hängt er mit der Suche nach sozialer Billigung und mit Grandiosität zusammen. Die Grandiosität steht allerdings im Mittelpunkt und weniger das Streben nach sozialer Billigung. Narzissten streben an, bewundert zu werden und dadurch den Selbstwert zu steigern.

Die beiden defensiven Manöver der Herstellung von Grandiosität und der Suche nach sozialer Billigung stehen mit zwei grundlegenden Strategien in der sozialen Interaktion in Zusammenhang:

- andere übertreffen (= Wettbewerb) und
- mit anderen auskommen (= Gesellung).

Status und soziale Billigung sind Schlüsselmotive des interpersonellen Verhaltens. Eine verwandte Gegenüberstellung ist die zwischen Dominanz und Gesellung. Wettbewerb und Dominanzstreben sind ausgesuchte Strategien des Narzissten, während Gesellung und Sich-beliebt-Machen Strategien sind, die für Personen in Frage kommen, die nach sozialer Billigung streben. Beide Strategien sind problematisch, weil sie kurzfristig zu Aufmerksamkeit und Bewunderung führen, aber langfristig zur Zurückweisung und zu interpersonellen Misserfolgen beitragen können.

156 Taylor & Brown, 1994; s. auch Försterling & Morgenstern, 2006

Die Gegenüberstellung von kurzfristigen und langfristigen Konsequenzen lässt sich auch auf die Konstruktion von positiven Selbstillusionen anwenden: Sie sind kurzfristig von Vorteil, erweisen sich aber auf lange Sicht als problematisch.[157]

Narzissten sind die unverträglichen Extravertierten

Die kanadischen Psychologen Delroy Paulhus und Kevin Williams von der University of British Columbia in Vancouver haben versucht, die dunkle Seite des Narzissmus zu beleuchten, indem sie zusätzlich den Machiavellismus und die Neigung zur Psychopathie erfassten.[158] Machiavellismus bezeichnet die individuelle Neigung, andere Personen zu manipulieren und auszubeuten, um dadurch eigene Vorteile zu erreichen. Ein typisches Beispielitem eines Machiavellismus-Fragebogen lautet: «Es ist nicht so wichtig, wie man gewinnt, sondern dass man gewinnt.» Unter Psychopathie versteht man eine antisoziale Persönlichkeitsstörung, die durch Eigenschaften wie pathologisches Lügen, übersteigertes Selbstwertgefühl, Impulsivität, mangelndes Schuldbewusstsein, Promiskuität und Verantwortungslosigkeit gekennzeichnet ist. Psychopathie ist vielfach auch mit kriminellem Verhalten verbunden.

Die Untersuchung ergab, dass Narzissmus sowohl positiv mit Machiavellismus als auch mit Psychopathie zusammenhängt, wobei der zuletzt genannte Zusammenhang noch höher ausgeprägt ist als der erstgenannte. Zusätzlich wurde von den kanadischen Forschern auch ein Persönlichkeitsinventar vorgegeben, durch das die fünf grundlegenden Persönlichkeitseigenschaften gemessen wurden: Neurotizismus, Extraversion, Offenheit für Erfahrung, Verträglichkeit und Gewissenhaftigkeit:

- Neurotische Menschen sind ängstlich und besorgt, sie fühlen sich unsicher und bringen eine negative Affektivität zum Ausdruck. Sie zeigen häufig Ärger, Angst und Impulsivität.

157 Robins & Beer, 2001
158 Paulhus & Williams, 2002

- Extravertierte Menschen sind durch ihre Herzlichkeit, Geselligkeit, Durchsetzungsfähigkeit, Aktivität, Erlebnissuche und das Überwiegen positiver Emotionen gekennzeichnet.
- Unter Offenheit für Erfahrung versteht man, dass eine Person sich für eine Vielzahl von kulturellen Gegebenheiten und persönlichen Erfahrungen interessiert, bezogen auf Ästhetik, Ideen, Gefühle und Handlungsweisen.
- Verträglichkeit ist durch hohes Vertrauen, Freimütigkeit, Altruismus, Entgegenkommen, Bescheidenheit und Gutherzigkeit gekennzeichnet.
- Gewissenhafte Menschen sind hart arbeitend, ehrgeizig, energetisch und ausdauernd. Sie zeigen eine hohe Leistungsorientierung.

Welche dieser Persönlichkeitsmerkmale überschneiden sich mit dem Narzissmus? Extraversion, Offenheit für Erfahrung und Verträglichkeit sind die Basisdimensionen der Persönlichkeit, die für die Formierung des Narzissmus von Bedeutung sind.

Die Ergebnisse der kanadischen Psychologen zeigen, dass Narzissten sich dadurch auszeichnen, dass sie hoch extravertiert und wenig verträglich sind. Zusätzlich sind sie durch Offenheit für Erfahrung gekennzeichnet, die es Narzissten ermöglicht, neue Wege zu erkennen und neue Chancen frühzeitig zu entdecken.[159] Paulhus hat die Ergebnisse treffend zusammengefasst, indem er Narzissten als «unverträgliche Extravertierte» bezeichnet hat.[160]

Unverträglichkeit bringt zum Ausdruck, dass Narzissten in sozialen Beziehungen äußerst problematisch sind. Es fehlt ihnen die Bereitschaft, auf andere einzugehen und sich verlässlich zu verhalten. Hingegen kommt in der Komponente der Extraversion eine besondere interpersonelle Stärke der Narzissten zum Ausdruck. Denn Extraversion ermöglicht ihnen soziale Kontakte zu knüpfen, auf andere zuzugehen und soziale Aktivitäten zu entfalten. Narzissten sind als Extravertierte

---

159 Eine Bestätigung für diese Befunde liefern Marcus, Machilek & Schütz, 2006, die zusätzlich noch über einen negativen Zusammenhang zwischen NPI und Neurotizismus berichten. Gewissenhaftigkeit erweist sich als weitgehend unabhängig von Narzissmus.

160 Paulhus, 2001

beliebte Zeitgenossen, aber durch die Beimischung der Unverträglichkeit leidet ihre Anerkennung bei anderen.

Zusätzlich wird berichtet, dass Narzissmus einen positiven Zusammenhang mit Neurotizismus aufweist. Narzissten sind also durch eine gewisse Ängstlichkeit und Ruhelosigkeit gekennzeichnet. Dieser Zusammenhang kann die Bedeutung der Impulsivität für den Narzissmus erklären.[161] Narzissten scheinen Probleme mit der Impulskontrolle zu haben, so dass ihre Selbstregulation beeinträchtigt werden kann.

In diesem Persönlichkeitsbild kommt ein zweischneidiges Muster zum Ausdruck: Einerseits sind Narzissten schwierige Mitmenschen, um die die meisten lieber einen Bogen machen würden, um sich nicht irritieren zu lassen. Andererseits verfügen Narzissten über das Potenzial, Kontakte zu entwickeln und andere durch ihre innovative Art zu beeindrucken.

Zu dieser Charakterisierung passt es, dass andere Untersuchungen Narzissten als egozentrisch und dominant kennzeichnen, während gleichzeitig ein Mangel an Empathie und Gemeinschaftsorientierung festgestellt wird.[162] Narzissten sind gesellig, unternehmungslustig und aufgeschlossen für Neues, sie gehen gerne aus dem Haus, um mit anderen etwas im Kino, im Sportverein oder in der Kneipe zu unternehmen. Aber gleichzeitig sind sie engstirnig, geizig und misstrauisch, so dass ihre interpersonelle Verträglichkeit eingeschränkt ist.

Die Unverträglichkeit wird dadurch verstärkt, dass Narzissten Schwierigkeiten damit haben, anderen ihre Vergehen zu verzeihen.[163] Was die Sache verschlimmert: Narzissten sehen sich besonders häufig als Opfer der Vergehen anderer.[164] Die Folgen sind weit reichend, da die täglichen Erfahrungen von Narzissten negativer ausfallen als die von Nicht-

161 Wink, 1991
162 Bradlee & Emmons, 1992; Paulhus, 2001
163 Exline, Baumeister, Bushman, Campbell & Finkel, 2004
164 McCullough, Emmons, Kilpatrick & Mouney-Courtney, 2003

Narzissten.[165] Offensichtlich ist die Stimmung in einer narzisstischen Welt unangenehm getönt.

Die Persönlichkeitsstruktur von Narzissten, die aus den genannten Studien hervorgeht, lässt sich durch das Beispiel eines Mannes illustrieren, der von der Psychologin Ursula Nuber als Olaf K. vorgestellt wurde und der mit folgenden Aussagen zitiert wird: «Erst komme ich, und dann kommt alles andere. Bevor ich bei mir Abstriche mache, bevor ich jemandem helfe, überlege ich. Das heißt nicht, dass ich um jeden Preis vorwärts gehe, aber ich achte schon darauf: ‹Wer kann mir helfen, und wer kann mir nicht helfen?›, ‹Wer ist positiv, und wer ist negativ?›. Die Negativen lasse ich schon mal beiseite. Ich beschäftige mich nur mit bestimmten Personen, von denen ich glaube, dass sie mir was bringen oder was geben können.»[166]

Unser Verständnis der narzisstischen Persönlichkeitsstruktur wird durch weitere Forschungsergebnisse abgerundet:

- Narzissten sind auf Sensationssuche aus,
- sie neigen dazu, ihr Auftreten in der Öffentlichkeit im Sinne der Selbstdarstellung zu kontrollieren, um andere zu beeindrucken,
- sie halten sich für einzigartig und großartig.

Narzissten suchen nach Abwechslung und scheinen in «geheimer Mission» unterwegs zu sein, um ihre Ziele durch eine gezielte Selbstdarstellung zu erreichen, die mit ihrem Selbstbild der Einzigartigkeit und Großartigkeit übereinstimmt. Sie gehen auf andere Menschen zu, haben aber mit dem Problem mangelnder Authentizität des Auftretens zu kämpfen, wenn die Selbstdarstellungstendenz offensichtlich wird und die starke Orientierung an sich selbst unangenehm auffällt.

165 Rhodewalt, Madrian & Cheney, 1998
166 Nuber, 1993, S. 26

Es sind wieder einmal die Männer

Die Frage, ob Männer oder Frauen das narzisstischere Geschlecht darstellen, lässt sich eindeutig beantworten: Männer sind im Durchschnitt narzisstischer. Der Unterschied ist allerdings nicht dramatisch und hat in den letzten Jahren kontinuierlich abgenommen.[167] Trotzdem macht es Sinn, ein Buch zu schreiben, in dem Frauen vor narzisstischen Partnern gewarnt werden. Da es dieses Buch bereits gibt, können wir entnehmen, um was es dabei geht:[168]

- Herausfinden, ob der romantische Partner, den man neu kennen gelernt hat, ein Narzisst ist,
- seine manipulativen Manöver in seinem Beziehungsverhalten durchschauen,
- verstehen, wie es überhaupt dazu kommen konnte, dass man sich auf einen Narzissten eingelassen hat,
- erkennen, dass sich ein Narzisst nur äußerst selten verändern lässt, so dass die Hoffnung auf Besserung weitgehend illusionär ist,
- Lehren für die Zukunft ziehen, so dass frau nicht wieder in die Falle läuft, eine Beziehung mit einem Narzissten aufzubauen.

Es deuten sich schon Entwicklungsunterschiede zwischen Jungen und Mädchen an, die für die Formung einer narzisstischen Persönlichkeit bedeutsam sein können. Carolyn Morf und Frederick Rhodewalt, die zu den bekanntesten empirisch orientierten Narzissmusforschern zählen, vermuten, dass Mütter ihre Söhne anders behandeln als ihre Töchter:[169] Während Söhne eher als «bedeutsame Andere», deren Individualität betont wird, geadelt werden, wird bei Töchtern vermutet, dass sie von Müttern als «erweitertes Selbst» betrachtet werden. Die Folge davon könnte sein, dass bei Jungen die Entwicklung eines Größenselbst angeregt wird, während bei Mädchen eher die Identifikation mit der Mutter gefördert wird. Jungen werden dadurch eher als Mädchen in Vorstellungen von der eigenen Grandiosität hineingetrieben.

167 Twenge, Konrath, Foster, Campbell, & Bushman, 2008
168 Campbell, 2005
169 Morf & Rhodewalt, 2001

In diesem Zusammenhang sind auch die gesellschaftlichen Rollenerwartungen an Männer und Frauen zu berücksichtigen, die als Geschlechterrollen bezeichnet werden:[170]

- Die Geschlechterrolle der Männer beinhaltet das Vertreten von Eigeninteresse und Dominanzstreben. Das sind Merkmale, die sich leicht in einer narzisstischen Persönlichkeit integrieren lassen.
- Die Geschlechterrolle der Frauen ist hingegen mehr durch Empathie und Fürsorge gekennzeichnet. Das sind Merkmale, die mit der narzisstischen Persönlichkeit in einem direkten Widerspruch stehen.

Die Folgen der Rollenunterschiede zwischen Männern und Frauen lassen sich bis in die Strategien verfolgen, die weibliche Narzissten im Unterschied zu männlichen Narzissten verwenden: Morf und Rhodewalt kommentieren dazu: «Frauen sind vermutlich gezwungen, ihre narzisstischen Ziele auf subtilere, indirektere und beziehungsorientiertere Art und Weise zu verfolgen, was den Erwartungen an ihre Geschlechterrolle entspricht. So könnte eine Sozialisierung, die eine gemeinschaftliche Orientierung gegenüber Beziehungen hervorhebt, bei Frauen dazu führen, ihre soziale Macht über Mittel wie die Anbindung an ‹Berühmtheiten› zu suchen».[171]

Geschlechtsunterschiede im Narzissmus kommen dadurch zustande, dass Männer auf eine Kindheit zurückblicken, in der eher ihr Größenselbst gefördert wurde, während Frauen eher die Erfahrung gemacht haben, dass sie als Tochter in eine enge Beziehung mit der Mutter eingebunden wurden. Außerdem sind Geschlechtsrollenstereotype zu beachten, die Männer Eigenschaften wie Dominanz und Egoismus zuschreiben, während Frauen als empathisch und fürsorglich stereotypisiert werden. Im Endeffekt ergibt sich, dass Männer eine narzisstischere Persönlichkeit eher zum Ausdruck bringen als Frauen.

170 Morf & Rhodewalt, 2001
171 Morf & Rhodewalt, 2001, S. 191

Macht oder Intimität?

Welche Bedürfnisse spielen für Narzissten eine zentrale Rolle? Eine Antwort auf diese Frage enthält eine weitere Studie von Robert Emmons, der persönliche Strebungen, einschließlich Leistung, Intimität, Macht und Selbstdarstellung, in den Mittepunkt rückte. Wie sich aus den Ergebnissen ablesen lässt, sind Narzissten mehr darauf aus, Macht anzuhäufen, und weniger darum bemüht, Intimität herzustellen. Ihnen geht es also weniger um den Aufbau von warmen und engen Beziehungen als vielmehr um den Ausbau von Einfluss und Kontrolle über andere. Ferner haben Narzissten einen starken Wunsch nach Selbstdarstellung. Hingegen ist die Rolle des Leistungsstrebens weniger prägnant.[172]

Neben diesen bewussten Bedürfnissen erfasste Emmons in der gleichen Studie auch unbewusste Bedürfnisse, die narzisstische Menschen in ihrem Erleben und Verhalten leiten. Dazu verwendete er den Thematischen Apperzeptionstest (TAT), der ein bekanntes projektives Verfahren darstellt, bei dem für vieldeutige Bilder Deutungen gegeben werden, die auf ihre motivspezifische Bedeutung hin analysiert werden. Auf diese Weise wird es möglich, Bedürfnisse, wie das Streben nach Leistung, Intimität und Macht, indirekt zu erfassen. Die Leistungsmessung durch den TAT ist besonders weit verbreitet und hat sich gut bewährt.

Die Analyse unbewusster Motive bestätigte, dass Narzissten durch ein hohes Bedürfnis nach Macht und ein geringes Streben nach Intimität gekennzeichnet sind. Die indirekte Messung ergab weiterhin, dass das Leistungsmotiv positiv mit Narzissmus verbunden war. Das lässt vermuten, dass Narzissten zumindest in versteckter Weise einen hohen Leistungsanspruch verfolgen.

Die Betonung des Leistungsmotivs passt gut zu den bevorzugten Zielsetzungen der Narzissten. Die Persönlichkeitspsychologen Brent Roberts von der University of Illinois und Richard Robins von der University of California konnten zeigen, dass narzisstische Menschen eher Ziele bevorzugen, die sich um beruflichen Einfluss und Prestige drehen, als solche Ziele, die von dem Wohlergehen anderer handeln. Die Lebensplanung von Narzissten ist dadurch gekennzeichnet, dass

172 Emmons, 1989

ihre primäre Zielsetzung um berufliche Macht und Ansehen kreist.[173] Familie und die Pflege sozialer Beziehungen sind hingegen zweitrangig.

Dass Narzissten auf der Suche nach Macht nahezu unersättlich sein können, zeigt das Beispiel des 34-jährigen Bastian.

Fallbeispiel

Bastian war in einer Investmentfirma als Broker beschäftigt, der täglich mit Schrottaktien Handel trieb. Schrottaktien zeichnen sich dadurch aus, dass sie in hohem Maße spekulativ sind und deshalb das große Risiko beinhalten, dass der Anleger einen Totalverlust erleidet. Bastian war von Anfang der Neunzigerjahre bis 2000 in der Firma tätig. Von daher brachte er reichlich Berufserfahrung mit und war mit allen Tricks, die es in der Branche zu beachten gilt, vertraut. Dennoch machte auch er in der Phase der Börseneuphorie, die Ende der Neunzigerjahre ihren Höhepunkt erreichte, einige Fehler, die ihn den Job kosteten. Danach dauerte es lange, bis er wieder eine Arbeitsstelle finden konnte.

Als Bastian noch beschäftigt war, arbeitete er auf der Basis eines Grundgehaltes, das durch Provisionen für Erfolge erhöht werden konnte. Diese Provisionen hatten ihm im Laufe der Jahre einen erheblichen Zusatzverdienst eingebracht, so dass er sich zusammen mit seiner Freundin eine Eigentumswohnung in einer Citylage kaufen wollte. Doch die 300.000,– Euro, die er zusätzlich verdient hatte, waren ihm offensichtlich nicht genug. Vielmehr entfaltete sich in ihm die Größenphantasie, in einem Jahr zum Millionär aufzusteigen. Bei der Arbeit war er so sehr mit sich selbst und seinen «tollen Projekten» beschäftigt, dass er für Ratschläge von anderen nicht mehr zugänglich war. Er genoss es, nach einem «guten Tag» die halbe Abteilung zum Mittagessen einzuladen und dann – im Mittelpunkt stehend – mit seinem «außergewöhnlichen Riecher» für die «Big deals» zu prahlen.

Zwar ist es in der Investmentbranche durchaus möglich, in kurzer Zeit durch geschicktes Handeln zum Millionär aufzusteigen. Doch davon war Bastian weit entfernt. Denn er kam nicht an die richtigen Kunden, um solch einen Erfolg zu ermöglichen. Außerdem hatte er vonseiten seines Arbeitgebers nicht die nötigen finanziellen Spielräume, um eine längere Durststrecke am Markt zu überstehen, wenn es zwischendurch nicht so gut lief, wie er es geplant hatte. Erschwerend kam hinzu, dass innerhalb der Firma das interne Controlling nicht so reibungslos funktionierte, wie es eigentlich hätte sein müssen.

Statt eine Million zu verdienen, «verzockte» sich Bastian am Aktienmarkt gehörig und verlor etwa 750.000,– Euro. Dieser Verlust wurde von seinem Vorgesetzten mit Verständnislosigkeit aufgenommen. Man einigte sich «im

173 Roberts & Robins, 2000

gegenseitigen Einverständnis», fortan getrennte Wege zu gehen. Zum Glück für Bastian wurden die von ihm verursachten Verluste nicht von seinem Privatkonto abgezogen, sondern von dem Firmenkonto.

Wer riskant spielt, hat Angst vor der Pleite

Das primäre Bedürfnis der Narzissten besteht darin, ihren hohen Selbstwert abzusichern. Weil der Selbstwert hoch ist, erscheint die Gefahr besonders groß, dass er beeinträchtigt werden könnte. Das wollen Narzissten mit allen Mitteln vermeiden. Dabei scheinen sie Erfolg zu haben. Denn NPI und Selbstwert hängen positiv zusammen. Das betrifft sowohl den globalen Selbstwert als auch den emotionalen Selbstwert, die Zuversicht und den akademischen/beruflichen Selbstwert.[174] Narzissten weisen in diesen Bereichen höhere Werte auf.

Narzissten sind besonders motiviert, den eigenen Selbstwert zu schützen, wenn Gefahren drohen, und zu steigern, wenn sich günstige Gelegenheiten ergeben. Aus der Selbstpsychologie von Kohut folgt, dass das Selbstkonzept der Narzissten sich einerseits als grandios darstellt, andererseits aber auch brüchig ist und eine gewisse Fragmentierung aufweist. Die klinische Praxis bestätigt dieses zwiespältige Muster des Narzissmus.

Es scheint so zu sein, dass narzisstische Menschen von ihrer Größe nicht vollständig überzeugt sind, so dass sie Schwankungen im Selbstwertgefühl erleben. Solche Schwankungen stellen versteckte Bedrohungen dar, da sie dem Narzissten vor Augen führen, dass seine hohen Ansprüche durch negative Rückmeldungen korrigiert werden könnten. Durch das Auf und Ab des Selbstwertgefühls wird dem Narzissten seine Verwundbarkeit vor Augen geführt. Im Ergebnis ist der Selbstwert zwar hoch, aber der Narzisst zweifelt daran, dass dieser Zustand stabil ist. Daher ergibt sich interessanterweise ein labiler narzisstischer Selbstwert.

174 Marcus, Machilek & Schütz, 2006. Der Zusammenhang zwischen Narzissmus und Selbstwert ist aber weit davon entfernt, eine vollständige Übereinstimmung zu signalisieren. Vielmehr beträgt die gemeinsame Varianz nur etwa 14 %.

Zur Erklärung der Tatsache, dass Narzissten ein labiles Selbstwertgefühl aufweisen, lassen sich nach Rhodewalt zwei konkurrierende Hypothesen gegenüberstellen:[175]

1. Die Hypothese des leeren Selbst: Nach diesem Defizitmodell ist das Selbstkonzept der Narzissten deshalb verunsichert, weil es wenige Inhalte zur Verfügung stellt, so dass keine hinreichende Selbstrepräsentation ermöglicht wird. Es besteht also ein Defizit an selbstrelevanten Inhalten.

2. Die Hypothese des desorganisierten Selbst: Nach diesem Strukturmodell kommt der labile Selbstwert der Narzissten dadurch zustande, dass ihre Selbstrepräsentation in ihrer Komplexität und Differenziertheit zu gering ist. Es besteht eine Selbststruktur, bei der positive und negative Aspekte des Selbst miteinander vermischt sind. Dadurch entsteht eine Anfälligkeit für Schwankungen im Selbstwert.

Die vorliegenden empirischen Befunde lassen erkennen, dass die Hypothese des desorganisierten Selbst im Wesentlichen Bestätigung findet.[176] Das Selbst der Narzissten ist also typischerweise nicht inhaltsleer, sondern desorganisiert, weil positiv und negativ bewertete Inhalte der Selbstbeschreibung ineinander verwoben sind. Der Grund für diese Desorganisation des Selbst besteht in einem Integrationsdefizit bei positiven und negativen Selbsteinschätzungen. Dieses Integrationsdefizit wurde von Kernberg durch die Spaltung im narzisstischen Selbst dargestellt.[177]

Gleichzeitig findet sich bei Narzissten eine Tendenz, ihr Realselbst mit dem Idealselbst gleichzusetzen. Kernberg hatte schon darauf hingewiesen, dass der pathologische Narzissmus dadurch gekennzeichnet ist, dass Reales und Ideales im Selbst zusammenfallen. Das hat die Folge, dass die eigenen Erlebnisse und Hand-

175 Morf & Rhodewalt, 2001; Rhodewalt, 2001
176 Morf & Rhodewalt, 2001
177 Kernberg, 1996

lungsweisen am Ideal gemessen werden, das naturgemäß sehr hochgesteckte Ziele beinhaltet. Diesen idealen Ansprüchen gegenüber besteht fortlaufend die Gefahr, dass alltägliche Ereignisse als Misserfolge in Erscheinung treten. Auf diese missliche Konstellation reagieren Narzissten mit einer ständigen Alarmbereitschaft. Daher kommt die Angst vor dem Versagen.

Für den narzisstischen Menschen hat die Sorge um das hohe Selbstwertgefühl einen zentralen Stellenwert.[178] Das hängt damit zusammen, dass die überhöhten Ansprüche an sich selbst die Gefahr beinhalten, abzustürzen. In diesem Zusammenhang ist auffallend, dass Narzissten unbedingt bewundert werden wollen, während sie nicht unbedingt danach streben, gemocht zu werden.[179] Die Bewunderung kann, wenn sie denn vorkommt, das hohe Selbstwertgefühl am ehesten unterstützen.

Constantine Sedikides und Aiden Gregg gehen noch einen Schritt weiter.[180] Sie halten es für möglich, dass Narzissten bei ihrem Bestreben nach Selbstwertschutz einer Tendenz zur Übersättigung unterliegen. Als Folge davon werden selbstwertrelevante Rückmeldungen vom Arbeitsgedächtnis nicht regelmäßig an das Langzeitgedächtnis übergeben. Daraus folgt eine «sozio-emotionale Retardation», die sich zu einem «sozio-emotionalen Autismus» steigern kann. Das Ergebnis ist eine übermäßige Konzentration auf den Schutz und die Erhöhung des Selbstwerts, was auf Kosten des Strebens nach genauer Einschätzung des Selbst gehen kann. Außerdem kann die Bereitschaft, das Selbst konstruktiv weiter zu entwickeln, verringert werden.

178 Morf & Rhodewalt, 2001
179 Raskin, Novacek & Hogan, 1991
180 Sedikides & Gregg, 2001, S. 238

Wonach strebt das Selbst?

Vier Selbstmotive stehen untereinander in Konkurrenz:[181]

1. Streben nach Selbstwertschutz und Selbstwerterhöhung.
2. Streben nach Selbstkonsistenz: zielt darauf ab, die eigene Sichtweise von sich selbst zu bestätigen.
3. Das Motiv der Selbsteinschätzung ist darauf gerichtet, genaue Informationen über das eigene Selbst zu sammeln.
4. Bei dem Motiv der Selbstverbesserung geht es darum, das Selbst konstruktiv weiterzuentwickeln und zu verbessern.

Narzissten neigen dazu, die Genauigkeit der Selbsteinschätzung und die konstruktive Verbesserung des Selbst zu vernachlässigen, während sie den Selbstwertschutz und die Suche nach Bestätigung für ihren hohen Selbstwert (Konsistenzstreben) überbetonen. Es dreht sich also alles um den Erhalt des hohen Selbstwerts und die Abwehr von potenziell selbstwertbedrohlichen Informationen und Ereignissen. Hingegen interessiert sich der Narzisst nicht dafür, wo er konkret steht bzw. wie er realistisch betrachtet abschneidet. Ebenso berührt ihn das Thema der Weiterentwicklung zu einem reifen Selbst nicht.

Damit scheinen Narzissten in einem motivationalen Teufelskreis gefangen zu sein, da sie die Priorität auf die Aufrechterhaltung eines egoistisch getönten Selbsterlebens legen, während sie die Frage der Realitätsangemessenheit ihres Selbstkonzeptes und möglicher Weiterentwicklungen des Selbst vernachlässigen. Narzissten werden dementsprechend als Beispiel für einen modernen Sisyphus aufgefasst. Denn sie werden vollständig von der Aufgabe absorbiert, ihr überhöhtes Selbst zu schützen, ihm zu schmeicheln und seine Komponenten zu bestätigen.[182]

181 Sedikides & Gregg, 2001, S. 238
182 Brown & Bosson, 2001

Morf und Rhodewalt sprechen davon, dass man das narzisstische Selbst als eine «ständige Baustelle» betrachten kann.[183] In eine ähnliche Richtung gehen Roy Baumeister und Kathleen Vohs von der Case Western Reserve University in Cleveland, wenn sie den Narzissmus mit einer selbstwertbezogenen Abhängigkeit, die mit einer Sucht vergleichbar ist, gleichsetzen.[184] Ähnlich wie Süchtige, die immer größere Dosen einer Droge konsumieren müssen, um ein bestimmtes Ausmaß an Befriedigung zu erreichen, geht es den Narzissten, die in einem Sisyphus-Kreislauf gefangen sind, der sie danach streben lässt, ein immer größeres Ausmaß an Bestätigung des eigenen Selbstwertes durch andere Menschen zu finden.

Daher sind Narzissten besonders voreingenommen, wenn es um die Bewertung von Erfolg und Misserfolg geht. Sie werten andere, die gute Leistungen erzielen, ab, während sie positive Rückmeldungen über ihre eigenen Leistungen in der Bedeutung aufwerten. Ihre eigenen Fehlleistungen erscheinen ihnen als lässliche Sünden, die man vernachlässigen kann. In der Folge ergibt sich ein rigoros defensives Erleben und Verhalten, wenn es um Erfolg und Misserfolg im Leben geht.[185] Narzisstische Menschen lassen sich im Leistungsbereich ungern übertreffen. Bedrohliche Leistungsrückmeldungen werden abgewertet oder deren Quelle wird herabgesetzt. Umgekehrt messen sie Rückmeldungen, die für sie selbst positiv ausfallen, eine hohe Gültigkeit zu. Der Wahrheitsgehalt solcher Rückmeldungen steht außer Zweifel. Narzissten halten diejenigen, die sie positiv bewerten, für besonders kompetent.

Wie Ikarus: Selbstüberschätzung über den Wolken

Narzisstische Personen überschätzen den Wert von eigenen Beiträgen. Das wird z. B. sichtbar, wenn sie ihre Rolle in einer Gruppendiskussion bewerten. Narzissten gehen wie selbstverständlich davon aus, dass sie die entscheidenden Beiträge geliefert haben.[186]

---

183 Morf & Rhodewalt, 2001, S. 180
184 Baumeister & Vohs, 2001, S. 209
185 Morf & Rhodewalt, 2001; Rhodewalt, 2001
186 John & Robins, 1994

Dieses Ergebnismuster lässt sich auf einen selbstwertdienlichen Fehler zurückführen. Dieser zeigte sich auch, wenn Narzissten gemeinsam mit einer anderen Person an einer Aufgabe arbeiten, bei der nur die Leistung des Paars erfasst wird, die entweder als Erfolg oder als Misserfolg zurückgemeldet wird. In der Reaktion auf Erfolg und Misserfolg wird die Fehleinschätzung sichtbar: Narzissten schreiben sich selbst den Erfolg zu und dem Partner den Misserfolg.[187] Diese Art der vergleichenden Selbstaufwertung zeigen nur Narzissten, während Nicht-Narzissten keine entsprechende Wahrnehmungsverzerrung nach Erfolg und Misserfolg produzieren.

Narzissten folgen damit einem Muster, das schon für die Helden der griechischen Tragödien sehr problematisch war: die Selbstüberschätzung eigener Leistungsbeiträge. So ließ sich z. B. Ikarus in der griechischen Mythologie trotz gegenteiliger Mahnungen dazu hinreißen, sich im Flug der Sonne so sehr anzunähern, dass das Wachs schmolz, das seine Flügel hielt. Der tödliche Sturz in die Tiefe war die unvermeidliche Folge, wie Ovid in seiner Schilderung der Ikarus-Sage darstellt. Die Hybris des Ikarus wird durch den Hinweis Ovids verdeutlicht, dass diejenigen, die fliegen können, Götter sind.

Die Überschätzung eigener Leistungsbeiträge hängt mit dem Auftreten von «egozentrischen Irrtümern» zusammen.[188] Dadurch wird die Urteilsgenauigkeit beeinträchtigt. Das folgende Fallbeispiel kann dieses Phänomen in unterhaltsamer Weise illustrieren. Es dreht sich um die Auseinandersetzung unter Wissenschaftlern, die sich nicht darüber einig sind, wer zu einer gemeinsamen wissenschaftlichen Leistung entscheidend beigetragen hat.

187 Campbell, Reeder, Sedikides & Elliot, 2000, Experiment 1
188 Bierhoff & Herner, 2002

Fallbeispiel

Manfred und Joachim, die beide Anfang 30 sind, arbeiten zusammen in der Forschungsabteilung einer pharmazeutischen Firma. Obwohl sie mit Ende 20 ihre Doktorarbeit im Fach Biochemie mit Auszeichnung abgeschlossen haben, empfinden sie einen starken wissenschaftlichen Ehrgeiz und ein Bedürfnis, ihre Leistungen in der Öffentlichkeit darzustellen. Dieses Streben wird durch eine narzisstische Persönlichkeit in die Höhe getrieben. Das zeigt sich bei Manfred vor allem in Größenideen, die darauf hinauslaufen, mit Mitte 30 Harvard-Professor zu werden. Mögliche Schwierigkeiten, dieses Ziel zu erreichen (wie mangelnde Fremdsprachenkenntnisse) werden ignoriert. Hingegen sind die Größenideen von Joachim weniger grandios, aber immer noch weit übertrieben. Joachim gibt sich häufig Tagträumen hin, in denen er sich als Gründer einer Biotechfirma sieht. Dabei übersieht er, dass es ihm sowohl an Startkapital als auch an Reputation mangelt, um dieses Ziel zu erreichen.

Da beide im Beruf zusammen arbeiten und auch zusammen Tennis spielen, tauschen sie sich untereinander aus und entschließen sich, zusammen einen Fachartikel für eine renommierte wissenschaftliche Zeitschrift zu verfassen. Nachdem die Kooperation in der ersten Phase des Projektes erfolgreich verläuft, kommt es in der Abschlussphase zu großen Schwierigkeiten. Manfred und Joachim können sich nämlich nicht darauf einigen, wer von ihnen als Erstautor fungiert. Aus der Frage nach der Reihenfolge der Autoren entsteht Streit. Dieser Konflikt führt schließlich dazu, dass die Zusammenarbeit vor der Fertigstellung der wissenschaftlichen Arbeit beendet wird. Hinzu kommt ein persönliches Zerwürfnis zwischen Manfred und Joachim, das dazu führt, dass sie sich in der Folge gegenseitig aus dem Weg gehen.

Beide entschließen sich in dieser verfahrenen Lage, eine psychologische Beratung aufzusuchen. In dieser Konsultation wird ihnen vor Augen geführt, wie sehr sie dazu neigen, den jeweils eigenen Beitrag an der Arbeit zu überschätzen, ohne dass es ihnen vorher bewusst war. Man einigt sich schließlich darauf, eine Münze zu werfen, um zu entscheiden, wer Erstautor wird. Außerdem wird abgemacht, dass bei einem später zu verfassenden zweiten Artikel der «Verlierer» des Münzwurfs als Erstautor fungiert.

Die narzisstische Selbstüberschätzung, die für Beobachter relativ leicht zu erkennen ist, bleibt den Akteuren selber meist verborgen, weil sie unbewusst erfolgt. Es gibt praktisch keinen Bereich, in dem Narzissten sich nicht für fähiger als andere halten. Narzissten meinen sogar, dass sie eine größere Fähigkeit besitzen, intuitiv zu wissen, was andere denken.[189] Das ist insofern bezeichnend, weil das Eingehen auf

189 Ames & Kammerath, 2004

die Bedürfnisse anderer Menschen nicht gerade die hervorragende Eigenschaft von Narzissten darstellt. Ganz überraschend ist der Hang zum Übersinnlichen der Narzissten jedoch nicht, liegen doch, entwicklungspsychologisch gesehen, der kindliche Narzissmus und die Ausbildung allmächtiger Gedanken beim Kind nicht weit voneinander entfernt.

Narzissten neigen dazu, sich selbst zu überschätzen. Damit beteiligen sie sich an einer Verzerrungstendenz, die unter Menschen auch jenseits des Narzissmus zu finden ist.[190] Da Menschen generell eine Tendenz haben, ihre Fähigkeit sehr positiv zu beurteilen, fällt die zusätzliche narzisstische Bereitschaft zur weiteren Überschätzung der eigenen Fähigkeit besonders schwer ins Gewicht. Denn Narzissten laufen dadurch Gefahr, eine völlig unrealistische Selbsteinschätzung eigener Kompetenzen durchzuführen.

Die Folge davon sind gravierende Fehlentscheidungen, die z. B. bei Selbstständigen leicht zum Konkurs führen können oder zu Fehlkalkulationen, die bedrohliche Rückschläge hervorrufen. Ein Beispiel ist die Krise des Finanzsektors im Jahre 2008. Sie löste ein Beben ungeahnten Ausmaßes an den weltweiten Finanzmärkten und die Insolvenz großer Banken aus. Ursache war der Kollaps des Hypothekenmarkts in den USA aufgrund eines leichtfertig erzeugten Immobilienbooms mit anschließenden Abschreibungen auf Kreditportfolios in Milliardenhöhe. Die toxischen Kreditportfolios waren entstanden, weil die Banken ihre Möglichkeiten extrem überschätzt hatten.

Narzisstische Führungskräfte stellen ein besonderes Problem dar, da ein Versagen, das durch den Narzissmus verursacht wird, nicht nur fatale Folgen für die Führungskraft, sondern auch für die ganze Firma haben kann. Deshalb sind Antworten auf die Frage, wie sich Narzissmus mit Führung vereinbaren lässt, besonders wichtig. Eine Möglichkeit besteht darin, durch ein gezieltes Selbstwertmanagement den labilen Selbstwert der Narzissten zu stabilisieren. Gleichzeitig können die Stärken der Narzissten, Eigenverantwortung zu übernehmen und positiv zu denken, für den Erfolg der Firma eingesetzt werden.[191]

Empirische Studien zeigen, dass in den Vorstandsetagen von Firmen das Phänomen der Selbstüberschätzung weit verbreitet ist. Ein Beispiel

190 Taylor & Brown, 1994
191 Herner, 2008

stellt die Analyse des Verhaltens von 2300 Unternehmensführern (Chief Executive Officers) von US-Firmen in den Jahren 1985 bis 2002 dar, die Firmenfusionen eingefädelt hatten.[192] CEOs, die eine erfolgreiche Fusion initiiert hatten, neigten dazu, weitere Fusionen auf den Weg zu bringen, die allerdings bei weitem weniger erfolgreich verliefen. Der Erfolg konnte durch die Kursentwicklung nach der Fusion erfasst werden, da alle CEOs börsennotierte Unternehmen leiteten. Die Ergebnisse legen den Schluss nahe, dass Erfolg bei Fusionen die beteiligten Manager unkritisch macht. Sie geraten in einen Zustand der Erfolgstrunkenheit, indem sie leichtfertig weitere Fusionen planen, die den Unternehmenserfolg gefährden können.

Diese Ergebnisse sprechen dafür, dass übermäßiges Vertrauen in die eigene Kompetenz als Folge von Erfolgserlebnissen entsteht. In diesem Fall führt der frühere Erfolg zu einer nachfolgenden Selbstüberschätzung, die Misserfolge hervorruft. Es ist gut vorstellbar, dass bei Personen, die an den Schalthebeln der Macht sitzen, durch ihre Erfahrung von Einfluss, Macht und Erfolg narzisstische Tendenzen verstärkt werden. Sie tendieren dazu, ihre Erfolge auf ihre Fähigkeiten zurückzuführen und die Bedeutung von glücklichen Zufällen aus ihrer Analyse auszublenden. Damit folgen sie einem selbstdienlichen Erklärungsmuster, das übersteigerte Selbstsicherheit hervorruft, die direkt in das Desaster führen kann.

Ein Teilaspekt der Selbstüberschätzung besteht darin, dass Narzissten ihren Leistungserfolg bevorzugt mit eigenen Fähigkeiten erklären. Dadurch wird das Selbstwertgefühl nicht nur geschützt, sondern auch gesteigert. Hingegen wird ein Leistungsmisserfolg mit Ursachen erklärt, die außerhalb der eigenen Person zu verorten sind, so dass das Selbst von den negativen Implikationen des Misserfolgs entlastet werden kann. Dieses Phänomen wird im Volksmund durch das Sprichwort: «Der Erfolg hat viele Väter, die Niederlage ist ein Waisenkind» dargestellt.

192 Billett & Qian, 2008

Narzissten neigen in frappierender Weise dazu, ihre Leistungserfolge auf ihre Fähigkeiten zurückzuführen. Hingegen werden Misserfolge bevorzugt mit der Einwirkung fremder Mächte erklärt.[193] Eine psychologische Interpretation besteht darin, dass der Narzisst den Leistungserfolg dem eigenen Ideal zuordnet und dem Selbst einverleibt, während der Misserfolg, der dem eigenen Ideal widerspricht, eher nach außen projiziert und so für das Selbst unschädlich gemacht wird.[194]

Ein weiteres Kennzeichen von Narzissten besteht darin, dass sie bessere Leistungen erbringen, wenn ihnen eine Aufgabe die Chance zur Selbstverherrlichung bietet.[195] Narzisstische Menschen trumpfen mit guten Leistungen auf, wenn sich die Anstrengung im Sinne einer Selbstverherrlichung zu lohnen scheint und wenn dadurch ihren Vorstellungen von einem grandiosen Selbst Auftrieb gegeben wird.

Es gibt nichts, was es nicht gibt: Selbsthandicaps und Selbstsabotage

Narzissten neigen auch dazu, bestimmte psychologische Tricks zu benutzen, um zu verhindern, dass sie durch ein ungünstiges Leistungsergebnis in ihrem Selbstwert bedroht werden. Dazu werden Selbsthandicaps aufgebaut, die es im Nachhinein verständlich machen, weshalb eine Leistung nicht gut ausgefallen ist.[196] Ein Beispiel ist der Substanzmissbrauch, der die Leistungsfähigkeit einschränkt. «Der Beginn der Süchtigkeit zeigt recht häufig ein schweres Minderwertigkeitsgefühl, wenn nicht einen entwickelten Überlegenheitskomplex … Alles Misslingen kann in allen Fällen von Süchtigkeit dem unbesiegbaren Laster zugeschoben werden, sei es in gesellschaftlicher Beziehung, im Beruf oder in der Liebe».[197] Wenn z. B. ein Studierender in der Nacht vor einer Prüfung viel Alkohol trinkt und ausgelassen feiert, kann er die schlechte Leistungsrückmeldung nach der Prüfung problemlos erklären: Er ist einfach nicht in Bestform angetreten.[198]

193 Billett & Qian, 2008
194 Morf & Rhodewalt, 2001, S. 186; Sedikides & Gregg, 2001, S. 238
195 Bierhoff & Herner, 2006
196 Adler, 1933/1973, S. 93
197 Adler, 1933/1973, S. 93
198 Baumeister, 1998

Selbsthandicaps dienen der Selbsttäuschung, da sie es möglich machen, Misserfolge als ein ungünstiges Missgeschick erscheinen zu lassen. Hier tritt aber ein Paradox auf: Zwar wird durch ein Selbsthandicap das Ziel erreicht, den Misserfolg für die Bewertung des Selbst zu neutralisieren, «um den Mythos eines hervorragenden Potenzials zu schützen», aber das Selbsthandicap trägt gleichzeitig dazu bei, dass sich Misserfolge häufen.[199] Insofern ist die Strategie des Selbsthandicaps toxisch.

Die Geschichte von Georg illustriert, wie es zum Aufbau eines Selbsthandicaps kommen kann.

Fallbeispiel

Der 28-jährige Georg war nebenberuflich als Versicherungsvertreter tätig. Obwohl in seiner Persönlichkeit narzisstische Tendenzen angelegt waren (z. B. sein starker Selbstbezug, seine Eitelkeit und grandiose Vorstellungen über die eigene Karriere), kam er im Alltag gut zurecht. Allerdings kam er im Kontakt mit weiblichen Versicherungskunden weniger gut klar. Zwar hatte Georg einige Fortbildungsseminare besucht, die ihm einen Einblick darin vermitteln sollten, wie man selbstsicher im Kundenkontakt auftritt. Doch im Gespräch mit weiblichen Kunden blieb er ziemlich unsicher.

Georgs Ausweg bestand darin, dass er an Abenden, die vor Kundenterminen mit weiblichen Personen lagen, sich reichlich mit Wein Mut antrank. Sein Glück war, dass solche Gespräche nur alle paar Wochen geführt werden mussten, so dass sich sein Alkoholkonsum in Grenzen hielt. Generell hielt Georg, der sportlich sehr aktiv war und auf einen gesunden Körper Wert legte, nicht viel von Alkohol.

Wie konnte es dann zu dem erhöhten Weinkonsum vor den kritischen Gesprächsterminen kommen? Eine genauere Untersuchung seiner mentalen Strategien ergab, dass es sich um Selbstsabotage handelte, ohne dass Georg sich dieser Tatsache bewusst war. Hatte er Erfolg bei einer Kundin, so konnte er diesen besonders leicht über seine grandios gefärbte Selbsteinschätzung eines «begnadeten Versicherungsverkäufers» erklären. Obwohl er sich betrunken hatte und noch die Nachwirkungen im Kopf spürte, hatte er eine Versicherung verkauft. Durch diesen mentalen Trick konnte er sein Selbstwertgefühl erhöhen und seine Fähigkeiten selbst bewundern. Hingegen konnte sich Georg seine

199 Baumeister & Schütz, 1997, S. 77

Misserfolge dadurch erklären, dass ihm der Alkohol noch zu schaffen machte, so dass er das Verkaufsgespräch nicht optimal führen konnte.

Dieses Beispiel zeigt, dass die Verwendung eines Selbsthandicaps eine Strategie darstellt, die sich immer zu lohnen scheint:

- Einerseits werden Erfolge, wenn sie auftreten, aufgewertet, da sie aufgrund der Selbstsabotage eher unwahrscheinlich sind.
- Andererseits werden Misserfolge in ihrer Bedeutung abgewertet, da sie als logische Konsequenz der ungünstigen Voraussetzungen erscheinen.

Selbsthandicaps sind Teil eines Systems, das sich selbst aufrechterhält. Aber wie wir schon gesehen haben: Die Herstellung von Selbsthandicaps ist nicht ungefährlich! Wer häufig auf diese Strategie zurückgreift und z. B. seine Leistungsfähigkeit durch Alkoholexzesse reduziert, kann eine Substanzabhängigkeit entwickeln, die sich verselbständigt und die eigene Leistungsfähigkeit nachhaltig unterminiert.

Wie die Sozialpsychologinnen Riia Luhtanen und Jennifer Crocker (2005) von der University of Michigan belegen konnten, steht Alkoholkonsum eng mit der narzisstischen Persönlichkeit in Zusammenhang.[200] Es konnte nämlich gezeigt werden, dass Studienanfänger umso mehr Alkohol trinken, je mehr Narzissmus in ihrer Persönlichkeit zum Ausdruck kommt. Das ist ein Beleg dafür, dass Narzissmus eine reale Suchtgefährdung beinhaltet.

Bekanntlich ist der Alkoholkonsum bei Studierenden ein großes Problem, da dadurch ihre Leistungsfähigkeit beeinträchtigt wird. Bestimmte Universitätsstädte sind besonders dafür bekannt, dass viele Studierende «versumpfen». Die Folgen davon sind häufig verlängerte Studienzeiten oder sogar der Studienabbruch. Offensichtlich beinhaltet eine Selbstsabotage, die auf den vermehrten Konsum von Alkohol (oder anderer Drogen) zurückgreift, die Gefahr des Scheiterns. Möglicherweise wird aufgrund des Scheiterns wiederum auf Alkohol zurückgegriffen, dies-

200 Luhtanen & Crocker, 2005

mal aber, um den Frust und die Enttäuschung nach dem Misserfolg zu vergessen.

Alkoholmissbrauch ist nur ein Beispiel für die Verwendung von Selbsthandicaps. Tatsächlich ist der menschlichen Phantasie kaum eine Grenze gesetzt, wenn es darum geht, sich Strategien der Selbstsabotage auszudenken. Manchmal sind die Folgen relativ trivial und können bestenfalls zu einem Schmunzeln Anlass geben. Das ist z. B. dann der Fall, wenn ein Narzisst als Tischtennisspieler dem Gegner fünf Punkte im Spielsatz vorgibt, um seine Überlegenheit zu demonstrieren. Gewinnt der Narzisst, kann er sein Größenselbst päppeln, weil er noch unter erschwerten Bedingungen den Sieg davon getragen hat. Verliert er jedoch, kann er sein Selbst von der Niederlage entlasten, weil er den Misserfolg auf die ungleichen Spielbedingungen schieben kann. Dieses Beispiel verdeutlicht, dass Strategien des Selbsthandicaps durch Erfahrungswerte kaum in Frage gestellt werden können. Es handelt sich um ein Sich-selbst-verstärkendes-System.

Etwas ernster wird es mit den Konsequenzen, wenn narzisstische Selbstbehinderung dadurch zum Ausdruck kommt, «alles auf den letzten Drücker» machen zu wollen. Die Versuchung, unangenehme Dinge aufzuschieben, ist aus dem Alltag wohl vertraut. Es gibt wohl kaum jemanden, der diese Versuchung nicht schon verspürt hat. Wenn man dieser Versuchung nachgibt, entwickelt sich eine Strategie der Selbstbehinderung. Denn es ist natürlicherweise schwieriger, eine Aufgabe erfolgreich zu erledigen, wenn man dafür sorgt, dass man sie unter Zeitdruck bearbeiten muss. Das ist aber genau der Fall, wenn man verspätet mit der Aufgabenbewältigung anfängt. Dann muss unter Zeitdruck aufgeholt werden, was in der Vorlaufzeit versäumt wurde.

Dieses Phänomen tritt bei manchen Studierenden auf, die einen Prüfungstermin vor sich haben und immer wieder zögern, mit der Prüfungsvorbereitung anzufangen. Je später sie anfangen, desto schwieriger wird es, den Prüfungsstoff vollständig zu lernen. Schafft man es unter solchen Umständen, die Prüfung zu bestehen, kann man sein sowieso schon grandioses Selbst nahezu unbegrenzt in die Höhe schrauben. Das sind die Erlebnisse, nach denen der Narzisst lechzt.

Auch Narzissten in beruflichen Top-Positionen sind von dem Problem der Selbstsabotage nicht ausgenommen. Es kann sogar sein, dass sie unter bestimmten Umständen für das Aufstellen von Selbsthandicaps besonders gefährdet sind, da sie sich einer Vielfalt von schwierigen

Aufgaben gegenübergestellt sehen, die ihre Erfolgsbilanz bedrohen. Wenn sie an einer bestimmten Stelle oder sogar in mehreren Bereichen versagen oder Fehlentscheidungen treffen, entsteht eine schwere Bedrohung des grandiosen Selbst. Aus diesem Grund ist es gut verständlich, dass solche Menschen besonders ausgefeilte Tricks entwickeln, um ihre Größenphantasien zu fördern oder auch nur, um ihr Größenselbst vor einem Absturz zu bewahren.

Chronischer Schlafmangel ist ein ziemlich weit verbreitetes Beispiel dafür, wie Leistungsträger Selbsthandicaps aufbauen. Schlafmangel ist eine häufige Begleiterscheinung der beruflichen Tätigkeit bei manchen Geschäftsführern, die wegen vieler Arbeit und vielen (Auslands-)Reisen kaum noch zur Ruhe kommen. Ein schlüssiges Zeitmanagement würde es ermöglichen, das Problem der beruflichen Hetze zu lösen. Chronischer Schlafmangel wird jedenfalls weit unterschätzt, was seine negativen psychologischen Wirkungen anbelangt. Er kann besonders in Berufen, deren Tätigkeit sorgfältige und genaue Arbeit verlangen, zu einer Beeinträchtigung der Qualität der Leistung führen.

Der tägliche Kampf um Bewunderung

Aus der Perspektive der Persönlichkeitsforschung kann Narzissmus als ein Syndrom beschrieben werden, das sich auf der Persönlichkeitsstruktur aufbaut. Der Narzissmus einer Person ist Ausdruck ihrer Gesamtpersönlichkeit. Er stellt einen bestimmten «way of life» dar.

Diese statische Betrachtungsweise lässt letztlich viele Fragen offen, z. B. warum sich große Widersprüche im narzisstischen Selbst auftun und warum es labil ist. Deshalb wurde von Frederick Rhodewalt ergänzend ein sozial-kognitives Prozessmodell des Narzissmus entworfen, auf dessen Grundlage verständlich wird, warum Narzissten so stark darauf fixiert sind, ihren Selbstwert abzusichern, und zahlreiche psychologische Tricks anwenden, um dieses Ziel zu erreichen.

Von dem selbstregulatorischen Prozessmodell ausgehend lassen sich bestimmte Phänomene, die für Narzissten typisch sind, besser verstehen. Dazu gehört das Paradox, dass Narzissten einerseits auf die Anerkennung durch andere Menschen ausgerichtet sind, aber andererseits häufig ihre Bezugspersonen irritieren und vertreiben. Der anfänglich gute Eindruck, den Narzissten bei ihren Mitmenschen hinterlassen, wird häufig in der Folge durch negative Eindrücke abgelöst.[201] Dementsprechend lässt sich das Sprichwort anwenden: Narzissten sägen an dem Ast, auf dem sie sitzen.

Dieses Modell des narzisstischen Selbstsystems beschreibt den Prozess der Selbstregulation durch intrapersonale und interpersonale Strategien. Es wird graphisch in **Abbildung 2** veranschaulicht.

Die Selbstregulation innerhalb des narzisstischen Selbstsystems verbindet das Selbstwissen, die innermenschlichen selbstbezogenen Prozesse sowie die Planung und Ausgestaltung der Interaktion mit anderen aufs Engste miteinander. Während die innerpsychischen Vorgänge einen Einfluss auf das Selbstwissen ausüben, beeinflusst das Selbstwissen seinerseits die zwischenmenschliche Selbstregulation. Beide Seiten der Selbstregulation stehen untereinander in direkter Wechselwirkung. Das innere Selbstsystem ist mit der Außenwelt verbunden. Denn die sozialen Bezüge und die zwischenmenschlichen Beziehungen stehen gleichzeitig in Wechselwirkung mit der innerpsychischen Selbstregulation und der zwischenmenschlichen Selbstregulation.[202]

Im Mittelpunkt des narzisstischen Selbstsystems steht das Selbstkonzept, in dem das Selbstwissen enthalten ist, das sich auf die Definition der eigenen Identität und den damit verbundenen Selbstwert bezieht. Wie durch das Flussdiagramm angedeutet wird, ist das Selbstwissen kontextabhängig. Denn über die zwischenmenschliche Selbstregulation wird eine Abhängigkeit von den Rückmeldungen von Bezugspersonen hergestellt.

Diese Kontextabhängigkeit trägt wesentlich zur Labilität des Selbstkonzepts bei. Wenn eine neue Person negative Rückmeldung gibt, wird das Selbstkonzept bedroht. Ein Beispiel ist ein Schüler, der im neuen Schuljahr neue Lehrer bekommt. Zwar erhielt er im letzten Schuljahr von den damaligen Lehrern sehr gute Noten, doch die neuen Lehrer sind ihm gegenüber viel kritischer eingestellt und scheuen sich nicht, ihm schlechte Noten zu geben.

Ein solcher Wechsel in den sozialen Bezügen ist für das narzisstische Selbst extrem bedrohlich. Entsprechende Wechsel in den interpersonellen Bezügen sind schon für Nicht-Narzissten eine Herausforderung. Für Narzissten stellen sie eine Katastrophe dar.

---

201 Campbell, Brunell & Finkel, 2006

202 Rhodewalt, 2005, S. 350

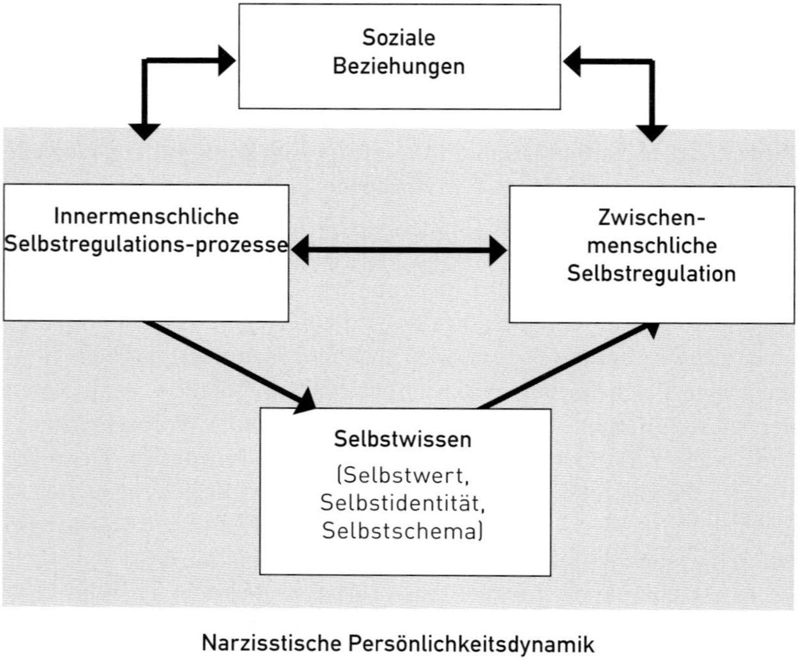

Abbildung 2: Selbstregulatorisches Prozessmodell des Narzissmus nach Rhodewalt[203]

Die Inhalte des Selbstkonzepts und der Selbstregulation sind sowohl kognitiv als auch affektiv. Die kognitive Komponente umfasst Selbsteinschätzung, Selbstwahrnehmung und wahrgenommene Kompetenzen sowie das schematische Selbstwissen. Darunter fällt z. B. das Wissen, das mit dem Geschlecht als Mann oder Frau verbunden ist. Ein Beispiel für ein traditionelles Schema ist die Assoziation von Überlegenheit mit männlich und von Unterlegenheit mit weiblich. Die affektive Komponente bezieht sich auf die Bewertung des Selbstwissens auf der Grundlage der gegebenen Inhalte, die durch den Selbstwert zusammengefasst wird.

203 Rhodewalt, 2005, S. 335. Das Modell wurde ursprünglich 2002 von Rhodewalt & Sorrow vorgestellt.

Die selbstregulatorischen Einheiten, die das narzisstische Selbstkonzept mit dem sozialen Bezugssystem verbinden, sind in den intrapersonalen und interpersonalen Strategien enthalten. Diese Einheiten, die die Verbindung des Selbst zur Außenwelt vermitteln, stehen ausschließlich im Dienste des Schutzes und der Steigerung der Positivität der Selbstwahrnehmung zum Zwecke der Erhöhung des Selbstwerts:

- Was die intrapersonalen Strategien angeht, stehen einseitig verzerrte Wahrnehmungen und selbstdienliche Attributionen im Mittelpunkt. Wir hatten schon auf die große Bedeutung von Überschätzung des eigenen Leistungsanteils und defensiver Attribution von Erfolg und Misserfolg für die Stabilisierung des narzisstischen Selbstwerts hingewiesen.
- Unter die interpersonalen Strategien fallen die Manöver und Tricks, mit denen Narzissten ihre Bezugspersonen manipulieren, um Bewunderung hervorzurufen und Kritik abzuwehren. Narzissten sind Meister der Selbstdarstellung, die sich in öffentlichen Situationen gerne in Szene setzen, die Nähe von bedeutsamen Personen des öffentlichen Lebens suchen und sich die notwendigen Ausstattungsgegenstände beschaffen, die für einen großartigen Auftritt erforderlich sind. Der BMW wird geleast, und der Auftritt wird wie bei Schauspielern auf der Theaterbühne sorgfältig einstudiert.

Intrapersonale und interpersonale Strategien werden miteinander verwoben: Der narzisstische Akteur inszeniert seinen Auftritt, während er gleichzeitig ambivalente Rückmeldung selbstwertdienlich interpretiert. Auf diese Weise kann er mögliche Irritationen vermeiden, die sich ergeben würden, wenn er subtilen Spott richtig verstehen würde. Allerdings besteht die Gefahr, dass Manöver und Tricks durchschaut werden. Wenn die Unehrlichkeit der narzisstischen Kommunikation von Bezugspersonen durchschaut wird, reagieren sie mit Empörung und Zurückweisung. Je intimer die Kommunikation ist, desto größer ist die Gefahr, dass das narzisstische Lügengebäude in sich zusammenbricht. Dem entspricht die Verwundbarkeit des narzisstischen Selbstsystems.

Das selbstregulatorisches Prozessmodell des Narzissmus stellt ein Kreislaufmodell dar: Die Selbstregulation wird fortlaufend angepasst. Deshalb findet die Selbstregulation in diesem Modell dynamisch statt. Sie bezieht sich auf einen immer wieder neu ablaufenden Prozess, in dem sich ausgehend von interpersonellen Bezügen soziale Rückmeldungen ergeben, die über die intrapersonalen Prozesse für das Selbstwissen zur Verfügung gestellt werden. Ein Beispiel für den Filtereffekt der intrapersonalen Prozesse besteht darin, dass narzisstische Männer ihr Werben um eine Frau als erfolgreicher einschätzen als nicht-narzisstische Männer, wobei die Reaktionen der Frau standardisiert ablaufen.[204]

Narzissten sind Menschen, die ein hohes Selbstwertgefühl zum Ausdruck bringen, während sie gleichseitig unsicher sind, ob ihr Glaube an sich selbst berechtigt ist. Diese Diskrepanz zwischen erwünschtem Schein und befürchtetem Sein führt dazu, dass Narzissten in verdeckter Weise, ohne dass es ihnen bewusst ist, Befürchtungen hegen, wonach sie mit ihren hohen Ansprüchen scheitern könnten. Gleichzeitig verwenden sie unbewusste Strategien, um die Folgen von möglichen Niederlagen zu neutralisieren.

Ein Beispiel ist die Abwertung anderer, die gute Leistungen erbracht haben. Morf und Rhodewalt ließen Studierende an einer Aufgabe zur nonverbalen Kommunikation arbeiten, die angeblich ihre Kommunikationsfähigkeit erkennen ließ. Im Anschluss daran erhielten sie die Mitteilung, dass sie erheblich schlechter als ein ähnlicher Anderer (ein Kommilitone) abgeschnitten hatten. Danach konnten die Studierenden ihren Kommilitonen mit positiven und negativen Eigenschaften bewerten. Die Reaktionen auf diese scheinbare Niederlage hingen von dem Narzissmus der Betroffenen ab: Je höher der Narzissmus der Studierenden ausgeprägt war, desto stärker werteten sie den ähnlichen Anderen ab.[205] Diese Abwertungstendenz war besonders groß, wenn der soziale Vergleich beinhaltete, dass die Leistung des anderen erheblich besser war. Sie war geringer, wenn der andere nur einen geringen Vorsprung erzielt hatte, so dass die Bedrohung der eigenen Leistungsfähigkeit geringer war.

204 Rhodewalt & Eddings, 2002
205 Morf & Rhodewalt, 1993

Stolzes Auftreten und leise Ängste

Während das bewusste Selbstwertgefühl sehr hoch ausfällt, erweist sich das unbewusste Selbstwertgefühl als wesentlich unvorteilhafter, wie die Sozialpsychologen Ryan Brown und Jennifer Bosson von der University of Oklahoma gezeigt haben.[206] Das unbewusste Selbstwertgefühl bringt die langfristigen Erfahrungen beginnend mit der frühen Kindheit zum Ausdruck, in denen sich Zweifel daran angesammelt haben, ob die eigenen Ansprüche erfüllt werden können.

Diese Zweifel sind aber nicht auf eine bewusste Ebene gedrungen, so dass sich der Narzisst mit ihnen nicht konkret auseinandersetzen kann. Die Zweifel sind stattdessen Bestandteil des impliziten Wissens über das Selbst, das im Hintergrund vorhanden ist. Viele Narzissten zeichnen sich dadurch aus, dass sie bei direkter Nachfrage zu erkennen geben, dass sie ein hohes Selbstwertgefühl haben, während gleichzeitig im Hintergrund ein niedriges implizites Selbstwertgefühl vorhanden ist. Auf diese Diskrepanz wurde schon von den Vordenkern der Narzissmus-Forschung wie Kernberg und Kohut hingewiesen. Sie lässt sich auch empirisch nachweisen.[207]

Die Unterscheidung von beiden Niveaus des Selbstwerts ist besonders dann interessant, wenn das explizite und das implizite Niveau inkonsistent sind. Eine solche Inkonsistenz kann als aversiv erlebt werden. Bei Konsistenz zwischen beiden Niveaus bestätigt sich das explizite und das implizite Selbstwertgefühl gegenseitig.[208]

Dementsprechend kann man zwischen vier Typen von Menschen unterscheiden, wenn man eine Trennung zwischen niedrigem und hohem Selbstwertgefühl, einmal bezogen auf implizites Vorwissen und einmal bezogen auf explizite Einschätzungen, durchführt. Die Interpretation dieser vier Typen ist besonders aufschlussreich:

1. Einerseits gibt es Menschen, deren explizites und implizites Selbstwertgefühl konsistent hoch ist. In diesem Fall wird man nicht vermuten können, dass es sich um Narzissten handelt.

---

206 Brown & Bosson, 2001

207 Zeigler-Hill, 2006

208 Jordan, Spencer, Zanna, Hoshino-Browne & Correll, 2003

2. Weiterhin gibt es Menschen, deren explizites und implizites Selbstwertgefühl konsistent niedrig ist. Sie sind in ihrer Persönlichkeit eher durch Selbstunsicherheit gekennzeichnet.
3. Hingegen scheinen Menschen, die sich durch einen offenen Narzissmus auszeichnen, vorwiegend dem Typ von Personen zuzuordnen zu sein, die über ein hohes explizites Selbstwertgefühl berichten, obwohl das implizite Selbstwertgefühl fragil oder niedrig ist.
4. Schließlich lässt sich eine weitere Personengruppe identifizieren, deren implizites Selbstwertgefühl hoch ausfällt, während das explizite Selbstwertgefühl niedrig liegt. Von dieser Gruppe kann vermutet werden, dass sie verdeckte Narzissten enthält.

Die Erfassung des expliziten Selbstwertgefühls wird durch Fragebogen durchgeführt, von denen der Selbstwertfragebogen von Rosenberg (RSE) am weitesten verbreitet ist.[209] Ein Beispielitem lautet:

> «Ich habe eine positive Einstellung zu mir selbst gefunden.»

Die Befragten können angeben, wie stark sie dieser Feststellung zustimmen. Insgesamt besteht der Fragebogen aus 10 Feststellungen, über die ein Mittelwert gebildet wird, um das globale Selbstwertgefühl der Person zu erfassen.

Demgegenüber wird das implizite Selbstwertgefühl durch den «Impliziten Assoziationstest» gemessen, der die unbewussten Assoziationen zwischen bestimmten Begriffen erfasst.[210] So kann eine Vorgabe von Begriffen erfolgen, die für das Selbst relevant sind (z. B. «mein») oder die für das Selbst nicht relevant sind (z. B. «dein»), und es kann eine Assoziation gebildet werden, um die hedonistische Bedeutung dieser Begriffe zu erfassen (z. B. durch die Vorgabe von Freude für eine positive Bewertung und Schmerz für eine negative Bewertung). Das ist nur ein Beispiel für einen impliziten Test, der die spontane Reaktion, die nicht durch bewusste Stellungnahme modifiziert wird, erfasst.

Die Erfassung des impliziten Selbstwertgefühls neben dem expliziten Selbstwertgefühl führt zu dem Ergebnis, dass Personen, die einen hohen Narzissmus zum Ausdruck bringen, explizit einen hohen

209 von Collani und Herzberg, 2003
210 Greenwald & Banaji, 1995

Selbstwert angeben, während implizite Testverfahren zeigen, dass ihr Selbstwert niedrig und instabil ist.[211]

Dieses Ergebnis wird durch eine weitere Studie bestätigt, die sich zusätzlich mit der Auswirkung eines positiven Selbstwerts auf defensives Verhalten befasst.[212] Im Einzelnen geht es darum, das defensive positive Selbstbild zu erfassen und seine Auswirkungen im Unterschied zu einem sicheren positiven Selbstwert zu analysieren.

Expliziter Selbstwert wird mit dem Selbstwertfragebogen von Rosenberg gemessen. Der implizite Selbstwert wird mit dem «Impliziten Assoziationstest» erfasst. Dazu werden selbstrelevante Vorgaben eingesetzt, um zu überprüfen, inwieweit bei selbstrelevanten positiven Darbietungen schneller reagiert wird als bei selbstrelevanten negativen Darbietungen. Die Messung des expliziten und des impliziten Selbstwertes führt zu Testwerten, die nicht miteinander korrelieren. Daher sind beide Messungen voneinander unabhängig. Expliziter und impliziter Selbstwert führen ein Eigenleben.

Es gibt eine explizite Ebene des Selbstwerts, die unmittelbar dem Bewusstsein zugänglich ist, und eine implizite Ebene, die eher unbewusst ist. Das gilt auch für Einstellungen, bei denen man zwischen expliziten und impliziten unterscheiden kann. So kann z. B. die implizite Einstellung nach einer Einstellungsänderung im Verborgenen fortleben. Eine Person kann also zwei inkonsistente Selbsteinstellungen gleichzeitig haben, z. B. aufgrund einer vor kurzer Zeit erfolgten Veränderung der Selbstbewertung.

Implizite Einstellungen können vorbewusste kognitive Strukturen sein, die gelegentlich im Bewusstsein auftauchen. So wurde z. B. gezeigt, dass Personen, die kognitiv beschäftigt sind, Selbstberichte abgeben, die eher ihren impliziten Selbstwertannahmen entsprechen. Das ist weniger der Fall, wenn sich Personen auf ihre Selbstberichte voll konzentrieren.

Die Autoren berichten über eine Studie, in der die Wechselwirkung zwischen implizitem und explizitem Selbstwert untersucht wurde. Der Narzissmus wurde mit dem «Narcissistic Personality Inventory» gemessen.[213] Die Ergebnisse verweisen auf eine signifikante Wechselwirkung zwischen explizitem und implizitem Selbstwert für den Narzissmus.

211 Zeigler-Hill, 2006
212 Jordan, Spencer, Zanna, Hoshino-Browne & Correll, 2003
213 Raskin & Terry, 1988

Besonders auffällig sind die hohen Narzissmuswerte bei hohem explizitem Selbstwert, kombiniert mit niedrigem implizitem Selbstwert.

Im Hinblick auf die Defensivität wurde die Hypothese aufgestellt, dass hoch explizite/niedrig implizite Personen besonders defensiv sind (im Vergleich zu hoch expliziten/hoch impliziten Personen). Um diese Hypothese zu überprüfen, wurde das Thema der Favorisierung der Binnengruppe herangezogen. Menschen neigen dazu, ihre eigene Bezugsgruppe gegenüber Fremdgruppen bis zu einem gewissen Ausmaß zu bevorzugen. Dahinter scheint der Wunsch der Selbstwertsteigerung zu liegen. Tatsächlich wird der Selbstwert einer Person gesteigert, wenn sie Binnengruppenfavorisierung gezeigt hat.[214] Die Binnengruppenfavorisierung hängt mit impliziten Stereotypen zusammen.[215] Denn die meisten Menschen verfügen über einen positiven Selbstwert und generalisieren diese positive Sicht unbewusst auf alle Objekte, mit denen das Selbst verbunden ist, einschließlich ihrer Bezugsgruppe.

Studierende machten Angaben zu ihrem expliziten und impliziten Selbstwert. Außerdem wurde ihre Tendenz erfasst, inwieweit sie die Binnengruppe favorisierten. Bezogen auf die Favorisierung der Binnengruppe verweisen die Ergebnisse auf eine signifikante Wechselwirkung zwischen explizitem und implizitem Selbstwert. Bei hohem explizitem Selbstwert ergibt sich ein starker Effekt des impliziten Selbstwerts auf die Bevorzugung der Binnengruppe, so dass Personen mit niedrigem impliziten Selbstwert stärker zugunsten der Binnengruppe diskriminieren als Personen mit hohem impliziten Selbstwert. Dieses eindeutige Ergebnismuster bedeutet, dass Studierende mit einem hohen expliziten Selbstwert sich dann defensiv verhalten, wenn ihr impliziter Selbstwert niedrig ist.

Narzissmus lässt sich also als eine defensive Grundeinstellung deuten. Das entspricht dem selbstregulatorischen Prozessmodell des Narzissmus in Abbildung 2. Dieses Prozessmodell weist auf die Bedeutung der intrapsychischen Verarbeitungsweise hin, bei der die defensive Attribution eine führende Rolle spielt. Morf und Rhodewalt stellen fest: Narzissten besitzen ein exzessiv positives

214 Simon & Trötschel, 2007
215 Greenwald & Banaji, 1995

Selbstbild, reagieren aber mit Abwehr, wenn dieses Selbstbild bedroht wird.[216] Hinter dem positiven Selbstwert verbirgt sich bei Narzissten ein Selbstzweifel, der mit Selbstkritik verbunden ist. Narzissten drücken explizit einen positiven Selbstwert aus, während sie auf einem weniger bewussten Niveau bedeutsame Selbstzweifel hegen. Diese versuchen sie zu bekämpfen, indem sie bedrohliche Sachverhalte in erheblichem Umfang kognitiv verzerren, um besser mit ihnen leben zu können.[217]

Man kann davon ausgehen, dass sowohl die explizite als auch die implizite Messung des Selbstwerts valide ist, allerdings auf unterschiedlichen Stufen des Bewusstseins. Im Hinblick auf den expliziten Selbstwert lässt sich vermuten, dass er eine Portion Selbsttäuschung beinhaltet. Selbsttäuschung kann auch als Indikator für eine Abwehrhaltung interpretiert werden. Jedenfalls kann der explizite Selbstwert nicht als genuiner bezeichnet werden als der implizite Selbstwert.

Die Unterscheidung zwischen implizitem und explizitem Selbstwert ermöglicht auch ein Verständnis von paradoxen Einstellungs- und Verhaltensmustern von Narzissten, wie das folgende Fallbeispiel veranschaulicht:

Fallbeispiel

Sibylle ist eine Frau Mitte 30, die als Sekretärin in einer kleinen, aber erfolgreichen Werbeagentur tätig ist. Weil sie geschieden ist und einen 7-jährigen Sohn hat, für den sie sorgen muss, hat sie eine Halbtagsstelle in der Agentur angenommen. Sie teilt sich ihre Arbeit mit der 33-jährigen Yvonne, die ihrerseits allein stehend und ohne Kinder ist und deshalb kein Problem damit hat, wenn sie bei wichtigen Projekten Überstunden machen muss, um die Termine einzuhalten. Die Zusammenarbeit zwischen beiden Frauen lässt sich als «eingespieltes Team» kennzeichnen: Wenn Sibylle morgens zur Arbeit kommt, findet sie die Informationen auf ihrem Schreibtisch, die Yvonne hinterlassen hat, bevor sie abends nach Hause gegangen ist. Umgekehrt findet Yvonne nachmittags, wenn sie in der Agentur anfängt zu arbeiten, die unerledigten Arbeiten vor, die Sibylle hinterlassen hat. Beide Frauen verstehen sich «blind» bei der

216 Morf & Rhodewalt, 1993

217 Jordan, Spencer, Zanna, Hoshino-Browne & Correll, 2003

Abwicklung der täglichen Aufgaben. Sibylle ist auch mit Yvonne befreundet. An Wochenenden unternehmen beide gelegentlich etwas zusammen in der Stadt. Bei einer Gelegenheit sind sie auch zusammen in den Urlaub nach Teneriffa geflogen, um dort Spaß mit Männern zu haben.

Im Gegensatz zu Yvonne hatte Sibylle keinen festen Partner. Zwar ist es so, dass das «Leben ohne Mann» Sibylle nicht besonders stört, da sie sich immer wieder sagt: «Ich habe ja zum Glück noch meinen Sohn», doch scheint sie sensibel darauf zu reagieren, wenn Yvonne von Zeit zu Zeit mit Männerbekanntschaften aufwarten kann. Trotzdem sieht Sibylle in Yvonne eine «gute Freundin», auf die meistens Verlass ist, wenn man sie braucht.

Die Situation ändert sich abrupt, als in der Agentur die 54-jährige Carmen eingestellt wird. Sie wurde über eine Zeitarbeitsfirma vermittelt, um als Projektmanagerin eine Werbekampagne für einen Großkunden zu leiten. Weil sie früher bei großen Werbeagenturen Erfahrung gesammelt hatte und auch über internationale Kontakte verfügte, war sie eine echte Expertin. Sie arbeitete oft bis spät am Abend in der Agentur, so dass es nicht lange dauerte, bis Yvonne und Carmen näher ins Gespräch kamen. Bei einer dieser Gelegenheiten gab Carmen Yvonne den Rat, ihr Gehalt durch einen Nebenjob aufzubessern. Einige Wochen später fing Yvonne bei einer internationalen Agentur an, die auf die Vermittlung von Messehostessen spezialisiert war. Das führte dazu, dass Yvonne über wesentlich mehr Geld verfügte als Sibylle.

Fortan war es mit der «guten Freundschaft» zwischen Sibylle und Yvonne vorbei. Stattdessen entbrannte ein «Zicken-Krieg» zwischen den beiden Frauen, der außer Kontrolle geriet. Beide Frauen gifteten sich nur noch an, reduzierten die arbeitsrelevanten Informationen, die sie miteinander austauschten, und redeten kaum noch miteinander. Nachdem dieser Konflikt drei bis vier Monate fortgedauert hatte, griff der Leiter der Agentur ein und kündigte Sibylle wegen Störung des Betriebsfriedens. Im Vergleich zu Yvonne, die nur abgemahnt wurde, hatte Sibylle es offensichtlich zu weit getrieben.

Das zeigte sich an verschiedenen Beispielen: Sibylle machte ihre ehemalige Freundin bei Kollegen schlecht, indem sie das Gerücht verbreitete, dass sie sich über Männerbekanntschaften berufliche Vorteile verschafft hatte. Zum anderen stellte Sibylle Yvonne auch heimlich Fallen, um ihr zu schaden. So gab sie eindeutige Arbeitsinformationen an Yvonne in einer mehrdeutigen Art und Weise weiter, so dass Missverständnisse vorprogrammiert waren. Das war die Ursache dafür, dass ein schon sicher geglaubtes Projekt im Umfang von Euro 50.000,– der Agentur verloren ging.

Um das Verhalten von Sibylle zu verstehen, kann man verschiedene Fragen stellen, die Erwartungen und Selbstidentität betreffen: «Was erwarte ich von mir?», «Wer bin ich wirklich?», «Was erwarte ich vom anderen?»

Was erwarte ich von mir?

Sibylle hatte nach der Scheidung, die vier Jahre zurücklag, einen Tiefpunkt in ihrem Selbstwertgefühl erlebt. Es dauerte eine Weile, bis sie sich wieder stabilisieren konnte. Eine wichtige Stützte für ihr Selbstwertgefühl war ihr kleiner Sohn, der ihr durch das Familiengericht zugesprochen worden war. Das Scheidungsverfahren verlief alles andere als einvernehmlich ab. Sibylle kämpfte aber entschlossen um das Sorgerecht für ihren Sohn, ohne ihren Ex-Mann zu schonen. Sie versuchte im Anschluss, ihrem Sohn sowohl eine gute Mutter als auch ein guter Vater zu sein. Der Vater des Jungen war in eine andere Stadt verzogen, so dass er als Bezugsperson für den Sohn nicht mehr zur Verfügung stand. Er hielt sich nur sporadisch an die vereinbarten Besuchszeiten, kam jedoch den vereinbarten Unterhaltszahlungen nach.

Dennoch war Sibylles finanzieller Spielraum gering. Zwar hätte sie auf die Hilfe ihrer gut situierten Eltern zurückgreifen können, die im gleichen Stadtteil wohnten, aber ihr Gefühl von Stolz und Scham verbot ihr, Unterstützung zu suchen. Dieses Streben nach Unabhängigkeit wurde auch gegenüber ihrer Schwester Karin und ihrer «guten Freundin» Yvonne sichtbar. Sibylle wollte eine starke, unabhängige, emanzipierte Frau sein. Ihre Gedanken kreisten häufig um ihren Jungen, dessen Wünsche sie ihm von den Augen ablas und den sie mit Geschenken überhäufte. Das Kind war ihr «Ein und Alles». Zwar konnte sie während der Arbeit in der Agentur aus ihren Gedankenschleifen, die sich um ihren Sohn drehten, ausbrechen, doch wenn sie das Büro verlassen hatte, war sie schon wieder mit Plänen beschäftigt, die sich auf ihr Zuhause bezogen.

Die Doppelbelastung durch den Beruf und das Kind führte dazu, dass sie einen vollen Terminplan hatte, dessen Abarbeitung sie voll in Anspruch nahm. Gleichzeitig war Sibylles Erleben durch unbewusste Phantasien von Allmacht gekennzeichnet. Sie neigte zu einer starken Selbstüberschätzung im Hinblick auf die eigenen psychischen und physischen Kräfte. Sie lebte in einer Welt narzisstischer Illusionen, solange sie ihren Job in der Werbeagentur innehatte. Als sie ihn verlor, wurde ihre Selbstsicherheit, die sich darauf stützte, dass sie «im Grunde genommen alles richtig machte» erschüttert.

Wer bin ich wirklich?

Sibylle wuchs in einem Elternhaus auf, in dem der Vater, ein hoher Beamter bei der Finanzbehörde, eine strenge Regie führte. Die Mutter war zwar aufopfernd um das Wohl der Familie bemüht, gab aber schnell nach, wenn ihr Mann das Wort ergriff. Zwei Jahre nach Sibylles Geburt kam ihre Schwester Karin zur Welt, die als «Nesthäkchen» der Familie bevorzugt wurde. Dadurch fühlte sich Sibylle, die zuvor vom Vater wie eine Prinzessin behandelt worden war, vom Thron gestoßen und in die zweite Reihe zurückgedrängt.

Sibylle reagierte zornig und wütend, wenn ihre Schwester Geschenke bekam oder besonders großzügig behandelt wurde, wovon sie nur träumen konnte. Da der Vater aber eine strenge Regie führte, war Rebellion verpönt. Schreien und Schimpfen zogen vielerlei Ungemach und Strafe nach sich. Nur einmal im achten Lebensjahr hatte Sibylle im Streit mit der Schwester dieser fast die Augen ausgekratzt, so dass ein Arzt kommen musste. Schließlich zu Beginn der Pubertät begann Sibylle zu resignieren und ihre Enttäuschung gänzlich herunterzuschlucken. Während die Schwester Abitur machte und danach ein Kunststudium aufnahm, machte Sibylle «nur» die mittlere Reife, um darauf eine Ausbildung zur Bürofachkraft anzuschließen.

Ohne dass sich Sibylle dessen bewusst war, hinterließen diese Frustrationserfahrungen Spuren in ihrer Persönlichkeit. Sibylle fühlte sich von früh an der Schwester gegenüber oft ungerecht behandelt und gedemütigt. Dass die Mutter dieser Ungerechtigkeit tatenlos zuschaute, verstärkte noch Sibylles Ärger auf die Eltern. Durch die wiederholten Kränkungen wuchs Sibylles Neid auf die Schwester ständig. Aber wegen der väterlichen Strenge gewöhnte sich Sibylle an, ihre echten Gefühle zu verbergen und ihr wahres Selbst zu unterdrücken. Die Entwicklung zu einer autonomen Persönlichkeit kam ins Stocken.

Das Ergebnis dieser Familienkonstellation war nicht nur ein schwindendes Selbstwertgefühl. Sibylle entwickelte auch eine Neigung, sich für ihre Gefühle und Bedürfnisse zu schämen und Aggressionstendenzen in passiver Weise auszuleben. Sie entwickelte überzogene Gefühle von Stolz und Selbstgerechtigkeit, während ihre sexuelle Lust gering blieb. Das war auch ein Grund dafür, warum Sibylles Ex-Mann während der Ehe häufig fremdging. Durch ihre Identifikation mit der Mutter bildete Sibylle eine selbst-aufopfernde Haltung, die sie dazu brachte, ihre ganze Energie der Erziehung ihres Sohnes zu widmen. Sibylle war noch in einer Mutter-Kind-Welt verhaftet, durch die die Entwicklung ihrer narzisstischen Persönlichkeit gefördert wurde.

Was erwarte ich vom anderen?

Sibylle neigte dazu, an andere hohe Erwartungen und Ansprüche zu stellen. Davon war auch Yvonne nicht ausgenommen, die eine der wenigen Freundinnen von Sibylle war. Im Grunde genommen war Yvonne mehr als nur eine Freundin, da sie auf unbewusster Ebene eine Erweiterung von Sibylles Selbst ermöglichte. In gewisser Hinsicht hatte Yvonne dieselbe Rolle wie früher in der Familie die Schwester. Wir hatten gesehen, dass das Verhältnis zur Schwester darunter litt, dass sie eine bevorzugte Position einnahm. Dementsprechend verlief die Beziehung mit Yvonne solange harmonisch, wie beide gleichberechtigt und annähernd gleichermaßen erfolgreich waren. In dem Moment aber, in dem Yvonne plötzlich mehr verdiente als Sibylle, brach in ihr der Neid durch, der über viele Jahre unterdrückt worden war und früher der Schwester gegolten hatte.

Die Familienkonstellation kehrte in übertragener Weise zurück: Ähnlich wie Carmen nun Yvonne protegierte, so hatte seinerzeit Sibylles Mutter durch ihre Zurückhaltung dazu beigetragen, dass Sibylles Schwester unverhältnismäßig stark vom Vater bevorzugt wurde. Damit wurde Yvonne in symbolischer Weise für Sibylle zur Stellvertreterin der eigenen Schwester, mit der noch eine offene Rechnung zu begleichen war. Der Rachefeldzug, den Sibylle gegenüber Yvonne am Arbeitsplatz startete, ist nicht weiter überraschend, da eine tiefe narzisstische Verletzung in Sibylles Seele dahinter stand. Hier entlud sich vieles von dem, was Sibylle an Enttäuschung, Neid und Wut in der Vergangenheit nicht ausgelebt hatte.

Ähnlich wie Yvonne war auch Sibylles Sohn eine symbolische Erweiterung ihres Selbst. Sibylle war in Gefühlen und Gedanken auf ihn fixiert, ohne dass sie Abstand gewinnen konnte, und sie war aufs Engste mit ihm in der Phantasie verschmolzen. Für Sibylle diente ihr Sohn nicht nur als Mutter-, sondern auch als Partnerersatz. Dadurch bedingt beutete Sibylle ihren Sohn psychisch aus, indem sie narzisstischen Missbrauch betrieb, ohne dass sie sich dieser Tendenz in ihrer Persönlichkeit bewusst war. Aufgrund dieser Verengung des Blickwinkels konnte Sibylle weder ihren Sohn als eigenständige Person würdigen noch in Yvonne die Freundin sehen, der sie vertrauen konnte.

Grandiose Perspektiven, verwundbare Seele

Wir haben schon dargestellt, dass verschiedene Fragebögen zur Messung des Narzissmus zur Verfügung stehen. Im Einzelnen wurden der NPI als der meist verwendete Narzissmusfragebogen und der NI beschrieben. Diese Fragebögen sind nicht miteinander austauschbar, da sie unterschiedliche Facetten des Narzissmus thematisieren. Im Vorgriff auf das Weitere können wir feststellen, dass beide Fragebögen den Kern des Narzissmus teilen, darüber hinaus aber unterschiedliche Schwerpunkte setzen: einmal auf Grandiosität-Exhibitionismus (nämlich der NPI) und einmal auf Verwundbarkeit-Sensitivität (nämlich der NI).

Neben den beiden genannten Fragebögen werden im englischsprachigen Bereich noch weitere Fragebögen verwendet, um Narzissmus zu messen. Man kann diese Fragebögen in zwei Gruppen unterteilen:[218]

- Eine erste Gruppe erfasst den offenen Narzissmus. Darunter fallen der NPI und zwei weitere Narzissmus-Skalen.[219] Sie umfassen die Inhalte von Selbststeigerung, Rebellion, Extraversion und Impulsivität. Diese Narzissmus-Fragebögen betonen Merkmale von Grandiosität und Exhibitionismus.

- Die zweite Gruppe repräsentiert den verdeckten Narzissmus. Darunter fallen die Narzissmus-Hypersensitivität-Skala und zwei weitere Fragebögen.[220] In diese Gruppe fällt auch die Identifizierung von Handlungen, die für Narzissmus von zentraler Bedeutung sind, wie sie von David Buss und Lisa Chiodo von der University of Michigan in Ann Arbour durchgeführt wurde.[221] Narzissten sind durch einen verringerten Selbstwert, Mangel an Selbstvertrauen und depressive Tendenzen sowie geringes Glück, Verletzbarkeit und geringe Empathie gekennzeichnet. In diesen Skalen kommt also das Thema der Verwundbarkeit und Sensitivität zum Ausdruck.

---

218 Wink, 1991

219 Morey, Waugh und Blashfield, 1985; Wink & Gough, 1990

220 Wink, 1991

221 Buss & Chiodo, 1991. Auf der Grundlage dieser Untersuchungen wurde ein Fragebogen entwickelt, der im Anhang enthalten ist.

Empirische Analysen zeigen, dass die Fragebogen der ersten Gruppe und die der zweiten Gruppe hoch korreliert sind. Gleichzeitig sind die Zusammenhänge zwischen den beiden Gruppen von Messverfahren des Narzissmus gering.[222]

Der geringe Zusammenhang zwischen den beiden Facetten des Narzissmus, die mit Grandiosität-Exhibitionismus und Verwundbarkeit-Sensitivität bezeichnet werden, wurde wiederholt nachgewiesen.[223] Er lässt sich unterschiedlich interpretieren:

- Die beiden Facetten kennzeichnen die entgegen gesetzten Endpole der Dimension, von denen einer unangepasster Narzissmus und der andere angepasster Narzissmus ist: Verwundbarkeit-Sensitivität repräsentiert den unangepassten Pol und Grandiosität-Exhibitionismus den gesunden Pol der narzisstischen Persönlichkeit.
- Eine zweite Interpretation besagt, dass die Verfahren, die Verwundbarkeit-Sensitivität erfassen, überhaupt nicht spezifisch Narzissmus messen, sondern einen generellen Index für Fehlanpassung beinhalten.
- Eine dritte Interpretation unterscheidet zwischen einem offenen und einem verdeckten Narzissmus. Nach dieser Sichtweise kennzeichnet Verwundbarkeit-Sensitivität die Seite des verdeckten Narzissmus, während Grandiosität-Exhibitionismus für den offenen Narzissmus steht.
- Die zuletzt genannte Interpretation erweist sich als die überzeugende. Sie steht nicht nur mit den empirischen Daten in guter Übereinstimmung, sondern sie entspricht auch den theoretischen Ansätzen von Kernberg und Kohut.

In einer empirischen Untersuchung von Paul Wink von der University of California in Berkeley wurden gleichzeitig sechs Narzissmus-Fragebögen vorgelegt, von denen drei den offenen Narzissmus und drei den verdeckten Narzissmus ansprechen.[224] Außerdem wurden Beur-

---

222 Wink, 1991
223 Rose, 2002; Wink & Donahue, 1997; Rohmann, Neumann, Herner & Bierhoff, 2005
224 Wink, 1991

teilungen durch Beobachter der befragten Personen im Hinblick auf Narzissmus durchgeführt, um die Validität der Verfahren zu erfassen. Schließlich lagen für 76 Paare die Beurteilungen der Ehepartner vor. Diese beurteilten sich gegenseitig auf einer umfangreichen Liste von Eigenschaften, die in der «Adjective Check List», einem weit verbreiteten Verfahren zur Erfassung von Persönlichkeitsmerkmalen durch Vorgabe von Adjektiven, enthalten waren.

Empirisch wurden wie erwartet auf der Ebene der Fragebögen zwei narzisstische Faktoren abgeleitet, von denen der erste Faktor «Verwundbarkeit-Sensitivität» genannt wurde, während der zweite Faktor die Bezeichnung «Grandiosität-Exhibitionismus» erhielt. Die Benennung stimmt mit dem Inhalt der Fragebogen-Feststellungen überein, die durch die beiden Faktoren repräsentiert werden. Andere Untersuchungen, die auf eigenen Techniken zur Ableitung der beiden Formen des Narzissmus beruhen, bestätigen das Auftreten von zwei narzisstischen Persönlichkeiten, die sich klar gegeneinander abgrenzen lassen.[225]

Weitere Ergebnisse beziehen sich auf den Zusammenhang zwischen diesen beiden Faktoren sowie auf Impulskontrolle, Soziales Geschick, Selbstsicherheit, Psychologische Gesundheit und Anpassung.

Beide Facetten des Narzissmus hängen negativ mit Impulskontrolle zusammen. Narzissten neigen also weniger als Nicht-Narzissten dazu, sich zu kontrollieren. Darüber hinaus gibt es aber auch Zusammenhänge, die für jede Form des Narzissmus typisch sind:

- «Grandiosität-Exhibitionismus» hängt positiv mit sozialem Geschick und Selbstsicherheit zusammen.
- «Vulnerabilität-Sensitivität» korreliert negativ mit Psychologischer Gesundheit und Anpassung.

Wenn man sich die Zusammenhänge zwischen Selbst- und Fremdeinschätzung ansieht, ergibt sich,

- dass das Beobachterurteil über den Narzissmus positiv mit «Grandiosität-Exhibitionismus» korreliert.

225 Dickinson & Pincus, 2003

- Diese Facette wird durch die Beobachtereinschätzungen besser erfasst als «Vulnerabilität-Sensitivität».

«Vulnerabilität-Sensitivität» wird also weniger deutlich in der Öffentlichkeit sichtbar als «Grandiosität-Exhibitionismus». Das verwundert insofern nicht, als «Grandiosität-Exhibitionismus» nach außen gerichtet ist, während «Vulnerabilität-Sensitivität» nach innen weist.

Die Einschätzungen des Ehepartners auf Eigenschaften ergeben ebenfalls ein charakteristisches Bild:

- Ein Teil der zugeschriebenen Eigenschaften korreliert in der gleichen Richtung mit «Vulnerabilität-Sensitivität» und «Grandiosität-Exhibitionismus». Darunter fallen intolerant, grausam, opportunistisch, rebellisch, hinterhältig und arrogant sowie laut.
- Weitere Eigenschaften korrelieren nur mit «Vulnerabilität-Sensitivität». Darunter fallen emotional, defensiv, ängstlich, bitter, sich beklagend und unzufrieden sowie stimmungsabhängig.
- Schließlich gibt es Eigenschaften, die nur mit «Grandiosität-Exhibitionismus» zusammenhängen. Das ist im Einzelnen aggressiv, hart, ruhelos, assertiv, egoistisch, entschlossen, impulsiv und selbstzentriert.

Die Ergebnisse sprechen für die Interpretation, dass Narzissmus zwei Formen aufweist, die als offener und verdeckter Narzissmus bezeichnet werden können. Diese werden durch unterschiedliche Fragebögen repräsentiert, von denen der NPI den offenen Narzissmus erfasst.

Es gibt Hinweise auf Kernmerkmale des Narzissmus, die in beiden Formen des Narzissmus – grandios oder vulnerabel – enthalten sind. Dazu gehören die Eigenschaften arrogant, intolerant, und verlogen. Außerdem findet sich durchgehend eine negative Korrelation mit der Impulskontrolle. Schlüsselmerkmale des Narzissmus wie Verlogenheit und Arroganz hängen also mit beiden Facetten zusammen.

Unabhängig davon finden sich aber Belege dafür, dass sich zwei Formen des Narzissmus unterscheiden lassen. Zwischen beiden Dimensionen der «Vulnerabilität-Sensitivität» und dem «Grandiosität-Exhibitionismus» finden sich deutliche Unterschiede. Verdeckte Narzissten erscheinen als Personen, die defensiv, hypersensitiv, ängstlich und sozial zurückhaltend, aber gleichzeitig arrogant sind. Andererseits ist «Grandiosität-Exhibitionismus» durch Selbstsicherheit, Aggression, Exhibitionismus, Selbstbezogenheit und Ignoranz gegenüber den Bedürfnissen anderer gekennzeichnet.

Interessant ist das Ergebnis, dass nur der verdeckte Narzissmus mit einer Beeinträchtigung der psychologischen Gesundheit verbunden ist. Andererseits konnten Personen, die hohe Werte auf der Dimension «Grandiosität-Exhibitionismus» erreichten, nicht von ihrem offenen Narzissmus profitieren, da diese Dimension unabhängig von der psychologischen Gesundheit war.

In der folgenden Studie[226] wurde der Zusammenhang zwischen Narzissmus und verschiedenen Facetten der Einsamkeit untersucht. Generell zeigte sich, dass sowohl der offene als auch der verdeckte Narzissmus mit Einsamkeit positiv zusammenhängt. Darüber hinaus fanden sich aber auch Ergebnisse, die für die beiden Facetten des Narzissmus spezifisch sind:

- Nur der offene Narzissmus, der durch Extraversion und rebellische Einstellung gekennzeichnet ist, korrelierte mit der Subskala, die das Gefühl von Ruhelosigkeit und Ungeduld als Antwort auf externale Zwänge erfasst.
- Nur der verdeckte Narzissmus, der durch innere Leere gekennzeichnet ist, korrelierte mit den Subskalen, die Schwierigkeiten erfassen, das Interesse aufrechtzuerhalten und sich selbst zu unterhalten (Mangel an internaler Stimulation) sowie mit Gefühlen der Sinnlosigkeit und mit der Wahrnehmung, dass sich die Zeit nur langsam voran bewegt.

226 Wink & Donahue, 1997

An dieser Stelle ist eine interessante Parallele zwischen offenem und verdeckten Narzissmus einerseits und unterschiedlichen Formen von Persönlichkeitsstörungen andererseits erwährenswert.[227] Der offene Narzissmus hängt neben der narzisstischen Persönlichkeitsstörung auch mit der antisozialen Persönlichkeitsstörung und der histrionischen Persönlichkeitsstörung zusammen. Offene Narzissten weisen neben narzisstischen Tendenzen auch antisoziale und histrionische Persönlichkeitszüge auf. Hingegen weist der verdeckte Narzissmus eine deutliche Nähe zu der vermeidenden Persönlichkeitsstörung auf, jedoch nicht zu der narzisstischen Persönlichkeitsstörung. Diese Schlussfolgerung wird durch Untersuchungsergebnisse von Kelly Dickinson und Aaron Pincus nahe gelegt, die die narzisstische Selbstbeschreibung mit Einschätzungen der Persönlichkeitsstörungen in Verbindung gesetzt haben.[228] Das Ergebnis ist besonders bemerkenswert, weil nur der offene Narzissmus mit der narzisstischen Persönlichkeitsstörung korrespondiert, während der verdeckte Narzissmus davon abweicht. Das spricht dafür, dass die verdeckte Form des Narzissmus bei der Diagnose des pathologischen Narzissmus leicht übersehen wird und stattdessen anderen Persönlichkeitsstörungen zugeordnet wird. Als «Ersatzdiagnose» für den verdeckten Narzissmus scheint die vermeidende Persönlichkeitsstörung eine hervorgehobene Rolle einzunehmen.

Hingegen hat sich die Annahme, dass verdeckter Narzissmus mit der Borderline-Persönlichkeitsstörung in Verbindung steht, empirisch nicht bestätigen lassen, wenn auch leichte Tendenzen in diese Richtung vorhanden sind.[229] Genauso wenig lässt sich zwischen dem offenen Narzissmus und der Borderline-Persönlichkeitsstörung ein empirischer Zusammenhang herstellen.

Auf der Basis des Narziss-Mythos lässt sich festhalten, dass der offene Narzissmus das Verhaltensmuster des mythischen Narziss umfasst, während der verdeckte Narzissmus dem Verhaltensmuster

227 Die unterschiedlichen Formen der Persönlichkeitsstörung werden durch das DSM definiert. DSM steht, wie schon erläutert, für das Diagnostische und Statistische Manual Psychischer Störungen.

228 Dickinson & Pincus, 2003

229 Dickinson & Pincus, 2003; Kubarych, Deary & Austin, 2004

des mythischen Echo zugrunde liegt.[230] Damit ergibt sich eine spannende Doppelinterpretation der beiden Hauptfiguren der Sage, Narziss und Echo, deren diametral unterschiedliche Verhaltensmuster mit einer jeweils anderen narzisstischen Entwicklung in Verbindung stehen könnten.

Diese Ergebnisse bestätigen die zwei Formen des Narzissmus, die als offen bzw. grandios und verdeckt bzw. defensiv bezeichnet werden. Beide Formen hängen zwar positiv miteinander zusammen, aber sie weisen gleichzeitig Besonderheiten auf, die sowohl bei der Diagnose als auch bei der Messung des Narzissmus bedeutsam sind.

Neue Untersuchungsergebnisse zeigen, dass der offene und der verdeckte Narzissmus auch in ihren interpersonellen Bezügen voneinander abweichen.[231] Diese Erkenntnis ist besonders wichtig, weil die Psychologie des Narzissmus vor allem auch durch ihre interpersonellen Folgen bestimmt wird. Diese sind aber je nach Form des Narzissmus unterschiedlich.

230 Campbell & Baumeister, 2001, p. 443; Kubarych, Deary & Austin, 2004; vgl. Hannan, 1992

231 Rohmann, Neumann, Herner, & Bierhoff (2005)

6 Die Welt der Schönheit

In Sprichwörtern wird Schönheit aus verschiedenen Perspektiven gedeutet:

> «Schönheit liegt im Auge des Betrachters.»
>
> «Beurteile nie ein Buch nach seinem Umschlag.»
>
> «Schönheit ist dünn wie die Haut.»

Das Thema der Schönheit ist aus der postmodernen Welt nicht mehr wegzudenken. Durch die Multiplikation von Bildern durch digitale Medien gelangen die Photos von schönen Menschen bis in den letzten Winkel der Welt. Naomi Campbell, Keira Knightley oder Scarlett Johansson sind auf allen Kontinenten Inbegriffe der weiblichen Schönheit. Focus online berichtet darüber, dass ein Date mit Scarlett Johansson im Internet von einem Engländer für 40.000,– Dollar ersteigert wurde.[232]

In der westlichen Welt hat die körperliche Schönheit große Bedeutung. Das belegen viele Studien zur Sozialpsychologie physischer Attraktivität.[233] Das Interesse an der Schönheit hat in unserem postmodernen Zeitalter einen Höhepunkt erreicht. Es ist aber nicht darauf beschränkt. Wir finden z. B. in den Märchen der Brüder Grimm, die im 19. Jahrhundert entstanden sind, schon Hinweise auf die Bedeutung des guten Aussehens. In dem Märchen Schneewittchen wird von einer

232 http://www.focus.de/panorama/boulevard/scarlett-johansson_aid_265143.html, abgerufen am 21.7.08

233 Weeden & Sabini, 2005

eifersüchtigen Königin berichtet, die auf die Schönheit ihrer Stieftochter – das schöne Schneewittchen – neidisch ist und immer wieder vor dem Spiegel stehend die Frage stellt: «Spieglein, Spieglein an der Wand, wer ist die Schönste im ganzen Land?» Weil der Spiegel ihr aber sagt, dass Schneewittchen schöner ist als sie, schreckt sie nicht einmal vor Mordversuchen an ihm zurück.[234]

Das Märchen stellt nicht zufällig eine Frau als schönheitsfixiert dar. Tatsächlich spielt die Darstellung des eigenen Körpers für Frauen eine wesentlich größere Rolle als für Männer.[235] Frauen berichten häufiger als Männer darüber, dass sie sich in der Sonne bräunen lassen. Sie kleiden sich häufiger so, dass ihre sexuellen Qualitäten besser sichtbar werden, und sie legen besonderen Wert auf ihr Aussehen.

Worauf geht die große Bedeutung der Schönheit zurück? Antworten auf diese Frage finden sich sowohl in der Sozialpsychologie als auch in der Evolutionspsychologie. Wenn auch physische Attraktivität als Phänomen oberflächlich ist, wird ihre Wichtigkeit erst aufgrund von theoretischen Überlegungen und empirischen Forschungen verständlich.

Das gute Aussehen ist mit sozialen Vorteilen verbunden. Wer Schönheit besitzt, ruft einen positiven Eindruck hervor, der sich in der Zuschreibung positiver Merkmale niederschlägt. Daher werden die sozialen Fähigkeiten bei schönen Menschen überschätzt.

Aus der Sicht der Sozialpsychologie kann man feststellen, dass der Wert physischer Attraktivität darin liegt, dass Schönheit die Eindrucksbildung positiv beeinflusst. Wir bilden uns bei jeder sozialen Begegnung einen Eindruck von unserem Gegenüber. Handelt es sich um eine sportliche Person oder um einen Schlappschwanz, ist die Person intelligent oder unintelligent usw. Wer schön ist, vermittelt anderen den Eindruck, über große soziale Fertigkeiten zu verfügen. Attraktive Personen werden eher als altruistisch, durchsetzungsfähig, stabil, aufregend, freundlich und gebildet eingeschätzt. Somit werden ihnen eine Vielzahl von sozial erwünschten Eigenschaften zugeschrieben, die eine hohe soziale Kompetenz anzeigen.[236]

234 Wardetzki, 1995
235 Buss & Chiodo, 1991
236 Bierhoff, 2006

Diese Eindrucksbildung wird als Stereotyp bezeichnet, das dem Schema folgt: «Was schön ist, ist auch gut.» Schönheit ist damit verbunden, dass der Person zugeschrieben wird, gesellig, positiv gestimmt, populär zu sein und gemocht zu werden. Außerdem wird ihr beruflicher Status eher höher beurteilt und ihre Kompetenz in der Ehe hervorgehoben. Insgesamt werden das soziale und berufliche Glück von attraktiven Personen besonders günstig bewertet. Man kann feststellen, dass physisch attraktive Personen nicht nur als sozial kompetente Persönlichkeiten erscheinen, sondern dass auch angenommen wird, dass sie ein glückliches und erfolgreiches Leben führen werden.[237]

Eine andere Interpretation der Schönheit besteht darin, dass sie in erster Linie mit biologischen Vorteilen verknüpft ist: Gutes Aussehen signalisiert Gesundheit und genetische Fitness. Deshalb steigert sie den Wert der Person als Liebespartner. Tatsächlich ist es so, dass die physische Attraktivität Einfluss auf die Gesundheit von Frauen hat. Die Psychologen Jason Weeden und John Sabini von der University of Pennsylvania haben nachgewiesen, dass Schönheit von Frauen positiv mit ihrer Gesundheit zusammenhängt.[238] Dieses Ergebnis steht in Übereinstimmung mit der evolutionspsychologischen Analyse.

Während die Sozialpsychologie annimmt, dass Schönheit aufgrund eines kulturellen Stereotyps mit sozialen Vorteilen verbunden ist, betont die Evolutionspsychologie, dass Schönheit in erster Linie mit biologischen Vorteilen verknüpft ist: Wer attraktiv ist, strahlt Gesundheit und genetische Fitness aus. Attraktive Personen werden als Partnerin oder Partner bevorzugt, weil ihre Reproduktionsfähigkeit als hoch eingeschätzt wird.

Die ersten systematischen Untersuchungen von Gesichtsmerkmalen im Hinblick auf ihre Bedeutung für die Schönheit wurden im westlichen Kulturkreis durchgeführt. Sie sind aber nicht auf die westliche Kultur

237 Dion, Berscheid & Walster, 1972
238 Weeden & Sabini, 2005

begrenzt, sondern erweisen sich als allgemein gültig, da in unterschiedlichen Kulturen dieselben physiognomischen Gesichtsmerkmale mit Schönheit in den Augen des Betrachters verbunden werden.[239]

Babyface

Eine typische Konfiguration, die Schönheit widerspiegelt, ist das Kindchenschema. Der Ethologe Konrad Lorenz sah darin einen angeborenen Auslöser des Kleinkindes, das fürsorgliches Verhalten seiner Bezugspersonen auslöst. Er beschrieb das Kindchenschema mit großen Augen, hohen Augenbrauen, großem Schädel, kleinem Kinn und rundem Gesicht. Da diese Konfiguration für Babys typisch ist, spricht man auch treffend von einem «Babyface». Anteile dieses Babyface spiegeln sich aber auch in den Gesichtern von Männern und Frauen wider. Sie dienen in der Eindrucksbildung als Anzeichen für Jugendlichkeit.

In Längsschnittuntersuchungen über den Altersbereich von 10 bis 56 Jahren wurde festgestellt, dass sich die Attraktivitätsbeurteilung der Person kontinuierlich verringert. Das bedeutet: Im Durchschnitt werden eher jüngere als ältere Personen als schöner wahrgenommen. Interessanterweise nimmt der Anteil der Kindlichkeit des Gesichts ebenfalls kontinuierlich ab. Ein solcher Alterstrend steht mit der evolutionspsychologischen Vermutung in Übereinstimmung, wonach Schönheit auf Reproduktionsfähigkeit hindeutet.

Man kann sich vorstellen, dass Männer bei der Suche nach romantischen Partnerinnen von einer heimlichen Kraft gesteuert werden, die ihnen nahe legt, nach Babyface-Merkmalen zu suchen. Das lässt sich als eine unbewusste Disposition auffassen, nach Partnerinnen mit einer hohen reproduktiven Fähigkeit zu suchen. Man kann sich gut vorstellen, dass über die Jahrzehntausende der Evolution eine solche unbewusste Orientierung in der genetischen Ausstattung erworben wurde.

Daher ist es sehr interessant, sich mit der Entwicklung des Babyface in der menschlichen Biographie zu befassen. Dazu sind Längsschnittstudien geeignet, die über viele Jahre ausgewählte Personen mehrfach testen. Dabei zeigt sich, dass das Babyface bei Frauen weniger stabil ist als bei Männern. Die Ersterfassung des Anteils des Kindchenschemas

239 Bierhoff, 2006

wurde mit zehn Jahren durchgeführt. Für Frauen reichte die Stabilität des Babyface von der Kindheit bis zu ihrem 17. Lebensjahr. Bei Männern hingegen war die Stabilität deutlich größer, da das Babyface des 10-Jährigen noch mit 31 Jahren nachzuweisen war.

Diese Vergleiche bedeuten Folgendes: 17-jährige Mädchen, die ein ausgeprägtes Babyface zeigen, besaßen schon mit zehn Jahren im Vergleich zu Gleichaltrigen ein typisches Babyface. Bei Männern gilt, dass aufgrund ihrer Gesichtszüge als 10-jährige Jungen das Babyface mit 31 Jahren gut vorhergesagt werden kann. Jedoch kann für beide Geschlechter das Babyface mit 56 Jahren nicht aufgrund der Gesichtskonfiguration der 10-Jährigen prognostiziert werden. Die eingeschränkte Babyface-Stabilität über die Biographie von Männern und Frauen – und besonders von Frauen – wird damit erklärt, dass die altersbedingten Veränderungen des Gesichts individuell unterschiedlich verlaufen.[240]

Was macht den Mann und die Frau attraktiv?

Eine Besonderheit soll nicht unerwähnt bleiben. Es gibt nämlich zwischen Männern und Frauen Unterschiede in zentralen Babyface-Merkmalen, obwohl auch Gemeinsamkeiten zu konstatieren sind.[241] Bei Frauen wird der Eindruck der Kindlichkeit durch eine kleine Nasenbrücke und durch ein rundes Gesicht hervorgerufen. Hingegen entsteht bei Männern der Babyface-Eindruck durch ein rundes Gesicht, einen großen Augenbereich und dünne Augenbrauen.

Das Babyface ist schon ein Beleg dafür, dass körperliche Merkmale die Einschätzung der Schönheit in nachvollziehbarer Weise bestimmen. Generell sind Körpergröße, Körpergewicht, Figur und Gesichtsmerkmale als Determinanten der wahrgenommenen Schönheit zu berücksichtigen. Wie schon im Zusammenhang mit dem Babyface angedeutet, gibt es dabei einige Geschlechtsunterschiede, die zu berücksichtigen sind. Die Schönheit von Frauen hängt mit dem «Body-Maß-Index»

240 Zebrowitz, Olson & Hoffman, 1993
241 Zebrowitz & Montepare, 1992

(BMI) zusammen, der sich als Körpergewicht in Kilogramm, dividiert durch die quadrierte Körpergröße in Metern bestimmen lässt. Ein weiterer Hinweis auf die Schönheit der Figur ist das «Waist-to-hip-ratio» (WHR), das sich als Umfang der Taille dividiert durch den Umfang der Hüfte berechnet.

Im BMI dienen Werte < 18.5 als Hinweis auf Untergewicht, Werte zwischen 18.5 und 25 fallen in den Bereich des Normalgewichts, während Werte zwischen 25 und 30 bzw. über 30 für Übergewicht bzw. Fettleibigkeit stehen. Beim WHR sind Werte von 0.7 bis 0.9 für junge Frauen typisch, während Werte zwischen 0.8 und 0.95 für junge Männer charakteristisch sind. Frauen werden bei einem WHR im Bereich von 0.7 am attraktivsten bewertet, während Männer bei einem WHR im Bereich von 0.9 besonders attraktiv wahrgenommen werden. In der Selbsteinschätzung halten Frauen einen BMI im Bereich von 20 und einen WHR von 0.8 für ideal.

Männer werden bei einem WHR von 0.9 als besonders attraktiv eingeschätzt. In diesem Fall rufen sie bei Beurteilerinnen den Eindruck von großer Gesundheit und eines jugendlichen Aussehens hervor. Außerdem lösen sie in besonderer Weise eine erotische Ausstrahlung aus. Bei Männern kann selbst noch ein WHR von 1.0 ein günstiges Attraktivitätsurteil hervorrufen. Man kann also feststellen, dass sie in Bezug auf den WHR wesentlich mehr Spielraum nach oben zur Verfügung haben, als es für Frauen der Fall ist. Damit hängt die starke Betonung des Schlankheitsideals für Frauen zusammen,[242] wie sie etwa bei Models auf dem Laufsteg der internationalen Modemessen zu beobachten ist. Tendenziell untergewichtige Frauen rufen besonders günstige Bewertungen der Schönheit hervor.

Generell werden sowohl Frauen als auch Männer, die ein Normalgewicht haben, in der Attraktivität günstig beurteilt. Bei Männern ist zusätzlich das «Waist-to-chest-ratio» (WCR), das sich als Umfang der Taille dividiert durch den Brustumfang berechnen lässt, zu berücksichtigen. Ein niedriger WCR-Wert im Bereich von 0.7 kennzeichnet einen muskulösen Körper, bei dem eine hohe Muskelmasse einem geringen Fettgehalt gegenübersteht. Männer werden am attraktivsten beurteilt, wenn sie durch ein niedriges WCR, also breite Schultern kombiniert mit einer schmalen Taille, gekennzeichnet sind.

---

242 Owen & Laurel-Seller, 2000

Was schließlich die Körpergröße angeht, so besteht eine Tendenz, dass sowohl größere Frauen als auch größere Männer positiver bewertet werden als kleinere Frauen bzw. kleinere Männer. Größe beinhaltet einen positiven Input für eine erfolgreiche soziale Interaktion, was Spötter wie den Intelligenzforscher Robert Sternberg während eines Vortrags bei der jährlichen Tagung der «American Psychological Association» in Boston zu dem Vorschlag veranlasst haben, den Berufserfolg durch die Körpergröße anstelle der Intelligenz zu prognostizieren. Denn im Unterschied zur Intelligenz lässt sich die Körpergröße eindeutig messen.

Die Forschergruppe von Carolyn Davis von der York University in Toronto stellte fest, dass sowohl bei Frauen als auch bei Männern die Tendenz besteht, dass ideale Körperbild in perfektionistischer, zwanghafter und narzisstischer Weise anzustreben. Dabei werden für beide Geschlechter unterschiedliche Ideale zugrunde gelegt. Während Frauen ein ambitioniertes Schlankheitsideal verfolgen, geht es für Männer darum, einen muskulösen Körper bei geringem Körperfett aufzubauen.[243]

Das wird durch das folgende Fallbeispiel verdeutlicht.

Fallbeispiel

Dorothee achtete seit ihrer Pubertät darauf, möglichst schlank zu sein. Sie war dabei sehr erfolgreich, da sie mit Mitte 20 bei einer Körpergröße von 1.77 Meter ein Gewicht von etwa 60 Kilogramm erreichte.

Nachdem sie eine Woche keinen Sport betrieben hatte, war ihr Gewicht auf 61 Kilogramm angestiegen. Wegen der Schulferien hatte die Sporthalle, die sie regelmäßig aufsuchte, geschlossen. Ihr BMI lag bei 19.5 und somit im unteren Bereich des Normalgewichts. Dorothees Idealgewicht betrug aber 59 Kilogramm. Sie hatte die feste Vorstellung, dass die Zahl «60» auf der Waage knapp verfehlt werden sollte, damit sie mit sich selbst «im Reinen» war. Lag an manchen Tagen der Zeiger der Waage über dem kritischen Wert, kam sie schnell ins Grübeln und verspürte Unruhe. Bei noch höheren Werten machten sich leichte Panikgefühle breit.

243 Davis & Scott-Robertson, 2000

Dorothee hatte das Ziel, für ihren Mann Bernhard, mit dem sie zwei Jahre verheiratet war, möglichst attraktiv zu sein. Sie achtete sehr darauf, was sie tagsüber und abends aß. Wenn sie abends mit ihrem Mann am Tisch saß, nahm sie «grundsätzlich» nur die Hälfte der Portion auf den Teller, die ihr Mann bevorzugte. Davon konnte sie auch nicht abbringen, dass sie sich nach dem Essen hungrig fühlte. An einigen Abenden der Woche verzichtete sie sogar ganz auf eine warme Mahlzeit und begnügte sich mit ihrem Salat, den sie meistens im Laufe des Nachmittags sorgfältig anrichtete. Gingen sie und ihr Mann ins Restaurant, bestellte Dorothee oft nur einen Salat für sich, so dass der Salat als typisches Merkmal ihrer Esskultur bezeichnet werden konnte.

Ihr Mann Bernhard war auch stark mit seiner Idealfigur beschäftigt. Ihm ging es um einen «gestylten» Körper. Er war Mitglied in einem Fitnessclub. Nach der Arbeit führte sein Weg häufig nicht gleich nach Hause, sondern zunächst ins «Center». Dort erledigte er dann an drei bis vier Tagen in der Woche sein Fitnessprogramm, das ihm von einem Trainer zum Muskelaufbau empfohlen worden war. Bernhard achtete darauf, dass sein Trainingsplan penibel umgesetzt wurde. Der Umfang seiner Taille betrug 82.5 Zentimeter und der Brustumfang 108 Zentimeter, so dass sich ein WCR von 0.76 ergab. Dieser Wert ging nicht nur auf das Training zurück, sondern auch auf ein diszipliniertes Essen.

Insgesamt war Bernhard aber flexibler in seinen Essgewohnheiten als Dorothee. Wenn er zuviel gegessen hatte, trainierte er am nächsten Tag umso intensiver, um die überflüssigen Pfunde wieder wegzubekommen. Bernhard las regelmäßig die Zeitschrift «Muscle and Fitness», die angehende Bodybuilder informiert. An manchen Tagen war er auf dem Nachhauseweg schon aufgeregt, weil er sich vorstellte, die neue Heftausgabe, die er abonniert hatte, zu lesen. Wenn er zu Hause angekommen war, warf er zunächst einen Blick in die Zeitschrift. Bernhard wollte für seine Frau ein attraktiver Mann sein. Als körperliches Vorbild hatte er sich den Kinohelden Rambo ausgewählt. Er hatte Sylvester Stallone schon als Junge im Fernsehen gesehen. Nun strebte er eine «Rambo»-Figur für sich selbst an.

Während das ausgeprägte Streben nach Schlankheit bei jungen Frauen schon lange in der Öffentlichkeit thematisiert wird, wurde bislang das übermäßige Streben nach Muskeln bei jungen Männern kaum zum Thema gemacht. Bis vor Kurzem nahm man an, dass Störungen des Körperbildes (Körperdysmorphie, Magersucht und Ess-/Brechsucht) in erster Linie ein Problem von Frauen sind. Diese Meinung muss inzwischen revidiert werden. Dafür spricht an erster Stelle eine Störung, die erst seit Kurzem bekannt ist und als Muskeldysmorphie bezeichnet wird. Darunter leidet Bernhard, wie das Fallbeispiel erkennen lässt.

Muskeldysmorphie wird begleitet durch sehr intensives Stemmen von Gewichten, exzessive Diät und durch die Einnahme leistungssteigernder Substanzen. Männer, die unter diesem Störungsbild leiden, sind häufig in Fitnessstudios anzutreffen. Sie meinen, dass sie nicht genug Muskeln haben, obwohl sie objektiv genügend davon besitzen. Muskeldsymorphie ist Bestandteil des «Adonis-Komplexes», den die Forschergruppe um den Psychiater Harrison Pope von der Harvard Medical School beschrieben hat.

Fallbeispiel

Claudia ist Ende 30. Sie arbeitet in einer Firma als Kaufmännische Angestellte. Abends geht sie mit Freunden und Bekannten häufig aus, um den «Tag noch angenehm ausklingen zu lassen». Sie ist seit einem Jahr wieder Single, nachdem sie sich von ihrem Lebenspartner Horst getrennt hat. Vor Horst gab es zahlreiche andere Männer in Claudias Leben, mit denen sie mehr oder weniger lange Beziehungen hatte. Obwohl sie gerne geheiratet hätte, war bislang ihr «Traumprinz» nicht dabei.

Das machte Claudia zunehmend zu schaffen, weil sie endlich mit einer Erfolgsmeldung in diesem Bereich aufwarten wollte. Sie wurde immer nervöser, weil sie in sich die biologische Uhr ticken hörte – eine Uhr, die ihr unmissverständlich zu verstehen gab, dass ihr nur noch wenige Jahre zur Verfügung standen, um den Kinderwunsch zu erfüllen. Sie wünschte sich noch ein Kind, aber mit «dem Richtigen». Es gab immer irgendetwas, das ihr an den Männern nicht passte, mit denen sie zusammen war. Um nicht allein zu bleiben, ließ sie sich – trotz häufiger Zweifel – auf viele der «Typen» näher ein, die sie in Diskotheken oder auf Partys kennen lernte. Das waren vor allem jene, die es gut verstanden, ihr Komplimente zu machen, weil sie so gut aussah.

Claudia sah in der Tat attraktiv aus, wie schon im Erstgespräch auffiel. Um ein solches hatte sie gebeten, weil sie überlegte, eine psychologische Beratung in Anspruch zu nehmen. Mit ihren dunkelblonden Haaren, die bis auf die Schultern herab fielen, und ihren grünen Augen machte sie einen adretten Eindruck. Ihr verschmitztes, freundliches Lächeln tat ein Übriges. Aber irgendetwas schien an ihrem Aussehen nicht zu stimmen. Claudia trug Jeans, die sie mit einem eng anliegenden bauchnabelfreien Top kombinierte – und das obwohl es schon Spätherbst war und sich die Temperaturen draußen im einstelligen Bereich bewegten. Weiterhin trug sie Stöckelschuhe mit hohen «Pfennigabsätzen».

Besonders bemerkenswert war Claudias Gesicht, das dem einer «Barbiepuppe» glich. Das wurde durch die Verwendung von viel Make-up, das sie aufgetragen hatte, unterstützt sowie durch die Form ihrer Augenbrauen, die wie leicht gebogene Striche aussahen. All das zusammen genommen verlieh ihrem Gesicht eine unnatürliche Schönheit, weil es einfach zu perfekt dem Schema entsprach.

Um das Verhalten und Erleben von Claudia besser zu verstehen, geben wir Antworten auf drei Leitfragen: Was erwarte ich von mir? Wer bin ich wirklich? Was erwarte ich vom anderen?

Was erwarte ich von mir?

Claudia war eine Frau, die sehr auf ihr körperliches Aussehen achtete und dazu neigte, ihre Anstrengungen in dieser Richtung zu übertreiben. Wenn sie morgens in der Woche aufstand, war sie wenigstes eine Stunde damit beschäftigt, ihr Aussehen zu verbessern. Soviel Zeit nahm nämlich ihr morgendliches «Beauty»-Ritual in Anspruch. Wenn sie gelegentlich nicht genügend Zeit fand, um das Ritual abzuschließen, ging sie mit einem unguten Gefühl aus dem Haus. Dieses Gefühl war mit körperlichem Selbstzweifel verknüpft. Diese Selbstzweifel steigerten sich noch, wenn ihr auf der Straße Menschen begegneten, die sie anschauten. Claudia stellte sich dann vor, dass die Beobachter sich insgeheim fragen könnten: «Wie sieht die denn aus?» Claudia schämte sich wegen ihres Aussehens, wenn es aus ihrer Sicht nicht perfekt gelungen war. Weil es in der U-Bahn morgens und abends sehr voll war, schaute sie an solchen «ungünstigen Tagen» meistens auf den Boden, um anderen nicht ins Gesicht blicken zu müssen. Sie empfand nicht nur Schamgefühle, sondern entwickelte auch ein ausgeprägtes Vermeidungsverhalten. Das war eine Seite ihres Selbst, die immer wieder in Erscheinung trat.

Manchmal war sie beim Anziehen wie blockiert, weil sie sich nicht entscheiden konnte, welche Hose mit welcher Bluse und mit welchen Schuhen am besten harmonierten. Claudia verfügte über einen prall gefüllten Kleider- und Schuhschrank, aus dem sie jeweils «Passendes für den Tag» heraussuchte.

Claudia wollte eine körperlich attraktive Frau sein – eine Frau, die wegen ihrer Schönheit von Männern bewundert, verehrt oder sogar angebetet wird. Darin kam die andere Seite ihres Selbst zum Ausdruck, die in ihrem Selbsterleben vorherrschte. Wenn sie von Männern Einladungen bekam oder wenn Männer auf der Straße hinter ihr her pfiffen, fühlte sie sich gut, und ihr narzisstisches Selbstwertgefühl blühte regelrecht auf: Sie hielt sich dann für eine der Schönsten. Dafür nahm sie in Kauf, dass andere Frauen ihr häufig neidische oder eifersüchtige Blicke zuwarfen. Sie fand sich ebenfalls damit ab, dass ihr abends der Rücken wehtat, weil sie den ganzen Tag auf den Pfennigabsätzen gelaufen war. Schließlich mutete sie sich auch mehrmals im Jahr die Anreise zu einer holländischen «Schönheitsfarm» zu, um ihr Gesicht weiter verschönern zu lassen. Nachdem ihr jahrelang Cremes, Entspannungsbäder oder Gesichtsmassagen ausgereicht hatten, um jugendliche Frische in ihrem Gesicht zu erzeugen, mussten inzwischen stärkere Geschütze aufgefahren werden. Das begann mit Botox-Spritzen, die Faltenfreiheit garantieren sollten. Dann folgte die Schönheitschirurgie. Mittlerweile hat Claudia die zweite Gesichtsoperation hinter sich gebracht. Zwar hatte sie keine Komplikationen mit den Schönheitsoperationen, doch das Ergebnis war, dass sie wirkte, wie jemand, der «zu schön ist, um wahr zu sein».

Obwohl der Schönheitschirurg Claudia von weiteren Eingriffen abgeraten hatte, war sie dennoch noch nicht ganz zufrieden mit dem Resultat. Eigentlich hätte sie gerne noch einen weiteren Eingriff gewagt, um noch mehr Schönheit zu gewinnen. Hinter diesem Streben lag ihre narzisstische Selbstspiegelung, die Eitelkeit und eine überhöhte Anspruchshaltung erzeugte, wonach sie ein «sehr schönes Gesicht» haben wollte. Das Streben nach Schönheit hatte Claudia so stark vereinnahmt, dass sie sich vorgenommen hatte, so schön auszusehen wie die Schauspielerin Liv Tyler im Katastrophenfilm «Armageddon», die die Rolle der Grace spielt – die Tochter des Ölbohrspezialisten Harry Stamper.

Doch zu einer weiteren Operation kam es nicht. In der Beratung konnte Claudia davon überzeugt werden, eine ambulante Psychotherapie zu beginnen. Das hatte vor allem damit zu tun, dass sie seit ein paar Jahren unter schmerzhaften Blasenbeschwerden litt, die trotz zahlreicher ärztlicher Behandlungen nicht verschwanden. Wie die nähere Analyse zeigte, hatten diese Beschwerden vor allem psychologische Hintergründe, die zu einem Fehlverhalten führten. Claudia trug oft für die Jahreszeit zu leichte Kleidung, um sich besser darstellen zu können. Sie definierte sich vor allem über ihr äußeres Erscheinungsbild. Zum Glück wurde der zugrunde liegende starke Narzissmus, der ihre Persönlichkeit prägte, in der Psychotherapie erkannt und erfolgreich behandelt.

Wer bin ich wirklich?

Claudia war schon als Kind sehr hübsch. Sie war das einzige Kind ihrer Eltern, die überstürzt geheiratet hatten. Die Heirat geschah nicht ganz aus freien Stücken, weil Claudias Mutter ungewollt schwanger wurde und sich unter moralischem Druck sah, den Vater ihres Kindes zu heiraten. Sie verstand sich zwar mit ihrem Mann gut, der jedoch für sie nicht die erste Wahl gewesen war. So kam Claudia als ein «Wunschkind mit Abstrichen» auf die Welt. Obwohl genug Geld vorhanden war – die Mutter war Krankenschwester in einem städtischen Krankenhaus, der Vater Assistenzarzt in der chirurgischen Abteilung dieses Krankenhauses – herrschte von Anfang an eine angespannte familiäre Atmosphäre. Zwar nahm Claudias Mutter sich in den ersten Jahren genug Zeit für ihr Kind, indem sie sich von der Arbeit freistellen ließ, doch nachdem Claudia in den Kindergarten gekommen war, nahm sie die Arbeit in der Klinik wieder auf. Weil auch Claudias Vater wegen der intensiven Arbeit in der Woche und in vielen Wochenenddiensten nur wenig Zeit für das Kind übrig hatte, wurde Claudia häufig tagsüber in die Obhut der Großeltern väterlicherseits gegeben.

Ihre Eltern sah sie meistens erst abends, wenn diese von der Arbeit nach Hause kamen. Wegen des anstrengenden Berufsalltags waren sie ziemlich geschafft. Claudia musste von früh an lernen, dass sie ihren Eltern nicht unnötig auf die Nerven gehen durfte und sich besser brav, artig und unauffällig verhielt. Was wirklich in ihrer Seele vor sich ging, interessierte ihre Eltern nur oberflächlich. Im Vergleich zu ihrer Mutter nahm sich ihr Vater noch mehr Zeit, wenn sie Fragen hatte und auf Antworten wartete. Zu ihrem Vater hatte sie ein besseres Verhältnis als zu ihrer Mutter. Sie fühlte sich zu ihm hingezogen, weil sie sich von ihm besser verstanden fühlte.

Wegen der verringerten Identifikation mit dem Mütterlichen konnte Claudia keine allzu gesunden narzisstischen Haltungen in ihrer Persönlichkeit entwickeln. Ein gesunder Narzissmus wäre jedoch als Grundlage erforderlich gewesen, um eine gefestigte weibliche Identität im weiteren Leben zu entwickeln. Die Unsicherheit bezüglich ihrer Weiblichkeit zeigte sich darin, dass sie sich überwiegend über ihr äußeres Erscheinungsbild definierte und glaubte, hauptsächlich wegen ihres Aussehens beachtens- und liebenswert zu sein.[244] Diese einseitige

244 Wardetzki, 1991

Fixierung auf das äußere Erscheinungsbild verhinderte, dass sie eine positive Selbstidentität entwickeln konnte. Weil «äußere Schönheit» vergänglich ist, kann man sich seiner selbst nie wirklich sicher sein, wenn man nicht auch über «innere Schönheit» verfügt, die z. B. durch die Fähigkeit, Mitgefühl zu empfinden, oder durch das Gefühl, soziale Kompetenzen zu besitzen, zum Ausdruck kommt.

Glücklicherweise hatte Claudia einen stabilen Freundeskreis sowie eine abgeschlossene Berufsausbildung und einen sicheren Arbeitsplatz, so dass ein Teil ihres narzisstischen Selbstwertgefühls darüber eine Regulierung erfuhr. Auf diese Weise war ihr ein Teil von «innerer Schönheit» erhalten geblieben. Mit den Veränderungen, die das Älterwerden mit sich brachte und die ihre Gesichtsschönheit in Frage stellten, schwand aber der Halt, den ihr die «innere Schönheit» gab. Sie versuchte mit allen Mitteln, die Schönheit ihres Körpers zu retten.

Die frühkindliche Identifikation mit dem Vater, der zu einer perfektionistischen Haltung neigte, übertrug sich auf ihren eigenen Perfektionismus. Die 39-jährige Claudia war dabei, in ihrem Erleben und Verhalten mit Volldampf in eine regressiv getönte Welt zu fahren, in der ein Wunsch nach Verschmelzung mit dem Mütterlichen immer dringlicher wurde. Diese regressiven Tendenzen führten dazu, dass die Bedeutung des eigenen Körpers immer größer wurde.

Weil Claudia eine bessere Beziehung zum Vater als zur Mutter aufgebaut hatte, waren ihr die wohlwollenden Blicke der Männer wichtiger als die der Frauen. Daher war es nur folgerichtig, dass sie eine große Energie darauf verwandte, ihr körperliches «Outfit» noch anziehender zu machen. Im Grunde genommen war Claudia in ihren alltäglichen Übertragungsbeziehungen nicht nur auf der unbewussten Suche nach ihrer nur wenig zugänglichen Mutter, sondern vor allem auch nach ihrem Vater, dessen Zuwendung ihr als Kind wenigstens ein Minimum an Selbstwertgefühl vermittelt hatte.

Was erwarte ich vom anderen?

Claudias frühe Lebensgeschichte beeinflusste auch ihre bewussten Erwartungen, die sie in ihrer letzten Beziehung mit Horst zum Ausdruck gebracht hatte. Er war der einzige Mann, mit dem sie über sieben Jahre lang eine Beziehung beibehalten hatte. Er war auch der einzige

Mann, der es über einen längeren Zeitraum verstanden hatte, Claudias narzisstische Bedürfnisse nach Schönheit zu spiegeln und damit ihr narzisstisches Größenselbst zu bestätigen. Kurz gesagt, Horst war ein Mann, der Claudias «spiegelhungrige Persönlichkeit» tagtäglich mit neuem Futter versorgte. Auf diese Weise konnte eine zeitweilige Sättigung ihres seelischen Hungers nach perfekter Schönheit erreicht werden. Denn Horst hatte in verschiedenen Alltagssituationen eine gewisse «Antenne» dafür, wann, wie und wo es angebracht war, Claudia reichlich mit Komplimenten zu überschütten. Sprüche wie «Du bist die Schönste auf der Welt» oder «Es gibt keine andere, die schöner ist als Du» waren Balsam für Claudias geschundenen Narzissmus. Die Parallele zu der neidischen Stiefmutter im Märchen von Schneewittchen liegt auf der Hand.

In den letzten beiden Jahren der Beziehung, bevor sie zerbrach, wurde Claudia immer anspruchsvoller und forderte in immer kürzeren Zeitabständen narzisstische Bestätigungen von Horst ein. Sie wurde immer unersättlicher in ihrer Gier nach Bestätigung, Bewunderung und Verherrlichung. Irgendwann war Horst nicht mehr in der Lage, diesen Ansprüchen zu genügen, so dass sich bei Claudia Wutausbrüche einstellten. In der Folge verschlechterte sich die Beziehung mit Horst, die durch Zank und Streit gekennzeichnet war. In der Endphase der Beziehung hatten sich beide nicht mehr viel zu sagen.

Das war ungefähr auch der Zeitpunkt, als Claudia ihren ersten Termin in der Schönheitsklinik vereinbarte. Gleichzeitig setzten ihre Blasenbeschwerden ein. Schließlich fand die Trennung statt.

Horst hatte für Claudia nicht nur die Funktion des Partners, sondern auch die der Mutter (und die des Vaters) übernommen. Claudia benutzte narzisstisch ihren Partner, ohne dass sie sich darüber Klarheit verschaffte. Obwohl sie 39 Jahre alt war, war Claudia unfähig, sich auf eine tiefere Liebensbeziehung mit einem autonomen Partner einzulassen. Stattdessen zog sie Belohnung daraus, dass ihr die Beziehung Ersatz für das unzureichend erfahrene Mütterliche und die Erfüllung der Sehnsucht nach dem Väterlichen geben konnte. Horst hatte die Funktion, Claudias narzisstisches Größenselbst rund um die Uhr zu hofieren. Als diese Funktion nicht mehr erfüllt wurde, ging die Beziehung zwischen Claudia und Horst auseinander.

Wer ist die Schönste im ganzen Land?

Parfümerien und Drogerien setzen Milliarden Euro mit Produkten um, die die Attraktivität der Person steigern können. In diesen großen Umsätzen kommt die große Bedeutung, die die Menschen dem Aussehen beimessen, zum Ausdruck. Hier deutet sich im Übrigen ein Geschlechtsunterschied an: Frauen kaufen wesentlich mehr Kosmetika als Männer – wenn auch berichtet wird, dass Männer aufholen. Ein Blick über die Grenzen zeigt, dass Französinnen und erst recht Spanierinnen im Durchschnitt noch wesentlich mehr Aufmerksamkeit auf ihr Äußeres verwenden als deutsche Frauen. Sorgfältig ausgewählte Kleidung, eine gute Frisur und die Schminke des Gesichts stellen Selbstverständlichkeiten dar, deren Gestaltung viele Frauen mit einem größeren Zeitaufwand angehen.

> Narzissten sind in besonderer Weise daran interessiert, ihre äußere Erscheinung möglichst attraktiv zu gestalten. Frauen reagieren anders auf die Herausforderungen der Schönheit als Männer. Bei Frauen ist die Verbindung zwischen narzisstischer Persönlichkeit und der Höherbewertung des eigenen Körpers besonders ausgeprägt. Narzisstinnen ist es besonders wichtig, wie sie aussehen und wie sie auf andere wirken.

Wie bei vielen narzisstischen Tendenzen schwankt die Bewertung des eigenen Körpers von einem Extrem zum anderen: von dem Gefühl besonderer Schönheit hin zu dem Gefühl, hässlich zu sein. Diese Schwankungen sind ein Indiz dafür, dass ein Selbstschutzmechanismus wirkt, der zu einer gespaltenen Wahrnehmung führt. Wird im bewussten Erleben das Schöne hervorgehoben, wird der Eindruck der Minderwertigkeit ausgeblendet. Wenn hingegen die Wahrnehmung von Hässlichkeit dominiert, werden Hinweise auf die eigene Schönheit übersehen. Diese Schwankungen in der Selbstwahrnehmung werden in der Beratungs- und Therapiepraxis immer wieder thematisiert. So geraten nicht wenige Narzisstinnen, die abends noch überzeugt von ihrem guten Aussehen waren, weil sie auf einer Party bewundernde Blicke ernteten, am nächsten Morgen in große Selbstzweifel, wenn ihnen Gesichtsfalten im Spiegel auffallen. Probleme dieser Art treten auch in Erscheinung, wenn nach einem Urlaub die eigene Figur durch exzessives Essverhalten zum Nachteil verändert worden ist. Daraufhin geraten viele der Betroffenen in Panik oder reagieren sogar depressiv. Generell herrscht eine große Irrationalität, die z. B. darin zum Ausdruck kommt, dass ein umfangreiches Essprogramm während eines Urlaubs in der Toskana durch die folgende Anmeldung bei den «Weight Watchers» konterkariert wird.

Die einseitige Ausrichtung an der Optimierung des eigenen Aussehens kann zu einem Schönheitswahn führen. Unter diesen Umständen ist es nicht verwunderlich, dass die Schönheitschirurgie eine große Bedeutung hat. Das «Fettabsaugen» gehört genauso in dieses Programm wie das «Liften» des Gesichts. Häufig findet man bei Frauen zwischen 40 und 50 Jahren, dass das jugendliche Schönheitsideal in ihrem Denken dominiert. Sie wollen nicht akzeptieren, dass das biologische Alter Veränderungen der äußeren Erscheinung mit sich bringt. Dieser Widerstand gegen den Alterungsprozess ist besonders bei Narzisstinnen vorhanden, bei denen das Streben nach jugendlicher Schönheit sich verselbständigen kann.

Eine Forschergruppe um Burghard Brosig von der Universität Gießen spricht in diesem Zusammenhang von dem «Dorian-Gray-Syndrom».[245] Damit wird ein Krankheitsbild umschrieben, das Menschen kennzeichnet, die

- sich gegen die Folgeerscheinung des Alterns wehren und einem Ideal jugendlicher Schönheit anhängen,
- sich übermäßig mit der äußeren Erscheinung beschäftigen,
- sich wegen eingebildeten oder geringfügigen körperlichen Fehlern schämen,
- Ärzte aufsuchen, die Lifestyle-Angebote machen (z. B. Schönheitschirurgen).

245 Euler, Brähler & Brosig, 2003. Der Name «Dorian-Gray» wurde dem Roman von Oscar Wilde «Das Bildnis des Dorian Gray» entnommen.

Das Dorian-Gray-Snydrom hängt eng mit dem Narzissmus zusammen. Die Lifestyle-Medizin bietet scheinbar Verfahren an, die als Abwehr gegen das Altern eingesetzt werden können. Diese Abwehr dient dazu, die hohen Erwartungen der Narzissten an das Aussehen des eigenen Körpers zu verteidigen.

Wie intensiv sich manche narzisstische Frauen den Idealkörper als Ziel vornehmen, verdeutlicht ihre Magersucht. Die Gruppe der Magersüchtigen ist in ihrer Persönlichkeit häufig durch Narzissmus, der mit perfektionistischen Strebungen verbunden ist, gekennzeichnet.

Bei Männern findet sich ein analoges Muster, wenn sie sich in übertriebener Weise dem Bodybuilding widmen. Allerdings scheint dieses Streben nach einem muskulösen Körper nicht speziell mit Narzissmus verbunden zu sein. Stattdessen kann man feststellen, dass der Aufbau eines muskulösen Körpers bei Männern mit Perfektionismus und Eitelkeit zusammenhängt. Die Eitelkeit stellt den Zusammenhang zur narzisstischen Persönlichkeit her, da sie ein Element der narzisstischen Persönlichkeit ist.

Muskulöse Vorbilder sind z. B. bekannte männliche Filmschauspieler, wie Sylvester Stallone und Brad Pitt. Entsprechende Vorbilder finden sich auch bei Schwimmern wie Michael Phelps und Leichtathleten wie Usain Bolt. Die Fixierung auf ein perfektes äußeres Erscheinungsbild schlägt sich bei Narzissten nicht nur darin nieder, dass sie aktiv bestrebt sind, ihr Körperbild zu verbessern, sondern auch darin, dass sie ihre physische Attraktivität überschätzen.

Das belegt eine Studie von Marsha Gabriel, Joseph Critelli und Juliana Ee von der University of North Texas.[246] Studierende beantworteten den NPI und schätzen ihre körperliche Attraktivität ein, die mit der Fremdeinschätzung von Beurteilern, welche Fotos der Teilnehmer bewerteten, verglichen wurde. Außerdem schätzten die Studierenden ihre Intelligenz ein. Diese Einschätzungen wurden mit dem Ergebnis eines Intelligenztests verglichen. Es zeigte sich, dass Narzissten sich für physisch attraktiver halten als sie von neutralen Beurteilern eingeschätzt werden. Je höher der Narzissmus, desto größer die Selbstillusion. Außerdem fand sich, dass die Selbstillusion der Intelligenz ebenfalls positiv mit dem Narzissmus zusammenhing. Diese Resultate wurden gleichermaßen für Studentinnen und Studenten gefunden. Der Narzissmus war ein besserer Prädiktor der Selbstillusionen als der Selbstwert.

246 Gabriel, Critelli & Ee, 1994

Die Selbstillusion der Attraktivität korrelierte hoch mit der Selbstillusion der Intelligenz. Studierende, die sich auf einer Dimension überschätzten, tendierten also auch dazu, sich auf der zweiten Dimension zu überschätzen.

Während diese Ergebnisse für beide Geschlechter gelten, fand sich auch ein geschlechtsspezifisches Resultat: Generell war die Selbsteinschätzung höher als der objektive Vergleichsmaßstab. Die einzige Ausnahme für diese Regel fand sich bei Frauen bezogen auf die Attraktivitätsdimension, da sie sich ungünstiger einschätzten, als Beobachter es taten. Eine weitere Analyse zeigte, dass hoch narzisstische Frauen von diesem generellen weiblichen Bescheidenheitseffekt abwichen, da sie ihre Attraktivität tendenziell höher einschätzten als die Beobachter.

Die Körper-Wertschätzung bezieht sich auf 35 Körperaspekte, die danach beurteilt werden, ob sie negative oder positive Gefühle auslösen. Je häufiger positive Gefühle ausgedrückt werden, desto höher ist die Körper-Wertschätzung. Sie wird bei jungen Frauen durch den Narzissmus beeinflusst. Je höher der NPI-Narzissmus junger Frauen liegt, desto mehr Körper-Wertschätzung empfinden sie.[247]

In dieselbe Richtung deuten die Ergebnisse von Caroline Davis, Michelle Dionne und Barbara Shuster: Je höher der NPI-Narzissmus von jungen Frauen ausgeprägt ist, desto mehr orientieren sie sich am eigenen Aussehen.[248] Der Fragebogen zur Messung der Orientierung am eigenen Aussehen erfasst die Bedeutung, die die Person ihrem Aussehen beimisst, und den Aufwand, den die Person betreibt, um ihr Aussehen zu verbessern.

Die übertriebene Orientierung an der eigenen Schönheit kann durch die Verwechselung zwischen dem Realselbst und dem Idealselbst erklärt werden: Je mehr das Reale mit dem Idealen verschmilzt, desto mehr ist die Selbsteinschätzung aus der Wirklichkeit entrückt und idealisiert. Das grandiose Selbsterleben, das mit der narzisstischen Persönlichkeit verbunden ist, erzeugt eine Selbstillusion bei der Einschätzung von Attraktivität und Intelligenz.

247 Davis, Claridge & Cerullo, 1997
248 Davis, Dionne & Shuster, 2001

Ein verwandtes Phänomen, das auf die Fixierung der Narzissten auf ihr eigenes Aussehen verweist, kommt in der Tendenz zum Ausdruck, häufig in den Spiegel zu schauen. Richard Robins und Oliver John berichten, dass Narzissten häufiger in den Spiegel schauen und häufiger berichten, dass sie den Blick in den Spiegel mögen und dass sie wegen ihres Aussehens stolz sind.[249]

Damit übereinstimmend stellten Linda Jackson, Kelly Ervin und Carole Hodge von der Michigan State University fest: Je narzisstischer ein Mensch ist, desto vorteilhafter fällt seine Bewertung der eigenen körperlichen Erscheinung und Fitness aus und desto mehr Bedeutung wird dem eigenen Körperlichen beigemessen.[250] Außerdem unternehmen Narzissten mehr, um ihren eigenen Körper zu vervollkommnen. Geschlechtsunterschiede finden sich insofern, als Männer erwartungsgemäß die Bewertung der eigenen Fitness in den Vordergrund stellen, während Frauen die Bewertung ihrer körperlichen Erscheinung besonders betonen.

Die starke Fixierung auf das eigene Aussehen, die für Narzissten typisch ist, sowie die Neigung zu einer übertriebenen Selbstseinschätzung in diesem Bereich verweisen auf eine ausgeprägte Tendenz zur Eitelkeit. Im Vergleich zum Urteil von Beobachtern fallen Selbsteinschätzungen allgemein eher günstiger aus. Diese Neigung wird bei Narzissten, die sich selbst beurteilen, verstärkt.[251]

> Die spezielle narzisstische Tendenz kommt darin zum Ausdruck, dass die Eitelkeit das Denken einer Person absorbiert und sie verleitet, sich eine so hervorgehobene Position auf der Dimension der körperlichen Attraktivität zuzuordnen, dass sie die Bodenhaftung verliert.

Wir hatten schon auf die Popularität von Schönheitschirurgie verwiesen. Der überdrehte Anspruch an die eigene Schönheit führt dazu, dass Korrekturen an Körpermustern, die mit dem Ideal nicht in Übereinstimmung stehen, durchgeführt werden. Wenn es nicht mehr möglich

249 Robins & John, 1997
250 Jackson, Ervin & Hodge, 1992
251 Gosling, John, Craik & Robins, 1998

ist, durch eine verzerrte Wahrnehmung das eigene Körperbild hinreichend zu erhöhen, kann der Versuch einsetzen, mit Hilfe von medizinischen Eingriffen die Differenz zu dem Idealbild zu überbrücken. Selbst spanisch-sprechende königliche Hoheiten scheinen in jüngster Zeit dieser Versuchung zu erliegen.

7 Wie es sich anfühlt, einen Narzissten zu lieben

Lässt sich Liebe begreifen?

Wenn wir von Liebe sprechen, verbindet jeder eine spezifische Bedeutung mit diesem Begriff. Daher ist es sinnvoll, sich darüber zu verständigen, was im Folgenden mit Liebesbeziehung und Liebe gemeint ist. Eine Liebesbeziehung ist eine Paarbeziehung, die auf vier Aspekte bezogen ist:[252]

- Idealisierung der geliebten Person,
- Plötzlicher Beginn («Liebe auf den ersten Blick»),
- Physiologische Erregung bei der Begegnung mit der geliebten Person nach einer Trennung,
- Längerfristige Bindung an die geliebte Person.

Was den plötzlichen Beginn angeht, so handelt es sich mehr um ein Stereotyp als um ein Merkmal, das in allen Liebesbeziehungen erfüllt ist. Denn Liebe, die sich aus einer Freundschaft entwickelt, weist gerade keinen plötzlichen Beginn auf. Die längerfristige Bindung kommt dann zustande, wenn die Partner sich entscheiden, ihre Beziehung in Zukunft fortzusetzen. Wichtige Merkmale der Liebe sind auch vertrauensvolle Kommunikation und Fürsorge.

252 Averill, 1985

Die Dreieckstheorie der Liebe, die von Robert Sternberg entwickelt wurde, unterscheidet zwischen drei Komponenten der Liebe:[253]

- Vertrautheit-Intimität, die mit Kommunikation, Vertrauen und Selbstöffnung zusammenhängt,
- Leidenschaft, die durch die Sexualität ausgelöst wird,
- Entscheidung/Gebundenheit, die sich auf die Bereitschaft bezieht, eine Paarbeziehung einzugehen.

Liebe ist eine Vorstellung, die sowohl von der Kultur als auch von der persönlichen Erfahrung abhängt, die man in Paarbeziehungen gemacht hat[254]. Dabei spielen Vorbilder in der Familie und in der Gruppe der Gleichaltrigen eine wichtige Rolle.

Was den kulturellen Einfluss anbelangt, so lässt er sich durch kulturvergleichende Studien belegen. In westlichen Kulturen wird die Liebe als eigenständige (Grund-)Einheit innerhalb des Spektrums der Emotionen wahrgenommen. In fernöstlichen Kulturen verschwindet dagegen die Liebe als eigenständiges Gefühlskonzept. Sie geht dort in der Kategorie «Freude/Glück» auf. Außerdem gilt, dass speziell die romantische Liebe im Westen eine größere Bedeutung annimmt als im fernen Osten.[255]

Liebe hängt mit Bindung zusammen.[256] Kindliche Erfahrungen in der frühen Mutter-Kind-Beziehung führen zu der Formierung von kognitiven Schemata des Kindes, die auf die Wahrnehmung von sich selbst und anderer wirken. Diese Beziehungsschemata, die als internale Arbeitsmodelle bezeichnet werden, stabilisieren sich im Erwachsenenalter. Sie bestimmen, wie Liebesbeziehungen eingeschätzt werden. Die internalen Arbeitsmodelle werden schon im Kleinkindalter geprägt. Allerdings machen Kinder und Jugendliche weitere Bindungserfahrungen, die die ursprünglichen Arbeitsmodelle verändern können.

Um die Folgen des Narzissmus für romantische Beziehungen besser einordnen zu können, ist es sinnvoll, bestimmte Haltungen zu beachten, die typisch für Narzissten sind. In diesem Zusammenhang ist die

253 Sternberg, 1997
254 Waller & Shaver, 1994
255 Shaver, Wu & Schwartz, 1992
256 Bierhoff & Grau, 1999

Erkenntnis wichtig, dass Narzissten Probleme haben, sich in andere hineinzuversetzen und das Leid anderer zu teilen.[257] Sie bleiben seltsam unbeteiligt und distanziert.

Narzissten sind in der Tendenz feindselig gegen andere und bringen ihnen gegenüber Dominanz und Wettbewerb zum Ausdruck. Das hängt mit ihrem Mangel an Empathie und ihrer geringen Bereitschaft zur Perspektivenübernahme zusammen. Sie entwickeln einen geringen Wunsch nach Intimität. Narzissten steigern ihren Selbstwert auf Kosten von anderen. Außerdem überschätzen sie die eigenen Beiträge im Vergleich zu denen von anderen Gruppenmitgliedern.

Sucht nach Bewunderung und Assoziation mit idealisierten anderen

Der Zusammenhang zwischen Narzissmus und romantischer Attraktion wurde schlaglichtartig durch die Studien von Keith Campbell geklärt.[258] Er nimmt eine psychologische Analyse des Mythos des Narziss zum Ausgangspunkt seiner Forschung.

Wie wir gesehen haben, veranschaulicht der Mythos, wie Narzissten ihre romantische Zuneigung auf sich selbst fokussieren und andere Personen vernachlässigen. Die Ursache scheint Selbstverliebtheit zu sein, die mit einer Tendenz zur Selbstwertsteigerung zusammenhängt. Selbstwertsteigerung wird als Kern des Narzissmus angesehen.[259]

Da der Selbstwert sozial vermittelt wird, kann es nicht überraschen, dass Narzissmus die Gestaltung von interpersonellen Beziehungen beeinflusst. Diese Tendenz wurde schon in dem selbstregulatorischen Prozessmodell des Narzissmus dargestellt. Narzissten fehlt die Bereitschaft, Intimität zuzulassen, weil im Mittelpunkt ihrer Aufmerksamkeit das Ziel der Selbstwertsteigerung steht und die Furcht davor, enttäuscht zu werden.

257 Campbell & Buffardi, 2008
258 Campbell, 1999
259 Sedikides & Strube, 1997

Narzisstische Selbstwertsteigerung wird durch zwei Strategien erreicht: die Suche nach Bewunderung und Spiegelung sowie die Assoziation mit idealisierten anderen (wenn z. B. Milliardäre Hollywood-Stars heiraten). Letztere Strategie hatte schon Kohut dargestellt.[260] Narzissmus ist mit einem hohen Selbstfokus verbunden, der darin zum Ausdruck kommt, dass häufig das Pronomen «ich» in freier Darstellung verwendet wird. Außerdem besteht ein Wunsch nach Einmaligkeit.[261]

Campbell schlägt das Modell der Selbstorientierung zur Erklärung des Narzissmus vor. Danach ist die romantische Attraktion von Narzissten durch drei Elemente gekennzeichnet:

- Aufmerksamkeit auf das Selbst,
- Mangel an Intimität und
- Strategien zur Selbstwertsteigerung.

Das Modell der Selbstorientierung geht davon aus, dass Narzissten in romantischen Beziehungen Selbstwertsteigerung suchen. Das kommt in der Suche nach Bewunderung und in der Identifikation mit anderen zum Ausdruck, die Erfolg repräsentieren. Auf der anderen Seite haben Narzissten wenig Interesse an Intimität, Nähe und Fürsorge. Das hängt damit zusammen, dass die Nähe dazu beitragen kann, dass ihre Selbstorientierung durchschaut wird. Deshalb besteht eine Abneigung gegen Selbstöffnung. Daher stoßen romantische Partner, die entweder Fürsorge und den Wunsch nach gegenseitiger Selbstöffnung oder emotionale Bedürfnisse zum Ausdruck bringen, auf hinhaltenden Widerstand.

Um das Modell der Selbstorientierung zu überprüfen, wurden Studierende gebeten, ihren idealen romantischen Partner zu beschreiben. Sie sollten die fünf wichtigsten Merkmale des idealen romantischen Partners aufschreiben und unter ihnen eine Rangreihe nach der Bedeutung herstellen. Außerdem füllten sie einen Narzissmus-Fragebogen (das NPI) aus.

260 Kohut, 1979
261 Emmons, 1984

Die Ergebnisse zeigten, dass Narzissten perfekte Eigenschaften des idealen romantischen Partners nennen. Unter perfekten Eigenschaften werden solche zusammengefasst, die auf Bewunderung hinauslaufen, und ideale Eigenschaften wie gut aussehend oder selbstsicher. Nicht-Narzissten nannten eher Eigenschaften, die mit Fürsorge zu tun hatten. Unter Fürsorge wurde sowohl eine Beschreibung gefasst, die sich auf Mitgefühl und Rücksichtnahme bezieht, als auch eine Beschreibung, die auf emotionale Bedürfnisse verweist.

Partys sind eine ideale Umgebung, um romantische Beziehungen anzubahnen. Die Anwesenden sind entspannt und bereit, sich ansprechen zu lassen. Sie wissen, dass Flirten auf Partys erwünscht ist. In einer zweiten Studie wurde ein entsprechendes Szenario aufgebaut. Die Teilnehmer sollten sich vorstellen, dass sie auf einer Party mit anderen zusammentreffen würden. Ihnen wurden vier Personen des anderen Geschlechts vorgestellt, die von einem Freund unterschiedlich beschrieben wurden:

- Die erste Person wurde als jemand dargestellt, der den Teilnehmer bewundert und für den am besten aussehenden Besucher der ganzen Party hält.
- Die zweite Person wurde als jemand, der sehr populär und gut aussehend ist, beschrieben.
- Die dritte Person wurde als fürsorglich und empathisch sowie freundlich vorgestellt.
- Die vierte Person wurde als jemand beschrieben, der viele emotionale Bedürfnisse hat und gerne über sich selbst spricht.

Dann wurden die Teilnehmer der Studie gebeten, fünf Fragen zu beantworten, die sich auf die romantische Attraktion gegenüber der Person des anderen Geschlechts bezogen. Ein Beispiel ist: «Wie gerne würdest Du mit dieser Person ausgehen?» Jede der vier vorgestellten Personen wurde auf diese Weise eingeschätzt. Generell wurde die Person, die emotionale Bedürfnisse zum Ausdruck brachte, weniger positiv eingeschätzt als die anderen drei Personen.

Zusätzlich zu diesem Maß der romantischen Attraktion wurde der NPI vorgegeben, um die individuelle Narzissmusausprägung zu erfassen. Die folgenden Ergebnisse beziehen sich auf den Zusammenhang zwischen Narzissmus und romantischer Attraktion.

Die Ergebnisse belegen, dass Narzissten eine Person, die sie bewundert, und eine Person, die perfekt ist, bevorzugen. Eine fürsorgliche Person wurde weniger gemocht. Die Einschätzung der Person, die emotionale Bedürfnisse ausdrückt, ist unabhängig von der Ausprägung des Narzissmus des Beurteilers.

Schließlich stellten die Studierenden eine Rangreihe unter den vier vorgestellten Personen her. Narzissten setzten Personen an die oberste Stelle, von denen sie bewundert wurden oder die perfekt waren. Beurteiler, die die fürsorgliche oder emotionale Person an die oberste Stelle setzten, waren demgegenüber weniger narzisstisch.

In einer dritten Studie wurde bestätigt, dass Narzissten ihr Mögen stärker nach der Perfektion der anderen Person differenzieren als Nicht-Narzissten. Besonders bevorzugen Narzissten solche Personen, die gleichzeitig bewundernd und perfekt sind! Diese Kombination scheint mit der narzisstischen Traumvorstellung von einem Partner übereinzustimmen.

In einer vierten Studie wurden die Teilnehmer vor eine Entscheidungsaufgabe gestellt. Sie sollten sich für eine von zwei Personen des anderen Geschlechts entscheiden:

- Die eine war perfekt, aber nicht fürsorglich,
- während die andere fürsorglich, aber nicht perfekt war.

Erneut wurde die romantische Attraktion gegenüber der anderen Person gemessen. Die Ergebnisse lassen folgendes Muster erkennen:

- Narzissmus hängt positiv mit der Attraktion gegenüber der perfekten, aber nicht fürsorglichen Person zusammen. Je mehr Narzissmus der Beurteiler zum Ausdruck bringt, desto größer wird die romantische Attraktion eingeschätzt.
- Narzissmus ist unabhängig von der Attraktion gegenüber der fürsorglichen, aber nicht perfekten Person. Fürsorglichkeit und Narzissmus sind zueinander indifferent. Das heißt aber auch, dass Narzissten keine Abneigung gegen Fürsorglichkeit aufgebaut haben. Vielmehr interessiert es sie einfach nicht, ob eine Person fürsorglich ist oder nicht. Manche Ergebnisse sprechen allerdings auch dafür, dass Narzissten eine regelrechte Abneigung gegenüber einem fürsorglichen Partner zum Ausdruck bringen.

In der fünften Studie wurden dieselben Zielpersonen des anderen Geschlechts vorgegeben wie in der vierten Studie: perfekt und nicht-fürsorglich sowie fürsorglich und nicht-perfekt. Es wurde überprüft, inwieweit Statusgewinn, Selbstwertgewinn und Ähnlichkeit den Zusammenhang zwischen Narzissmus und romantischer Attraktion vermitteln:

- Statusgewinn wurde durch zwei Fragen gemessen: «Wie populär würdest Du Dich fühlen, wenn Du mit dieser Person ausgehen würdest?» und «Wie wichtig würdest Du Dir vorkommen, wenn Du mit dieser Person ausgehen würdest?»
- Der Selbstwertgewinn wurde ebenfalls durch zwei Fragen gemessen: «Wie positiv würdest Du Dich fühlen, wenn Du mit dieser Person ausgehen würdest?» und «Wie viel Selbstwert würdest Du haben, wenn Du mit dieser Person ausgehen würdest?»
- Ähnlichkeit des Paares wurde mit einer Frage angesprochen: «Wie ähnlich bist Du dieser Person?»

Es ging wieder um die romantische Attraktion. Der Narzissmus hing wie erwartet und in Übereinstimmung mit der vierten Untersuchung positiv mit der Bevorzugung der perfekten, aber nicht-fürsorglichen Person zusammen. Weitere Auswertungen zeigten, dass der Zusammenhang zwischen Narzissmus und romantischer Attraktion durch Selbstwert und Ähnlichkeit vermittelt wird. Außerdem führte eine Zusatzanalyse zu dem Ergebnis, dass der Zusammenhang zwischen Narzissmus und Selbstwert über Status vermittelt ist. Insofern sind alle drei Mediatoren bedeutsam. Dieses Ergebnis wird in **Abbildung 3** veranschaulicht.

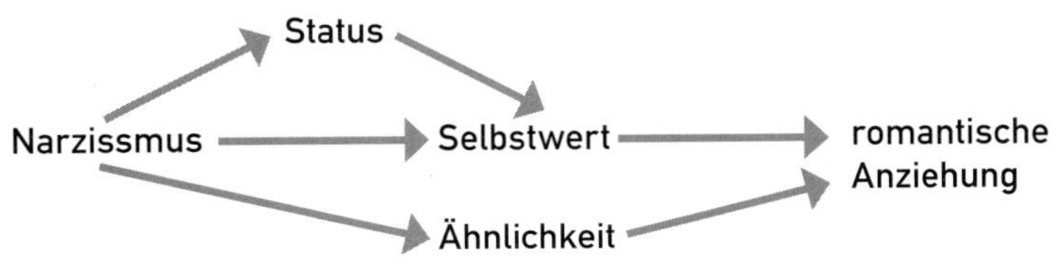

Abbildung 3: Die vermittelnde Rolle von Status, Selbstwert und Ähnlichkeit in der Beziehung zwischen Narzissmus und romantischer Attraktion[262]

262 nach Campbell, 1999, S. 1266

Die Ergebnisse bestätigen das Modell der Selbstorientierung der romantischen Anziehung in eindrucksvoller Weise. Die romantische Anziehung hängt mit dem Narzissmus zusammen, wobei der Zusammenhang über Selbstwertgewinn und Ähnlichkeit hergestellt wird. Zusätzlich lässt sich feststellen, dass der Zusammenhang zwischen Narzissmus und Selbstwertgewinn über den Statusgewinn vermittelt wird.

Das bedeutet im Einzelnen:

- Narzissten, die einen Statusgewinn erwarten, schätzen den Selbstwertgewinn durch das Zusammensein mit der anderen Person als höher ein und mögen sie in der Folge mehr.
- Narzissten, die die Person des anderen Geschlechts als ähnlicher wahrnehmen, mögen sie mehr.

Natürlich können auch Nicht-Narzissten durch Selbstwertgewinn, Statusgewinn oder Ähnlichkeit bedingt die romantische Attraktion als hoch einschätzen. Zum Beispiel ist bekannt, dass Ähnlichkeit generell die romantische Attraktion steigert. Die Ergebnisse zeigen aber, dass Narzissten diesen Tendenzen mit mehr Stärke Ausdruck verleihen als Nicht-Narzissten. Das entspricht der analogen Erkenntnis, dass Menschen generell positive Illusionen aufbauen, während Narzissten diese allgemeine Tendenz intensivieren.

Die Ergebnisse stehen mit der dominanten Strategie der Narzissten in Übereinstimmung, ihren Selbstwert aufrechtzuerhalten oder zu steigern. Im Unterschied zu der ursprünglichen Erwartung spielt es keine Rolle, ob die Person des anderen Geschlechts Bedürfnisse nach Emotionen zum Ausdruck bringt. Eine solche Person wird weder von Narzissten noch von Nicht-Narzissten besonders gemocht. Außerdem ist festzustellen, dass bewundernde Andere besonders hoch geschätzt werden, wenn sie einen hohen Status haben. Darin kommt die narzisstische Tendenz zur Selbstwertsteigerung besonders deutlich zum Ausdruck.

Die Ergebnisse stimmen mit Annahmen von Sigmund Freud überein, wonach Narzissten sich von dem anziehen lassen, was sie selbst sind und was sie selbst sein möchten.[263] In Übereinstimmung mit dieser Annahme lässt sich vermuten, dass Narzissten es bevorzugen, mit

263 Freud, 1914

ähnlichen Personen zusammen zu sein, und danach streben, Partner zu finden, die ihrem idealen Selbst ähnlich sind.

Narzissten benutzen romantische Beziehungen, um Selbstwertregulation zu betreiben. Gerade in romantischen Beziehungen besteht ein großes Potenzial für die Verbesserung des Selbstkonzepts. Die Möglichkeit der Selbstwertsteigerung scheint für Narzissten von zentraler Bedeutung zu sein. Sie bevorzugen solche Personen des anderen Geschlechts, die ihnen die Möglichkeit geben, ihren Selbstwert zu steigern, sich zu identifizieren und Bewunderung zu ernten. Demgegenüber interessieren sie sich weniger für das Angebot von Fürsorge.

Sechs Farben der Liebe

Liebe ist nicht gleich Liebe. Man kann z. B. zwischen Geschwisterliebe, Elternliebe oder romantischer Liebe unterscheiden. Nicht zuletzt sind die Nächstenliebe, die Liebe zu Gott und die Selbstliebe zu erwähnen.[264]

Im Folgenden befassen wir uns mit Personen, die sich romantisch verliebt haben. Ihre Liebesgefühle fallen entweder in den Bereich leidenschaftlicher Gefühle oder in den Bereich kameradschaftlicher Gefühle. Leidenschaftliche Liebe ist durch sexuelle Erregung gekennzeichnet. Damit können sowohl positive als auch negative Gefühle verbunden sein. Positiv ist die Erfüllung sexueller Wünsche, negativ ist die Eifersucht, die sich auf einen vorgestellten oder wirklichen Konkurrenten richtet.[265]

Die Unterscheidung von leidenschaftlicher und kameradschaftlicher Liebe ist sehr wichtig, weil sie erkennen lässt, dass der Begriff Liebe zwei Bedeutungsfelder abdeckt. Die Unterscheidung von leidenschaftlicher und kameradschaftlicher Liebe kann aber nicht hinreichend die Vielfalt von Liebesgefühlen darstellen. Dazu sind die Liebesstile geeignet, die zwischen romantischer, besitzergreifender, spielerischer, freundschaftlicher, pragmatischer und altruistischer Liebe unterscheiden. Die

264 Fromm, 1980
265 Rohmann & Bierhoff, 2006

ersten drei Liebesstile fallen unter die leidenschaftliche Liebe, während die drei weiteren Formen die kameradschaftliche Liebe darstellen.

Die Liebesstile wurden von dem kanadischen Soziologen John Lee abgeleitet, der Interviews mit Verliebten durchführte und literarische und philosophische Werke von der Antike bis zur Neuzeit auswertete.[266] Lee zog eine Analogie zu Prinzipien der Farbwahrnehmung, weshalb er die Liebesstile als «Farben der Liebe» bezeichnete. Er unterschied zwischen drei primären und drei sekundären Liebesstilen. Die romantische, spielerische und freundschaftliche Liebe sind primär, die besitzergreifende, pragmatische und altruistische Liebe sind sekundär. Die sekundären Liebesstile sind nach Lee ein Ergebnis der Mischung unter den primären Liebesstilen, die deshalb Vorrang haben.

Jeder Verliebte repräsentiert eine individuell besondere Mischung aus den Liebesstilen:

- Bei dem einen mögen die romantische, besitzergreifende und altruistische Liebe hoch ausgeprägt sein, während die spielerische, freundschaftliche und pragmatische Liebe weniger bedeutsam sind. Ein Beispiel für eine Liebe, die durch romantische Zuneigung bestimmt ist, wird in dem Film «Jenseits von Afrika» dargestellt, in dessen Hauptrollen Meryl Streep und Robert Redford spielen.
- Bei dem anderen mögen die freundschaftliche, pragmatische und altruistische Liebe im Vordergrund stehen, während romantische, besitzergreifende und spielerische Liebe nur eine untergeordnete Rolle spielen.

Forschungsergebnisse mit Zwillingspaaren zeigen, dass die Liebesstile nicht erblich festgelegt sind, sondern durch Erfahrung geformt werden.[267] Liebesstile sind also kein genetisches Schicksal. Sie sind vielmehr Sozialisationsschicksal.

Im deutschen Sprachraum liegt das von Hans-Werner Bierhoff, Ina Grau und Angela Ludwig entwickelte «Marburger Einstellungs-Inventar für Liebesstile» (MEIL) vor. Dieser Fragebogen dient zur Messung der individuellen Ausprägung der sechs Liebesstile.

---

266 Lee, 1976; Rohmann & Bierhoff, 2006
267 Laux, 2003

Liebesstile sind durch typische Erlebens- und Verhaltensweisen in der Partnerschaft gekennzeichnet. Die sechs Liebesstile lassen sich dementsprechend wie folgt zusammenfassen:[268]

1. Eros (romantisch): Betonung von unmittelbarer Anziehung und Erregung durch den Partner sowie sexuelles Interesse an ihm.
2. Ludus (spielerisch): Betonung von sexueller Freiheit und Wunsch, den Partner zu verführen, ohne sich fest an ihn zu binden.
3. Storge (freundschaftlich): Betonung gemeinsamer Interessen und Aktivitäten mit dem Partner. Die Beziehung hat sich aus einer Freundschaft entwickelt und stützt sich auf gemeinsame Gewohnheiten.
4. Pragma (pragmatisch): Betonung des gemeinsamen Nutzens der Partnerschaft, etwa um mit dem Partner eine Wohnung zu finanzieren oder Kinder zu bekommen.
5. Mania (besitzergreifend): Betonung von Besitzansprüchen gegenüber dem Partner und Eifersucht.
6. Agape (altruistisch): Betonung des Wohls und der Bedürfnisse des Partners und der Wunsch, sich für ihn einzusetzen.

Die Sozialpsychologen Clyde Hendrick und Susan Hendrick von der Texas Tech University haben in den 1980er Jahren als erste systematisch die sechs Liebesstile untersucht.[269] Ein Ergebnis ihrer Untersuchungen an Studierenden war, dass sich eine Rangreihe nach der Bedeutung der Liebesstile bilden lässt. Die drei obersten Rangplätze hatten Eros, Agape und Storge inne. Dann folgten Mania, Pragma und – weit abgeschlagen – Ludus. Mit anderen Worten: Romantisches und Altruistisches steht in der Liebe hoch im Kurs. Dazu passen Ergebnisse, wonach Verliebte im Vergleich zu jenen, die nicht verliebt sind, diese zwei Farben der Liebe besonders betonen.

268 Bierhoff & Grau, 1999
269 Hendrick & Hendrick, 1986

Wie Hans-Werner Bierhoff, Christian Schwennen und Gertrud Pietsch aufzeigen, bestand nach der Wiedervereinigung ein innerdeutsches Gefälle in der Liebe. So wiesen im Jahr 1996 Ostdeutsche höhere Werte in der romantischen, besitzergreifenden, freundschaftlichen, pragmatischen und altruistischen Liebe als Westdeutsche auf. Bei Westdeutschen dagegen wurde die spielerische Liebe stärker betont als bei Ostdeutschen. Vermutlich trägt die Angleichung der Lebensverhältnisse zwischen Ost und West dazu bei, dass die unterschiedliche Bevorzugung der Liebesstile zwischen Ost und West abnimmt.[270]

Narzisstische Spiele

Ist Selbstliebe notwendig, um andere lieben zu können? Und wenn ja, welche Liebesstile werden durch die Selbstliebe gebahnt? Diese Fragen wurden in fünf Untersuchungen beantwortet, in denen der NPI mit den Liebesstilen in Beziehung gesetzt wurde.[271] Die Zusammenhänge zwischen Narzissmus und Partnerschaft können darüber Auskunft geben, wie die Selbstsicht und die Sicht von anderen miteinander abgestimmt sind.

Um die Fragestellung zu beantworten, sind einige Forschungsergebnisse unmittelbar relevant. Narzissten denken sehr positiv über sich selbst, betrachten sich selbst als sehr attraktiv und haben ein eingeschränktes Interesse an Beziehungsintimität. Narzissten setzen in Paarbeziehungen genauso wie in anderen sozialen Beziehungen ihre Selbstregulations-Strategien ein. Sie nutzen die Paarbeziehung zur Selbstwerterhöhung. Ihre Selbstregulation profitiert davon, wenn sie bewundert werden und dominant auftreten können. Dann sind sie charmant und zeigen ein angenehmes Wesen.

Paarbeziehungen dienen Narzissten dazu, Aufmerksamkeit und sexuelle Befriedigung zu bekommen, während emotionale Vertrautheit eher vermieden wird. Daher ist anzunehmen, dass Narzissten mehr spielerische Liebe zum Ausdruck bringen. Außerdem scheint Narzissmus mit einem pragmatischen Liebesstil kompatibel zu sein. Hingegen sind freundschaftliche und altruistische Liebe mit der Selbstregulation von Narzissten inkompatibel.

---

270 Bierhoff, Schwennen & Pietsch, 1998
271 Campbell, Foster & Finkel, 2002

Wie werden narzisstische Partner im Rückblick auf frühere Paarbeziehungen beschrieben? Sie werden im Vergleich zu Nicht-Narzissten als spielerisch Liebende, untreu, flirtend, unehrlich, betrügerisch, überkontrollierend und manipulativ erinnert. Außerdem hinterlassen sie Frustration und Enttäuschung aufgrund ihrer egozentrischen Gewohnheiten.

Eine weitere Studie bestätigte die Annahme, dass Narzissmus positiv mit spielerischer Liebe zusammenhängt. Hingegen war das Selbstwertgefühl negativ mit besitzergreifender Liebe verbunden: Ein geringes Selbstwertgefühl hing mit stärkeren Eifersuchtsgefühlen zusammen. Auffällig ist, dass die Liebeskorrelate von Narzissmus und Selbstwert unterschiedlich sind. Das spricht dafür, dass sich Narzissmus und Selbstwert in Paarbeziehungen unterschiedlich auswirken.

In einer dritten Studie wurde überprüft, ob Bedürfnisse nach Macht und Autonomie den Zusammenhang zwischen Narzissmus und spielerischer Liebe erklären können. Es zeigte sich erneut, dass Narzissmus mit spielerischer Liebe positiv und Selbstwert mit besitzergreifender Liebe negativ zusammenhängt. Weitere Auswertungen ergaben, dass sowohl Narzissmus als auch spielerische Liebe mit Bedürfnissen nach Macht und Autonomie zusammenhängen. Schließlich wurde deutlich, dass der Zusammenhang zwischen Narzissmus und Ludus vollständig über die Bedürfnisse nach Macht und Autonomie vermittelt ist: Narzissten bevorzugen den spielerischen Liebesstil deshalb, weil sie in Paarbeziehungen Macht ausüben und ihre Autonomie sichern wollen.

In einer weiteren Studie wurden Paare zu zwei Zeitpunkten im Abstand von sieben Wochen befragt. Der Bericht des einen Partners über eigene spielerische Tendenzen entsprach der Wahrnehmung des anderen Partners. Dieses Ergebnis lässt erkennen, dass die Erfassung der spielerischen Liebe aussagekräftig ist. Denn die Übereinstimmung der Partner beruht vermutlich darauf, dass sich Partner, die spielerischer Liebe zum Ausdruck bringen, entsprechend verhalten.

Außerdem sagt Narzissmus die Neigung, spielerisch zu lieben, sowohl zum gleichen Zeitpunkt als auch sieben Wochen später vorher. Narzissmus hängt also eindeutig mit spielerischer Liebe zusammen:

- Hoch-Narzisstische scheinen die Vorteile einer Paarbeziehung zu schätzen, jedoch nicht auf kurzfristige sexuelle Beziehungen verzichten zu wollen.[272]
- Hoch-Narzisstische zeigen eine deutliche Orientierung an alternativen Partnern.[273]
- Ein weiteres Ergebnis verweist ebenfalls auf den Zusammenhang zwischen Narzissmus und spielerischer Liebe: Wenn der Partner ein hohes Maß an Narzissmus berichtet, wird er von dem anderen Partner als spielerisch liebend wahrgenommen.

Zusammenfassend kann man feststellen, dass Narzissten einen spielerischen, mehr pragmatischen und mehr egoistischen (weniger durch altruistische Liebe gekennzeichneten) Liebesstil bevorzugen. Der spielerische Liebesstil stellt für Narzissten eine ideale Strategie dar, weil sie sich selbst sehr positiv einschätzen, weniger interessiert an den Bedürfnissen des Partners sind und emotionale Intimität vermeiden. Gleichzeitig treten Narzissten selbstsicher und extravertiert auf, so dass es ihnen leicht fällt, romantische Beziehungen anzubahnen. Der spielerische Liebesstil der Narzissten ist über ihre Bedürfnisse nach Macht und Autonomie vermittelt. Außerdem nehmen Narzissten mehr alternative Paarbeziehungen wahr und wenden diesen Alternativen mehr Aufmerksamkeit zu.

Narzissten scheinen jenen Menschen zu ähneln, die wegen ihrer starken individuellen Orientierung die Tendenz haben, das Eigeninteresse gegenüber dem Partnerinteresse in romantischen Beziehungen voranzustellen.[274] Die individualistische Orientierung ist ein Merkmal der westlichen Kultur. Sie eröffnet den Einstieg in narzisstische Denkweisen, die sich so weit verbreiten können, dass man von einem «Zeitalter des Narzissmus» sprechen kann.[275] Die individualistische Kultur stellt einen fruchtbaren Boden dar, auf dem sich Narzissmus als kulturelles

272 Campbell, Foster & Finkel, 2002; Herner & Bierhoff, 2002
273 Campbell & Foster, 2002
274 Campbell & Baumeister, 2001, S. 442
275 Lasch, 1982

Phänomen entwickeln kann, das alle Lebensbereiche einschließlich der Paarbeziehung durchdringt.

Die Frage, ob Narzissmus zu spielerischer Liebe oder umgekehrt spielerische Liebe zu Narzissmus führt, lässt sich nicht einfach beantworten. Wahrscheinlich führt Narzissmus zu spielerischem Liebesstil, aber spielerischer Liebesstil verstärkt auch umgekehrt den Narzissmus.

Die Ergebnisse der retrospektiven Befragung lassen erkennen, dass Narzissten nicht gerade die optimalen Partner für eine Paarbeziehung darstellen. Daher erhebt sich die Frage, warum Narzissten überhaupt in Paarbeziehungen erfolgreich sind? Um das zu verstehen, muss man bedenken, dass Narzissten zu Beginn aufregend und charmant wirken, während sich ihre negativen Merkmale erst nach einiger Zeit im Verlauf der Beziehung zeigen. Außerdem könnte es sein, dass Narzissten ihre Chancen auf dem Partnermarkt dadurch verbessern, dass sie ihre Partner genau auswählen und gezielt nach solchen suchen, die einen niedrigen Selbstwert aufweisen.[276]

Unsere eigenen Befunde konnten diese Ergebnisse zum Teil bestätigen:[277] Wir verwendeten anstelle des NPI den NI zur Messung des Narzissmus. Die Ergebnisse waren sehr erhellend, was die Zusammenhänge zwischen Narzissmus und Liebesstilen betrifft: Zwischen der Einschätzung des «bedrohten Selbst» und besitzergreifender Liebe fand sich ein starker positiver Zusammenhang. Fühlten sich die Teilnehmer in ihrem Selbst bedroht, bevorzugten sie die besitzergreifende Liebe. Außerdem fand sich ein schwächerer Zusammenhang zwischen «bedrohtem Selbst» und spielerischer Liebe, der die Verbindung zwischen NPI und Ludus bestätigt.

Das «klassisch narzisstische Selbst» korrelierte positiv mit Mania, Pragma und Ludus. Die Ergebnisse blieben stabil, wenn wir statistisch den Einfluss des Selbstwertgefühls kontrollierten. Überwertiges und Grandioses im Narzissmus steht also mit drei Liebesstilen in Zusammenhang, die als nicht unproblematisch erscheinen. Denn der erste ist durch Ängstlichkeit, der zweite durch Berechnung und der dritte durch die Neigung zur Untreue gekennzeichnet. Diese Liebesstile haben mit einem romantischen Verständnis von Paarbeziehung wenig zu tun.

---

276 Campbell, Foster & Finkel, 2002
277 Herner & Bierhoff, 2002

Welches Fazit lässt sich aus unseren Ergebnissen ziehen? Wir können sagen, dass das «bedrohte Selbst» und das «klassisch narzisstische Selbst» mit Liebesstilen verbunden sind, die sich in Paarbeziehungen möglicherweise problematisch gestalten, weil sie Konflikte hervorrufen können. Das gilt vor allem für die spielerische und die besitzergreifende Liebe, aber auch für die pragmatische Liebe, die häufig verwendet wird, um Beziehungskrisen zu überwinden.[278] Ludus hat das Problem chronischer Untreue, Mania belastet die Beziehung durch übersteigerte Eifersucht, und Pragma hemmt den Ausdruck von Gefühlen der Wärme und der Zuneigung.

In unserer Untersuchung fand sich, dass der klassische Narzissmus schwach negativ und der bedrohte Narzissmus stark negativ mit dem Selbstwertgefühl verbunden war. Das deutet darauf hin, dass der NI eine defensive Form des Narzissmus erfasst. Die Ergebnisse legen einige Spekulationen nahe, die empirisch weiter geprüft werden können: Partner mit einem eher bedrohten narzisstischen Selbst und mit einem klassisch narzisstischen Selbst kompensieren ihr ramponiertes Selbstwertgefühl womöglich über eine besitzergreifende Liebe und zum Teil auch über eine spielerische Liebe. Zusätzlich verwenden Partner, deren klassisch narzisstisches Selbst im Vordergrund steht, auch einen pragmatischen Liebesstil, um ihr Selbstwertgefühl zu regulieren.

Die Wirkung von Narzissten: auf den ersten und auf den zweiten Blick

Narzissmus hat Auswirkungen auf die Gestaltung von persönlichen Beziehungen. Daher drängt sich die Frage auf, wie die Beziehungsqualität von narzisstischen Menschen im Vergleich zu Nicht-Narzissten zu charakterisieren ist. Die Antwort fällt zwiespältig aus.[279] Die Forschungsergebnisse decken sich überwiegend mit Erfahrungen von

278 Bierhoff, Grau & Ludwig, 1993
279 Bierhoff & Herner, 2006; Campbell & Baumeister, 2001

Psychotherapeuten im Umgang mit Menschen mit narzisstischer Persönlichkeitsstörung.

Narzissten verfügen über bestimmte Fähigkeiten, die es ihnen erleichtern, Freunde im Leben zu gewinnen. Denn sie sind in der Regel extravertiert und kontaktfreudig, so dass sie leicht Beziehungen anbahnen können. Der erste Auftritt eines Narzissten ist in der Regel beeindruckend. Er ist gut gekleidet und besitzt Charme. Oft spricht er selbstbewusst und mit lauter Stimme. Er zieht mühelos die Aufmerksamkeit der Anwesenden auf sich. Er kennt sich in der Welt aus und berichtet gerne über seine vielfältigen Kenntnisse.

Es gibt jedoch ein großes Aber. Denn Narzissten sind als «unverträgliche Extravertierte» zu kennzeichnen – die zwar sozial aufgeschlossen sind, jedoch andere auch schnell vor den Kopf stoßen können.[280] Manchen dürfte beim ersten «Date» die aufdringliche Mischung aus Autoritätsgehabe, Prahlen und Angeben schon gehörig auf die Nerven gehen. Andere sehen darüber hinweg. Sie dürften aber spätestens bei den folgenden Begegnungen erste Zweifel erleben, wenn sich der bei Narzissten typische Hang zum Anspruchsvollen, Exhibitionistischen und Ausbeuterischen manifestiert.

So sind manche Narzissten in ihrem Anspruch, mit großem Respekt behandelt zu werden, schon tief beleidigt, wenn andere etwa Urlaubs- oder Geburtstagskarten zu spät versenden oder verabredete Telefonate nicht pünktlich einhalten. Solche kleinen Unaufmerksamkeiten im Alltag, obwohl nicht bewusst beabsichtigt, können große Probleme hervorrufen. Nicht wenige Narzissten wittern Verrat oder Untreue, wenn so etwas passiert. Sie entwickeln dann starkes Misstrauen, ziehen sich in ihr «Schneckenhaus» zurück und warten erst einmal ab, wie die Dinge sich weiter entwickeln. Des Öfteren dauert es lange, bis der «Rauch» wieder verzogen ist und Entwarnung gegeben wird. Manchmal kehrt überhaupt kein Frieden ein, sondern der Narzisst startet einen Rachefeldzug nach dem biblischen Sprichwort: «Auge um Auge, Zahn um Zahn».[281] Deshalb sollte man auf «Bumerang-Effekte» gefasst sein, um vom Ausmaß narzisstischer Wut und Aggression nicht überrascht und in eine Eskalationsschleife hineingezogen zu werden.[282]

---

280 s. Kapitel V

281 Bushman & Baumeister, 1998

282 Stucke & Sporer, 2002

Narzissten mögen es auch nicht, wenn ihnen widersprochen wird. Sie sind der Meinung, dass sie den Weg weisen. Gegenvorschläge irritieren sie. Sie werden als Majestätsbeleidigungen interpretiert und nach Möglichkeit abgewehrt.

Nicht nur die narzisstische Anspruchshaltung kann zur Belastungsprobe werden. Narzisstisches Sich-zur-Schau-Stellen kann ein Übriges dazu tun. So lassen viele Narzissten keine Gelegenheit aus, sich selbst in den Mittelpunkt zu stellen, um Aufmerksamkeit zu erhaschen. Das ist der Fall, wenn sie sich in Reise- oder Ausflugsgruppen bewegen und mit ihrer Witzigkeit und Redegewandtheit zum «Alleinunterhalter» der Gruppe avancieren. Dieses Verhalten tritt ebenfalls auf, wenn sie sich in Vortrags- oder Seminarveranstaltungen präsentieren und mit ihrer fein abgestimmten Wortwahl und Körpersprache (unterstützt durch modernste Visualisierungstechnik) eine Aura von Charisma verbreiten.

Das ist auch der Fall, wenn sie sich Tattoos oder Piercings zugelegt haben und andere ihnen neugierig Fragen stellen, was dieser «Körperschmuck» aussagen soll. Manche derjenigen, die vom «Körpernarzissmus» sehr eingenommen sind, lassen es bei entsprechenden Gelegenheiten dann nicht aus, ihren Körper nackt zu zeigen. Für körpermodifizierte Narzissten bieten sich ganz besondere Gelegenheiten auf den «Conventions» an, wo sich Gleichgesinnte zusammenfinden: Hier treffen sich Menschen aus verschiedenen Schichten und Gruppierungen, vom Motorradfan, über den Punk bis hin zum starken Exzentriker. Manche der stark exzentrischen Narzissten stellen sich, nachdem sie die Kleidung abgelegt haben, dann als Ganzkörper-Tätowierte oder als solche mit vielfachen Körperpiercings heraus (etwa im Bauchnabel-, Brustwarzen- und Genitalbereich).[283]

Häufig ist es Narzissten aber gar nicht bewusst, wie, wo und wann sie sich anderen gegenüber einen Vorteil verschafft haben. Das hat sowohl mit ihrer egozentrischen Denkweise als auch mit ihrer hohen Anspruchshaltung zu tun. Narzissten stimmen Feststellungen wie «Ich habe ehrlich das Gefühl, dass ich mehr als andere verdient habe» zu.[284] Sie sind ernsthaft davon überzeugt, dass ihnen eine «Extrawurst» zusteht.

Was das Anspruchsdenken betrifft, so ist das Bild von Soll und Haben in der Buchhaltung zur Veranschaulichung nützlich: Wer im unbewussten Selbstwertgefühl chronisch im Soll ist, der ist einem größeren

283 vgl. Stirn, 2004
284 Campbell, 2005

Druck ausgesetzt, zumindest einen ausgeglichenen, am besten aber einen positiven Saldo bis zum Jahresende zu erreichen. Jemand in einer solchen Lage wird schon «kleine Gewinne» gerne einstecken, um endlich auf der Haben-Seite einen Buchungsvermerk aufzuweisen, der zum Ausgleich der Soll-Seite beitragen kann. Gemäß dem Motto «Kleinvieh macht auch Mist» sind es vielfach die vielen Kleinprojekte im Tagesgeschäft, bei denen Narzissten sich einen Vorteil verschaffen. Sie ähneln damit den Börsenspekulanten, die «Daytrader» genannt werden.

Daher tut es nicht nur dem bewussten, sondern auch dem unbewussten Selbstwertgefühl von Narzissten gut, wenn sie beim Kneipenbesuch vom anderen eingeladen werden und nicht selbst bezahlen müssen, oder wenn sie nach Mitternacht anrufen und noch Gehör finden. Fällt irgendwann die Differenz zwischen Nehmen und Geben allzu groß aus, dann erleben sich die Interaktionspartner narzisstischer Menschen als übervorteilt oder ausgebeutet. Enttäuschung und Rückzug sind oft die Folge.

Die Ausbeutungsstrategien von Narzissten werden teilweise bewusst verfolgt, teilweise auch unbewusst verwendet. Die eher bewusste Variante der Ausbeutung findet sich bei narzisstischen Menschen mit machiavellistischen Zügen. Sie legen es in gezielter und planvoller Weise darauf an, andere zu übervorteilen. Das ist verstärkt bei Narzissten mit psychopathischen Anteilen zu erwarten. Wegen der in dieser Gruppe häufig anzutreffenden kriminellen Energie kann Ausbeutung schnell in Diebstahl umschlagen, der z. B. die Wertsachen im Haus (etwa Schmuckstücke, Gemälde), Geld auf dem Konto oder das Auto in der Garage betreffen kann.

In anderen Fällen ist die Tendenz zur Ausbeutung eher unbewusst. Sie wird durch die Überzeugung gedeckt, mehr als andere verdient zu haben, weil sich alles um einen selbst dreht. Die Gewohnheit tut ein Übriges, um eine Routine der Selbstbereicherung in Gang zu setzen. Gerade bei Personen, die Positionen mit hohem Status erreicht haben, können sich solche Tendenzen verselbstständigen.

Nähe und Bindung? Bitte nicht!

Lassen sich Narzissten auf eine Paarbeziehung ein, dann tun sie es mit wenig Anhänglichkeit und mit geringer Beziehungszufriedenheit.

Denn Narzissten befinden sich immer auf der Suche nach einem «better deal». Diese Erkenntnis steht im Mittelpunkt von Untersuchungen, die von Campbell und Foster durchgeführt wurden.[285] Es wird angenommen, dass die Auswirkungen des Narzissmus auf die partnerschaftliche Bindung durch Zufriedenheit, Investment in die Beziehung und wahrgenommene Alternativen vermittelt werden.

Diese Merkmale sind in der Investitionstheorie von Caryl Rusbult enthalten, die erklärt, warum Menschen in einer Beziehung bleiben oder sie verlassen. Das Investitionsmodell nimmt an, dass die Zufriedenheit zu der Bindungsbereitschaft beiträgt. Allerdings sind noch zwei weitere Determinanten der Bindung zu berücksichtigen:

- Verfügbarkeit von Alternativen, die umso verlockender sind, je höhere Belohnungen und je niedrigere Kosten mit ihnen assoziiert sind. Die Verfügbarkeit von Alternativen wirkt sich negativ auf die Bindung aus: Je bessere Alternativen verfügbar sind, desto niedriger ist die Bindung.
- Investment, das sich auf Beiträge bezieht, die die Partner in die Beziehung eingebracht haben. Je höher das Investment, desto höher die Bindung.

In einer ersten Studie wurden der NPI, der Selbstwertfragebogen von Rosenberg (RSE) sowie die Merkmale des Investitionsmodells nach Rusbult[286] erhoben. Wie erwartet, war Narzissmus negativ mit Bindung korreliert. Dieser Zusammenhang wurde nicht durch das Geschlecht beeinflusst. Er blieb auch bestehen, wenn der Selbstwert kontrolliert wurde. Zufriedenheit und Investitionen waren positiv mit Bindung verbunden, während wahrgenommene Alternativen eine negative Korrelation aufwiesen. Diese Ergebnisse stimmen mit den Hypothesen überein, die sich aus dem Investitionsmodell ableiten lassen. Die Bindung sollte eine positive Funktion der Zufriedenheit und der Investitionen sein, aber eine negative Funktion der wahrgenommenen Alternativen.

285 Campbell & Foster, 2002
286 Rusbult, 1983; Schmohr & Bierhoff, 2006

Besonders interessant ist nun das folgende Ergebnis: Narzissmus beeinflusst über die wahrgenommenen Alternativen die Bindung. Zufriedenheit und Investment waren dafür ohne Bedeutung. Die wahrgenommenen Alternativen waren also der Schlüssel zum Verständnis des Zusammenhangs zwischen Narzissmus und Bindung. Narzissten erwiesen sich als weniger an die Paarbeziehung gebunden, weil sie bessere Alternativen zur Verfügung hatten.

Diese Ergebnisse wurden in einer zweiten Studie repliziert. Warum ist die wahrgenommene Alternative der entscheidende Mediator zwischen Narzissmus und Bindung? Eine mögliche Antwort bietet die Hypothese der übertriebenen Attraktivität: Es ist möglich, dass Narzissten die Zahl der an ihnen interessierten Partner überbewerten und daher die Zahl ihrer Alternativen zu der bestehenden Paarbeziehung optimistisch einschätzen:[287]

In Übereinstimmung mit dieser Hypothese meinen Narzissten, dass sie ihre Partnerin oder ihren Partner an Attraktivität übertreffen. Der Narzissmus erwies sich als der entscheidende Einflussfaktor, der das Ausmaß bestimmt, in dem sich der Beurteiler in der romantischen Beziehung überlegen fühlt. Das trifft speziell auf die Dimension der Attraktivität zu: Narzissten sind mehr als Nicht-Narzissten der Ansicht, dass sie ihren Partner auf dieser Dimension übertreffen.[288] Diese verzerrte Einschätzung der eigenen Attraktivität im Vergleich zu der des Partners wird nur durch den Narzissmus des Beurteilers beeinflusst, jedoch nicht durch den Narzissmus des Partners. Erwartungsgemäß verwenden narzisstische Beurteiler eine selbstwertdienliche Strategie des sozialen Vergleichs mit dem Partner.

Hingegen findet sich keine Verzerrung der Einschätzung in Abhängigkeit von dem Narzissmus bezogen auf Intimität, Wärme und Fürsorge. Das lässt sich damit erklären, dass Narzissten diese Qualitäten als wenig bedeutsam erachten. Daher legen sie auch keinen gesteigerten Wert darauf, in ihrem Intimitätsstreben und ihrer Fürsorglichkeit als überlegen zu erscheinen.

---

287 Campbell & Foster, 2002
288 Rohmann, Bierhoff & Schmohr, 2008

Wie wirkt sich die Überschätzung der eigenen Attraktivität in romantischen Beziehungen aus? Keith Campbell und Roy Baumeister halten es für möglich, dass Narzissten wegen der Überschätzung eigener Attraktivität auch ihre Fähigkeit überbewerten, einen Partner, der ihren Ansprüchen nicht vollends genügt, durch einen anderen austauschen zu können.[289]

Ich brauche viel Platz, oder ich fühle mich eingeengt

Viel spricht dafür, dass sich Narzissmus in Partnerschaften sehr ungünstig auswirkt.[290] Narzissmus strahlt auf das Erleben in romantischen Beziehungen aus und verzerrt es in die negative Richtung.

Diese Feststellung lässt sich durch Forschungsergebnisse zum Zusammenhang zwischen Narzissmus und Beziehungserleben veranschaulichen. Narzissten stellen eine große Distanz zum Partner her; außerdem reagieren sie verunsichert auf die Beziehung. Sie verweigern also nicht nur die Intimität, die in romantischen Beziehungen erwartet wird, sondern sie werden gleichzeitig von Gefühlen der Bindungsangst beherrscht (obwohl sie sowieso schon innerlich auf Distanz gegangen sind).[291]

In der Bindungsforschung hat sich eine Unterscheidung von sicherer, ängstlich-ambivalenter und vermeidender Bindung durchgesetzt.[292] Diese Unterscheidung lässt sich auf Paarbeziehungen anwenden:

- Sichere Bindung: Hohes Ausmaß an Liebe, ausgewogenes Verhältnis von Nähe und Distanz in der Beziehung.
- Ängstlich-ambivalente Bindung: Wechsel von Zuwendung und Ablehnung, was mit Angst und Verunsicherung einhergeht.
- Vermeidende Bindung: Die Beziehung ist auch gegenüber nahe stehenden Personen kühl und distanziert.

289 Campbell & Baumeister, 2001, S. 443
290 Campbell, 2005
291 Neumann & Bierhoff, 2004
292 Hazan & Shaver 1987

Kim Bartholomew differenzierte bei der Vermeidung zwischen zwei Formen, die sich durch die dahinter stehenden Motive unterscheiden:[293]

- Ängstlich-vermeidende Bindung: Vermeidung ist durch Angst motiviert.
- Gleichgültig-vermeidende Bindung: Vermeidung ist durch Desinteresse an einer Paarbeziehung motiviert.

Wenn man die vier Formen der Bindung zusammenfasst, resultiert das Vier-Gruppen-Modell der Bindungsstile, das sich auf Angst und Vermeidung zurückführen lässt:[294]

- Angst beinhaltet die Sorge, nicht genügend geliebt und möglicherweise verlassen zu werden. Sie ist bei der ängstlich-ambivalenten und der ängstlich-vermeidenden Bindung hoch ausgeprägt, während sie bei sicherer Bindung und bei gleichgültig-vermeidender Bindung niedrig ist.
- Vermeidung bezieht sich auf die Tendenz, den Partner auf Distanz zu halten. Sie ist bei der ängstlich-vermeidenden und der gleichgültig-vermeidenden Bindung hoch ausgeprägt, während sie bei der sicheren und der ängstlich-ambivalenten Bindung von untergeordneter Bedeutung ist.

Bindungsstile und Liebesstile weisen inhaltliche Überschneidungen auf.[295] Die Zusammenhänge können hoch ausfallen wie der zwischen Angst und Mania.

Die empirische Analyse ergab, dass sich Bindungsdimensionen und Liebesstile zu drei übergeordneten Dimensionen zusammenfassen lassen:[296]

- Distanzierung vom Partner: + Vermeidung, – Eros, + Ludus.
- Verunsicherung in der Beziehung: + Angst, + Mania, + Agape.
- Orientierung an Gemeinschaft und Austausch: + Storge, + Pragma.

---

293 Bartholomew, 1990
294 Brennan, Clark & Shaver, 1998; Neumann, Rohmann & Bierhoff, 2007
295 Bierhoff, Grau & Ludwig, 1993
296 Neumann & Bierhoff, 2004

Ein «+» Zeichen steht dafür, dass die Skala positiv zu der Dimension beiträgt. Vermeidung steht also z. B. für Distanzierung. Ein «–» Zeichen signalisiert, dass eine niedrige Ausprägung der Skala einen hohen Wert auf der Dimension zur Folge hat. Das Fehlen von Eros steht also für Distanzierung. Auffällig ist, dass die beiden ersten Dimensionen – Distanzierung und Verunsicherung – sowohl Bindungs- als auch Liebesstile repräsentieren. Hingegen beruht die dritte Dimension nur auf den beiden Liebesstilen Storge und Pragma.

Eva Neumann und Hans-Werner Bierhoff stellten mehrere Hypothesen über den Zusammenhang zwischen verdecktem Narzissmus und diesen Beziehungsdimensionen auf.

- Hoher Narzissmus sollte mit Distanzierung zusammenhängen[297]
- sowie die Verunsicherung in der Beziehung vorhersagen.[298]
- Hoher Narzissmus sollte eine Orientierung an Gemeinschaft und Austausch implizieren, weil dem klinischen Narzissmuskonzept entsprechend Hoch-Narzisstische zu einem pragmatischen, nutzenorientierten Verhalten in der Partnerschaft neigen und weil empirische Ergebnisse einen positiven Zusammenhang zwischen Narzissmus und Pragma belegen.[299]

Aus dem Narzissmusinventar (NI)[300] wurden 77 Items ausgewählt, die den Faktoren Klassisch-narzisstisches Selbst und Idealselbst entsprechen, weil diese eher auf die sozial- und persönlichkeitspsychologische Auffassung von Narzissmus im Sinne eines Persönlichkeitsmerkmals abzielen, während die Items der anderen beiden Skalen, die paranoide Ideen und hypochondrische Anwandlungen thematisieren, eher auf den klinischen Narzissmus-Begriff bezogen sind. Eine erste Auswertung ergab, dass 42 der 77 Items einen eindimensionalen Narzissmusfaktor definieren.[301]

---

297 vgl. Campbell, Foster & Finkel, 2002; Herner & Bierhoff, 2002
298 vgl. Brennan & Shaver, 1998
299 Herner & Bierhoff, 2002
300 Deneke & Hilgenstock, 1989
301 Der 42-Items umfassende Fragebogen wird als Narzissmusinventar-Revision (NI-R) bezeichnet.

In Übereinstimmung mit den Hypothesen korreliert Narzissmus mit allen drei Beziehungsdimensionen positiv.[302] Dementsprechend bedeutet hoher Narzissmus:

- Starke Distanzierung vom Partner,
- Hohe Verunsicherung in der Beziehung
- und Betonung der Orientierung an Gemeinschaft und Austausch.

Der höchste Zusammenhang ist der mit Verunsicherung. Narzissten, wie sie in dieser Untersuchung erfasst wurden, sind also an erster Stelle verunsicherte Beziehungspartner. Das stimmt mit dem Ergebnis überein, dass 50 % der verdeckten Narzissten beziehungsängstlich sind.[303]

Die Distanzierung baut vor allem auf der narzisstischen Bevorzugung des spielerischen Liebesstils auf. Schließlich ist der Narzisst vor allem pragmatisch. Daher lässt sich feststellen:

- Der Zusammenhang zwischen Distanzierung und Narzissmus geht hauptsächlich auf spielerische Liebe zurück und weniger auf die Vermeidung von Nähe oder auf geringe romantische Liebe.
- Der Zusammenhang zwischen Verunsicherung und Narzissmus geht auf Angst und besitzergreifende Liebe zurück.
- Der Zusammenhang zwischen Orientierung an Gemeinschaft und Austausch und Narzissmus beruht hauptsächlich auf pragmatischer Liebe und weniger auf freundschaftlicher Liebe.

Die Dimensionen Distanzierung und Verunsicherung repräsentieren die beiden Bindungsdimensionen Vermeidung bzw. Angst. Hohe Vermeidung und hohe Angst entspricht dem ängstlich-vermeidenden Bindungsstil, der für Narzissten charakteristisch zu sein scheint.

---

302 Neumann & Bierhoff, 2004

303 Dickinson & Pincus, 2003. Außerdem stellten diese Autoren fest, dass offene Narzissten überwiegend einen sicheren Bindungsstil realisierten. Diese Unterschiede in den Bindungsmustern von offenen und verdeckten Narzissten verweisen noch einmal auf die abweichenden interpersonellen Konsequenzen, die mit den beiden Formen des Narzissmus verbunden sind.

Die Ergebnisse legen eine Interpretation im Sinne des doppelten Selbstschemas nahe:[304] Narzissten sind nach außen hin selbstsicher, während von innen eine ängstliche Besorgnis lauert. Narzissmus beinhaltet auch wie erwartet eine Distanzierung vom Partner. Die Distanz wird dadurch hergestellt, dass neben der primären Beziehung ein starkes Interesse an anderen alternativen Partnern besteht.

Schließlich erweisen sich Narzissten als pragmatische Beziehungspartner. Das passt zu der Vermutung, dass Narzissten eine nutzenorientierte und ausbeuterische Haltung vertreten. Partnermerkmale, die im Liebesstil Storge abgebildet werden (gewachsenes Vertrauen und Ähnlichkeit der Einstellungen zwischen den Partnern), scheinen hingegen eine geringere Bedeutung für das Beziehungserleben von Narzissten zu haben.

Zusammenfassend kann man feststellen, dass Narzissmus das Erleben der Partnerschaft auf mehreren Ebenen beeinflusst. Hoch-Narzisstische sind weniger an Intimität interessiert und betonen stattdessen die Distanzierung in der Paarbeziehung. Sie sind ängstlich, besitzergreifend und eifersüchtig, und sie begreifen die Paarbeziehung eher unter dem Gesichtspunkt des praktischen Nutzens.

Rein und raus aus der Liebe

Eins ist klar: Narzissten in Paarbeziehungen sind ein eigenes Thema, das abendfüllend zur Unterhaltung der Gäste beitragen kann. Allerdings sind die Opfer in diesen Beziehungen, meist die Frauen, über die Erfahrung eher betrübt als erheitert. Sie erinnern sich noch gut daran, wie vielversprechend ihre Beziehung mit Herrn «Narziss» begonnen hat. Sie denken wehmütig daran, wie sie von seiner Persönlichkeit angezogen wurden, von seiner extravertierten, selbstsicheren und charmanten Art, die mit vielerlei Schmeicheleien garniert war.

Im Rückblick wird auch deutlich, was schief gelaufen ist. Die euphorische Anfangsphase der Beziehung war schnell zu Ende. Stattdessen

304 Sachse, 2002

verlangte der narzisstische Partner danach, von Mal zu Mal mehr bewundert zu werden. Von einer Gleichaufteilung der Pflichten in der Partnerschaft hielt er nicht viel, weil er meinte, etwas Besseres verdient zu haben. Schon bald wurde auch seine Neigung zum Flirten mit Personen des anderen Geschlechts erkennbar. Wie so häufig, blieb es nicht beim Flirten, und die Untreue hing wie eine dunkle Wolke über der Paarbeziehung.

Wenn die Partnerin ihn kritisierte, flippte er schnell aus. Von Mal zu Mal wurde deutlicher, dass Kritik bei ihm einen aggressiven Impuls auslöste, der bedrohlich wirkte. Vermutlich fühlte er sich in seiner Selbstüberschätzung und in seinem Anspruchsdenken bedroht, aber er fand schnell den Dreh heraus, die eigene psychische Bedrohung in eine physische Bedrohung für die Partnerin umzukehren. Diese Beschreibung kann man in einem Satz zusammenfassen: «Der selbstzentrierte Ansatz gegenüber der Welt, wie ihn Narzissten verwenden, erzeugt einen schrecklichen Schaden für ihre romantischen Beziehungen.»[305]

Wegen der großen Nachteile einer Paarbeziehung, in der einer der Partner ein Narzisst ist, lässt sich der Ratschlag ableiten, narzisstische Partner zu meiden. Denn sie fügen dem anderen in der Beziehung viel Schmerz zu, binden sich nur oberflächlich und sind in der Regel unbelehrbar.[306] Es bleibt also kaum eine realistische Hoffnung, dass sich längerfristig etwas zum Besseren verändern lässt. Im Gegenteil verfolgen Narzissten typischerweise eine Kurzfriststrategie bei der Lösung von Problemen, indem sie sich mit improvisierten Lösungen durchwursteln. Einsicht in die eigenen Fehler ist nicht zu erwarten. Daher besteht die Gefahr, dass auf eine anfängliche Fehlentscheidung bei der Initiierung der Beziehung weitere Fehlentscheidungen folgen, die die Paarbeziehung verlängern, obwohl sie sich für einen der Partner unerträglich einseitig gestaltet, während der andere die Einseitigkeit in vollen Zügen genießt.

---

305 Campbell, 2005, S. 47
306 Campbell, 2005, S. 179-188

In dem Fallbeispiel von Klaus kommen die Probleme der narzisstischen Bindung und Liebe im zwischenmenschlichen Bereich zum Ausdruck.

Fallbeispiel

Klaus, ein Mann Anfang 30, hatte sich einen guten Namen in einer mittelgroßen EDV-Beratungsfirma gemacht; einen weniger guten Ruf hatte er bei einigen Frauen in seiner Stadt hinterlassen. Im Unternehmen galt er als ein Spezialist, den man noch um Rat fragen konnte, wenn andere mit ihrem Wissen längst am Ende waren. Daran änderte auch der Umstand nichts, dass Klaus vor einem Jahr sein Informatik-Studium an der Universität nach 17 Semestern kurz vor den letzten Prüfungen abgebrochen hatte. Er kam meistens pünktlich zur Arbeit und saß auch dann noch in seinem Büro, wenn andere längst nach Hause gegangen waren. Gegenüber Vorgesetzten verhielt sich Klaus stets loyal, manchmal sogar unterwürfig. Der Kollegenschaft gegenüber verhielt er sich teilweise freundlich zugewandt; teilweise war er ihr gegenüber aber auch arrogant im Verhalten, wenn er Ratsuchende mitleidig anlächelte oder wenn er ihnen gegenüber eine ironische Bemerkung machte. Kunden konnte er in seiner einnehmenden Art schnell für sich gewinnen und zu Vertragsabschlüssen bewegen, die für seine Firma vorteilhaft waren.

Klaus lebte seit vielen Jahren als Single. Da er gut aussah, wurde er in der Firma als «Wolfi» bezeichnet – eine Anspielung auf seine Ähnlichkeit mit dem Schauspieler Kevin Costner, der in dem Oscar-prämierten Film «Der mit dem Wolf tanzt» brillierte. Das Single-Dasein störte Klaus nicht, weil für ihn die «Karriere» an erster Stelle stand und weil er eine ganze Reihe von Frauen kannte, mit denen er sein Privatleben und vor allem sein Sexualleben gestalten konnte. Das ging schon gut zehn Jahre so. Von den ca. 30 Beziehungen zu Frauen dauerten viele nur ein paar Monate; viele Frauenbeziehungen waren auch «One-Night»-Bekanntschaften. Das störte manche der betroffenen Frauen, die sich als «Opfer» von Klaus sahen und kein gutes Wort über ihn in der Stadt verlauten ließen, da sie ihn als «skrupellosen Macho» einschätzten. Das tat Klaus als «dummes Tussi-Gerede» ab.

Das ging solange weiter, bis er die 27-jährige Sabine auf einem Betriebsfest kennen lernte, die seit kurzem im Außendienst tätig war. Nachdem beide miteinander getanzt hatten und sich drei Tage später zufällig in der Betriebskantine wieder sahen, merkte Klaus, dass er das erste Mal nach langer Zeit wieder tiefere Gefühle für eine Frau entwickelte. Fortan ging ihm Sabine nicht mehr aus dem Kopf. Nach zwei Wochen kam er zu dem Schluss, dass Sabine die Frau seines Lebens sei. Sabine war jedoch glücklich verheiratet, und sie hatte kein Interesse, sich auf Klaus näher einzulassen, schon gar nicht, mit ihm eine intime Beziehung anzufangen.

Klaus litt daher seelische Qualen: Er konnte nicht mehr schlafen, auch verschlug es ihm den Appetit, so dass er abmagerte. Seine Stimmung und sein Selbstwertgefühl näherten sich dem Tiefpunkt. Sein Arbeitseifer litt ebenfalls. In seinen Tagträumen ging ihm Sabine nicht mehr aus dem Kopf; er war fast besessen von ihrem Bild. Kam er nach der Arbeit in seine Wohnung, dann verkroch er sich oft unter seiner Bettdecke, um seinen Phantasien über sich und Sabine nachzuhängen. Ein paar Mal in der Woche zog es ihn auch in die Kneipen um die Ecke, wo er seine Frustration mit viel Alkohol zu beschwichtigen versuchte.

Nach einer Aussprache bot Sabine Klaus eine «gute Freundschaft» an. Darauf ließ er sich zunächst ein, weil er ihr gegenüber Stärke beweisen wollte. Man traf sich dann öfter, aber unregelmäßig, um Aktivitäten zusammen mit Leuten, die beide kannten, zu starten.

Sabine bezog Klaus immer mehr in ihr Vertrauen ein. Nach einem halben Jahr wurde alles nur noch schlimmer für Klaus, weil er seine Gefühle ihr gegenüber nicht ertragen konnte. Trotzdem versuchte er, das Gesicht zu wahren, und spielte seine Rolle als Freund weiter. Am liebsten wäre ihm gewesen, wenn er seine Liebesgefühle wie einen Lichtschalter hätte «ausknipsen» können; das war sein größter Wunsch. Doch alles, was er versuchte, half nichts. Seine schleichend auftretende Depression wurde immer stärker – bis er endlich ein halbes Jahr später den Weg zum Therapeuten antrat.

Was war mit Klaus geschehen? Wieso reagierte er so extrem? Um seine Erlebniswelt zu analysieren, verwenden wir vier Orientierungsfragen:

- Was erwarte ich von mir?
- Wer bin ich wirklich?
- Was erwarte ich vom anderen?
- Wer ist der andere wirklich?

Diese gezielten Fragen geben Aufschluss über die Erwartungen des Patienten gegenüber sich selbst und gegenüber anderen sowie über die Selbstidentität und die soziale Identität. Die Beantwortung dieser Fragen ermöglicht ein umfassenderes Verständnis der Selbstidentität im Kontext von Erwartungen und sozialem Bezugssystem. Am Anfang steht die Analyse der eigenen Erwartungen und der Selbstidentität:

Was erwarte ich von mir?

Klaus hatte hohe Ansprüche an sich selbst – zu hohe, wie sich herausstellen sollte. Er fühlte sich seinen Kolleginnen und Kollegen weit überlegen; ja, in seinen geheimen Vorstellungen hielt er sich für etwas Besonderes, Einzigartiges, das kaum von anderen einzuholen war. An vielen Tagen schmiedete er Zukunftspläne und sah sich in spätestens fünf Jahren im Vorstand der Firma. Manchmal hing er in seinen Tagträumen auch der Vorstellung nach, dass er den Vorstandsvorsitz innehaben und mit Repräsentanten der größten Computerfirmen der Welt Verträge über ein Joint Venture verhandeln würde.

Von morgens bis abends konnte er sich ausschließlich mit kniffeligen EDV-Fragen beschäftigen, und das über mehrere Monate, ohne Pausen einzulegen. Urlaub machte er selten. Sport trieb er seit 15 Jahren nicht mehr, weil er meinte: «Sport ist Mord!». Große Ansprüche ans Essen hatte er auch nicht, so dass «Fast food»-Mahlzeiten eher die Regel als die Ausnahme waren. Freunde und Bekannte traf er sporadisch, wenn z. B. in der Stadt etwas Interessantes anstand, so dass er mit seinem Wissen bei anderen glänzen konnte.

Das Erleben und Verhalten von Klaus wurde durch unbewusste Phantasien eigener Größe und Allmacht beherrscht: Er zeigte sich vollkommen erhaben über bestehende Hierarchien in der Firma, die anscheinend für ihn nicht galten. Er zeigte sich losgelöst von der realistischen Einschätzung seiner geistigen und körperlichen Belastungsfähigkeit und seines Körpers, der ausreichend Bewegung und ausgewogene Nahrung benötigt, um gesund zu bleiben. Und er hatte im Bereich sozialer Kontakte nur noch wenig Bodenhaftung, weil Gemeinsames mit anderen nur noch dann ein Thema für ihn war, wenn es ihm für sein Ego irgendwie nützlich erschien. Kurzum: Klaus lebte in einer Welt narzisstischer Illusionen, die dem ähneln, was das kleine Kind in seiner Symbiose mit der Mutter erlebt. Sein Höhenflug dauerte aber nur so lange, bis Sabine in sein Leben trat und seine Allmachtsphantasien jäh zum Zerplatzen brachte.

Wer bin ich wirklich?

Klaus wuchs als Einzelkind auf. Er hatte einen Vater, der als kleiner Einzelhändler nach anfänglich gutem Geschäft immer mehr in finanzielle Nöte geriet und sodann seine Frustration und seine Wut häufig an seiner Ehefrau ausließ. Die Mutter, die eine gepflegte und adrette Erscheinung war, konnte ihren Zweieinhalbjährigen vor dem immer rabiater werdenden Vater irgendwann nicht mehr schützen, so dass auch Klaus ab und an eine deftige Ohrfeige von ihm einfing. Später kam hinzu, dass die Mutter von Klaus immer öfter bis spät abends im Laden aushelfen musste, weil ihr Mann betrunken im Bett lag. Dann war Klaus auf sich allein gestellt. Keiner war für ihn als Ansprechpartner da, wenn er aus dem Kindergarten oder aus der Schule nach Hause kam. Sein Vater war häufig nicht nur wegen seiner Trunkenheit unzugänglich, sondern auch deshalb, weil er sich durch das viele «Kistenschleppen» körperlich völlig verausgabt hatte und dann lange schlief. Nach 14 Ehejahren reichte die Mutter entnervt die Scheidung ein. Klaus blieb bei seiner Mutter; während sein Vater, dessen Firma Pleite ging, wieder heiratete.

Obwohl es Klaus nicht bewusst war, hatten diese Lebenserfahrungen den gestörten Narzissmus in seiner Persönlichkeit entscheidend beeinflusst. Auch wenn er in den Therapiesitzungen hartnäckig behauptete, mit seinem Vater würde ihn nichts mehr verbinden – er sei für ihn wie tot –, hing er doch noch sehr an vielem von dem, was sein Vater einst für ihn als väterliches Vorbild darstellte. Das war zum Beispiel das Bild von übermäßigem Arbeitseinsatz bis hin zur vollständigen Erschöpfung.

Nun war Klaus selbst noch ein gutes Stück davon entfernt, so wie sein Vater in Alkoholexzessen und wirtschaftlicher Pleite zu enden. Mit seinem Werdegang als «gescheiterter Student» und seinem extrem eingeengten Fokus auf die Arbeit war Klaus jedoch auf dem bestem Wege, der Spur seines Vaters zu folgen, und nicht nur das: Er folgte auch einem Pfad hin zu seiner Mutter, denn seine grandiosen, allmächtigen Phantasien repräsentierten vor allem eine ihm unbewusste Welt, in der er zum einfachen, schmalspurigen Denken und Fühlen neigte. Das wurde durch seine Passivität in der Bewegung und sein ungesundes Essen verstärkt. Klaus lebte in einem gewissen Sinne in einer früheren Welt, in der eine Mutter ihrem Kind noch vieles in ihrer aktiven Funktion als «Hilfs-Ich» abnehmen muss, damit es sich psychisch und physisch gesund entwickeln kann. Klaus war in seiner Entwicklung auf dem Weg zur Autonomie stecken geblieben.

Was erwarte ich vom anderen?

Klaus war auch ein Mann mit hohen Ansprüchen an die Frauen – gleichfalls zu hohen, wie sich zeigte. Ließ er sich auf eine Frauenbekanntschaft näher ein, so fand er schnell «ein Haar in der Suppe». Ob es bei den Frauen deren Haarfarbe, Alter, Beruf oder familiärer Hintergrund war, immer stimmte irgendetwas nicht, was für ihn Grund genug war, die Beziehung schnell wieder zu lösen. Es schien, dass Klaus geradezu erpicht darauf war, einen «Fehler» beim anderen Geschlecht zu suchen und zu finden. Klaus wollte eine «perfekte» Frau an seiner Seite haben. Sie sollte sehr hübsch, zugleich auch jung sein und aus gutem Elternhaus kommen. Das waren nur einige der Wünsche, die Klaus an seine Traumfrau hatte. Je mehr Klaus darüber nachdachte, was seine Ideal-Frau alles an Qualitäten vorweisen sollte, desto weniger Frauen schien es auf der Welt zu geben, die all diese Kriterien erfüllen konnten. Klaus hielt nach einer «Märchenprinzessin» Ausschau, die es im wirklichen Leben nicht gibt. Dazu passte auch, dass er als Lieblingsmärchen «Dornröschen» angab, wobei er die Rolle des heldenhaften Königssohnes für sich beanspruchte, der Dornröschen aus der todesähnlichen Erstarrung erlösen konnte.

Wie die nähere Analyse zeigte, war Klaus einerseits auf der unbewussten Suche nach seiner frühen Mutter, die manchmal von seinem Vater fast halbtot geschlagen wurde, wenn dieser sehr betrunken war. Andererseits verfügte er über eine unbewusste Identifikation mit dem Vater, der als Aggressor gegen seine Mutter aufgetreten war. Klaus machte es nun gegenüber den Frauen, die er kennen lernte, auch nicht wesentlich anders als sein Vater. Manche der Frauen, denen Klaus nach einer «heißen Nacht» den Laufpass gab, fühlten sich am anderen Morgen genau so, als wenn er ihnen einen Schlag ins Gesicht verabreicht hätte. Klaus war nicht fähig, sich in liebevoller Hinsicht auf Frauen einzustimmen und tiefere Beziehungsgefühle zu empfinden; Klaus konnte sich nur partiell auf das Frauliche einlassen. Dies zeigte sich auch, als Sabine, seine «große Liebe», in sein Leben trat.

Wer ist der andere wirklich?

Obwohl Sabine anscheinend eine glückliche Ehe führte, hatte ihr eigener Narzissmus auch einige Narben bei ihr hinterlassen. Sie sah gut aus, war blond, hatte eine gute Figur und ein beeindruckendes Geschick, in Modegeschäften gut einzukaufen. Ihr öffentliches Image war ihr sehr wichtig, weil sie während der Arbeit viel mit Kunden zu tun hatte, so dass ein schickes Auftreten für ihren Erfolg förderlich war.

Sabine lebte in einer großen Stadt in Süddeutschland; ihr Ehemann, ein Arzt mit gut laufender Praxis, bewohnte eine Zweitwohnung in einer Stadt in Norddeutschland. Berufliche Gründe verhinderten es bislang, dass beide gleichzeitig an ein und demselben Ort wohnen konnten. Sabine pendelte deshalb ein paar Mal im Monat in Richtung Norden, ihr Mann fuhr als Ausgleich dafür regelmäßig in Richtung Süden. Das Ehepaar hatte eine typische Wochenendbeziehung, in der viele Kontakte über Telefon oder E-Mail abgewickelt wurden. Sabine war deshalb sehr an ein eigenständiges, wegen des guten Einkommens beider Partner aber auch an ein anspruchsvolles Leben gewöhnt. Dies stand mit ihrer späten Kindheit und Jugendzeit in Einklang, in der sie von ihren Eltern in erstklassigen Internaten untergebracht worden war. Ihre Eltern wollten alles tun, damit ihre Tochter im Leben etwas «Richtiges» erreichen könne.

Doch auch hier trügt die Fassade. Es gab nämlich viele Stationen in Sabines Internatsleben, wo sie sich die Nähe, die Vertrautheit und das Verständnis ihrer Eltern, vor allem ihrer Mutter, sehnlich herbeiwünschte. So war Sabine zum Beispiel am Tag ihrer ersten Menstruation völlig allein und mit all ihren Ängsten und Freuden auf sich gestellt. Erst eine Woche später konnte sie dieses prägende Lebensereignis mit ihrer Mutter am Telefon besprechen, da diese wegen einer Auslandsreise zwischenzeitlich nicht erreichbar war. Diese ungünstigen Entwicklungsbedingungen, die durch die mangelnde Präsenz der Mutter geprägt waren, hatten narzisstische Tendenzen bei der heranwachsenden Tochter gefördert.

Abschließender Fallkommentar

Auch wenn Sabine in ihrem Narzissmus gefestigter war als Klaus, so bot sie ihm doch gerade wegen der narzisstischen Anteile in ihrem Selbst einen triftigen Anlass, sich so unglücklich zu verlieben. Sabine stellte in Teilen für Klaus einen Spiegel seiner Seele dar. Sie war der Auslöser für seine narzisstischen Übertragungsbeziehungen, die er auf Sabine richtete.

Sabine personifizierte einiges von dem, was Klaus von seiner Mutter in frühen Kinderjahren schon kannte: Es war zum einen das sehr gepflegte und adrette Aussehen, das Sabine seiner Mutter ähnlich machte; es war zum anderen, und das war das psychologisch Wichtigere, die gemeinsame Erfahrung des zum Teil verloren gegangenen Mütterlichen im Leben, die Klaus mit Sabine aufs Engste in Verbindung treten ließ.

Narzissmus ist ein Lebensstil, der die ganze Persönlichkeit durchzieht. Obwohl es unwahrscheinlich ist, dass sich ein Narzisst ändert, muss bedacht werden, dass jeder Einzelfall besondere Züge trägt und insofern eine Konstellation beinhalten kann, die doch noch zu Hoffnung Anlass gibt. Im Schlussteil gehen wir auf die Frage ein, unter welchen Umständen eine Beziehung mit einem Narzissten erträglich werden kann.

Die anderen sind für mich da!

Was ist eigentlich der «psychologische Kitt», der narzisstische Menschen an der Seite eines anderen Menschen länger halten oder tiefer an ihn binden kann? Ein Narzisst fühlt sich vor allem von solchen Menschen angezogen, die ihn in seiner Grandiosität bestätigen, indem sie ihm ihre Bewunderung zeigen. Eine zweite Möglichkeit besteht darin, dass der Narzisst seine Bezugsperson idealisiert oder glorifiziert, um sich dann im Lichte des Erfolges der Bezugsperson zu sonnen.

Ein Beispiel für diese zweite Möglichkeit ist die Ehefrau, die ihren kenntnisreichen Mann, der auf dem Stellenmarkt hoch gehandelt wird, bewundert und sich zugutehält, dass sie mit einem solch großartigen Mann zusammen ist. Dadurch vermag sich die narzisstische Person wertvoll zu fühlen.[307] Die Idealisierung des Partners führt jedoch zu einem trügerischen, unsicheren Selbstwertgefühl. Denn am Ende ist es nur ein vom anderen abgeleitetes Gefühl eigener Wertigkeit, weil es sich aus dessen Status und Leistung nährt. Erneut vermischen sich Reales und Illusionäres.

Dieser Anspruch auf Bewunderung und Idealisierung des Narzissten veranlasste Constantine Sedikides und seine Mitarbeiter, von der «the-others-exist-for-me»-Illusion zu sprechen.[308] Damit wird ange-

307 Bierhoff & Herner, 2006; Campbell & Baumeister, 2001
308 Sedikides, Campbell, Reeder, Elliot & Gregg, 2002

sprochen, was andere Menschen in ihrer Funktion als spiegelndes und idealisierendes Selbstobjekt für die narzisstische Selbstwertregulierung bereithalten.

Diese Illusion lässt sich aus der selbsttheoretischen Position von Heinz Kohut, die wir schon ausführlich dargestellt haben, direkt ableiten. Sie stimmt auch mit dem «selbstorientierten Modell» von Keith Campbell überein. Jene Partner, die dem (starken) Narzissten das Gefühl geben, bewundert zu werden, erscheinen ihm als romantisch attraktiver als jene, die das nicht bewerkstelligen können.

Mit der Illusion «the-others-exist-for-me» oder dem «selbstorientierten Modell» scheinen noch weitere Beziehungsphänomene erklärbar zu sein: So fällt in romantischen Beziehungen auf, dass Personen den anderen Partner als erweitertes Selbst erleben. Auch ist in solchen Beziehungen zu beobachten, dass sie geringere Unterschiede im aktuellen und idealen Selbst aufweisen. Letzteres ist als das «Michelangelo-Phänomen» bekannt geworden.[309] Es basiert auf drei Schritten und beruht auf dem Mechanismus der Verhaltensbestätigung.[310] Diese lassen sich am Beispiel von Peter, der geliebten Person, und Michelle, der liebenden Person, veranschaulichen:

1. Peter erwartet, dass sich Michelle so verhält, wie es ihrem Ideal-Selbst entspricht.

2. Michelle verhält sich entsprechend den Erwartungen von Peter und in Übereinstimmung mit ihrem von Peter angenommenen Ideal-Selbst.

3. Michelle nimmt schließlich einen verringerten Unterschied zwischen ihrem aktuellen und idealen Selbst wahr. Ihr aktuelles Selbst nähert sich dem wahrgenommenen Ideal-Selbst an.

Mit anderen Worten: Peter baut wie ein Bildhauer am Selbst von Michelle. Obwohl dabei bewusste Erwartungen eine Rolle spielen, die als Initialzündung ein ideales Selbsterleben der jeweiligen Partner bewirken können, scheinen unbewusste Erwartungen der Partner an den jeweils anderen ebenso bedeutsam bei diesem Prozess zu sein.

---

309 Drigotas, Rusbult, Wieselguest & Whitton, 1999
310 Bierhoff & Herner, 2002

Komplementärnarzissten

Narzissten sind sich häufig nicht bewusst, welche Funktion der Partner oder die Partnerin beim Aufbau des eigenen Ideal-Selbst innerhalb einer Freundschaft, Liebesbeziehung oder Ehe hat. Das zeigen viele Gespräche in der Paartherapie. Der Schweizer Psychiater Jürg Willi spricht in diesem Zusammenhang von «narzisstischer Kollusion». Darunter versteht man ein «uneingestandenes oft unbewusstes Zusammenspiel von Partnern, das sie zur Abwehr und Bewältigung von miteinander geteilten Ängsten und Schuldgefühlen inszenieren und aufrechterhalten und durch das sie sich unentrinnbar aufeinander bezogen fühlen.»[311]

In einer narzisstischen Kollusion spielt der eine Partner die Rolle des Narzissten, während der andere Partner die Rolle des «Komplementärnarzissten» innehat. Unter Rückgriff auf Kohut spricht Willi von einem «phallisch-exhibitionistischen Narzissten». Er kommt dem Subtyp von Narzissten nahe, den wir als «offenen Narzissten» beschrieben haben. Den Komplementärnarzissten beschreibt Willi als «sozial gehemmte(n), empathisch-schizoide(n) Narzissten».[312] Er ähnelt dem Subtyp von Narzissten, den wir als «verdeckten Narzissten» bezeichnet haben.

Narzisst und Komplementärnarzisst sind durch unterschiedliche Absichten gekennzeichnet, die sich gegenseitig sehr gut ergänzen. So versucht der Narzisst dem «Komplementärnarzissten» sein (Ideal-) Selbst zu ersetzen. Diese Absicht passt gut zu der Suche des Komplementärnarzissten nach einem Ersatz-Selbst im Partner. Die Passung lässt sich wie folgt darstellen:

- Der Narzisst meint: «Ich kann so grandios sein, weil du mich so schwärmerisch verehrst».
- Der Komplementärnarzisst sagt: «Ich kann dich so schwärmerisch verehren, weil du (für mich) so grandios bist».[313]

Hans-Jürgen Wirth hat in seinem Buch «Narzissmus und Macht» das Konzept der narzisstischen Kollusion im Bereich der Politik angewandt,

311 Willi, 2004, S. 286
312 Willi, 2004, S. 65-70
313 Willi, 2004, S. 80

unter anderem am Beispiel des deutschen Ex-Bundeskanzlers Helmut Kohl in seiner Ehe mit Hannelore Kohl und in seiner Freundschaft mit Wolfgang Schäuble.[314]

Trotz großer Popularität in der Praxis ist Willis psychoanalytisch orientierter Ansatz nicht unkritisch zu sehen. So gibt es zum Beispiel Zweifel, ob es wirklich ein «gemeinsames Unbewusstes»[315] gibt, welches das gemeinsame Grundthema der Partner bestimmt, wie Willi es annimmt. In der Paardynamik ist eher davon auszugehen, dass es nicht ein «gemeinsames Unbewusstes», sondern «ein Zusammenspiel des Unbewussten eines Partners mit demjenigen des anderen»[316] gibt. Aber auch das ist ein wichtiger Hinweis auf die Gefahr der einseitigen Entwicklung in Partnerschaften, die von solchen unbewussten Einflüssen herrühren.

Narzisstische Liebe: ein Ausblick

In seinem Buch «Die Kunst des Liebens»[317] vertritt der Tiefenpsychologe Erich Fromm die Meinung: Wer die Fähigkeit hat, sich selbst zu lieben, ist auch fähig, einen anderen Menschen zu lieben. Zur Popularität dieser Sicht hat die Humanistische Psychologie beigetragen, deren prominenteste Vertreter Abraham Maslow und Carl Rogers sind.[318]

Vor dem Hintergrund bisheriger Befunde stellt sich die Frage: Macht der klassische oder offene Narzissmus als Selbstliebe einen Menschen unfähig, einen anderen Menschen in seiner ganzen Person zu lieben? Aus dem Blickwinkel des romantischen Liebesideals fällt es uns nicht schwer, mit «Ja» zu antworten. Das liegt daran, dass mit der pragmatischen und spielerischen Liebe ein gewisser Egoismus in der Liebe bei klassischen Narzissten nicht von der Hand zu weisen ist und dass das Spektrum an Qualitäten in der Liebe bei ihnen keineswegs voll ausgeschöpft wird.[319]

---

314 Wirth, 2002, S. 207 ff.
315 Willi, 2004, S. 47
316 Battegay, 1991, S. 63
317 Fromm, 1980
318 Campbell & Baumeister, 2001, S. 438-439
319 vgl. Campbell & Baumeister, 2001

Zum Problem wird der Narzissmus in der eigenen Persönlichkeit deshalb, weil er im Grunde genommen noch eine wenig differenzierte Form im liebevollen Umgang mit sich selbst und anderen Menschen ist. Vieles in einem selbst und im Bezug zum anderen ist noch nicht erschlossen, sondern liegt noch brach und wartet darauf, erst erschlossen zu werden. Vieles in einem selbst und in der Beziehung zum anderen hat noch einen mehr funktionalen Charakter.

Wie die Beratungs- und Therapiepraxis zeigt, haben nicht wenige Narzissten ein Selbsterleben, bei dem sie ihr körperliches Selbst und einzelne Organe wie eine Maschine wahrnehmen. Sie sehen ihren Arzt wie einen Wartungstechniker, der ihre verbrauchten Teile durch Neuteile ersetzt oder auf Vordermann bringt, wenn Körperliches in seiner Funktion beeinträchtigt ist. Auch zeigen nicht wenige von ihnen ein Selbsterleben, bei dem sie ihr existenzielles Selbst in seinen vielfältigen Möglichkeiten im Leben nur eingeschränkt wahrnehmen. Sie sehen ihren Partner oder ihre Partnerin als jemanden, der oder die ihnen das gibt, was sie sich vermeintlich zutiefst wünschen: zum Beispiel Sex, Geld oder öffentliches Ansehen. Eine mehr ganzheitliche Selbst- und Fremdwahrnehmung ist ihnen noch weitgehend fremd.

8 Ich bin, was ich bin, weil ich mich selbst gefunden habe: Können Narzissten einen konstruktiven Weg im Leben finden?

Wie wir in der Einleitung festgestellt haben, hat die Verbreitung des Narzissmus in der Gesellschaft das Ausmaß einer Epidemie erreicht. Besonders besorgniserregend ist die zunehmende «Infektion» der jungen Generation durch das gesellschaftliche Virus. Der intensive Konsum von Medien, in denen narzisstische Promis eine große Rolle spielen, steigert die Herausforderung, unbeschwert aufzuwachsen und ein glückliches Kind zu werden. Dieses Problem ist besonders für Kinder aus der oberen Mittelschicht virulent, die scheinbar durch ihre Privilegien bevorzugt sind. Ihre Eltern sind genauso in diese unglückliche Konstellation einbezogen, da sie durch ihre Überzeugung, ein besonderes Kind zu haben, Druck machen.[320] Welche Eltern aus der oberen Mittelschicht halten ihr Kind heute noch für durchschnittlich?

Überheblichkeit und Ausbeutung anderer sind aber keine schicksalhaften Fehlhaltungen oder angeborenen Dispositionen, die unvermeidlich auftreten, wenn die «Charakterentwicklung» einseitig in Richtung Selbstverliebtheit verläuft.[321] Das Individuum passt sich immer wieder neu der sich verändernden sozialen und kulturellen Umwelt an. Da

320 Novotney, 2009
321 Adler, 1933/1973

Narzissmus eine soziale Falle darstellt,[322] stellt sich die Frage, wie ein alternativer Lebensstil aussieht.

Im Folgenden befassen wir uns mit der Frage, wie Narzissten einen Weg aus der sozialen Falle der Selbstverliebtheit finden können. Dieser Alternativentwurf versucht, die sozialen Vorteile, die der Narzissmus bereithält, zu bewahren, und die großen Nachteile zu überwinden, in dem das überbordende Ego besänftigt wird.

Balance zwischen Eigenverantwortung und sozialer Verantwortung

Dass eine ausgewogene Ernährungsweise gesund ist, stellt eine allgemeine Lebensweisheit dar. Dass Liebe zu sich selbst und zu anderen Ausgewogenheit voraussetzt, ist vielen weniger klar. Der Wechsel zwischen Arbeit und Urlaub, die Balance von Konkurrieren und Kooperieren, die Übernahme von Verantwortung für eigene und fremde Bedürfnisse ermöglichen eine gesunde und erfolgreiche Lebensführung.

Verantwortung verweist sowohl auf Eigenverantwortung als auch auf soziale Verantwortung.[323] Während Eigenverantwortung mehr mit dem rationalen Eigeninteresse zusammenhängt, ist soziale Verantwortung mehr auf das bezogen, was mit Emotionalem und Fremdinteressen angesprochen ist. Narzissten tun sich mit der Übernahme von Eigenverantwortung wesentlich leichter als mit der Übernahme von sozialer Verantwortung. Das lässt sich aus Befunden der Persönlichkeits- und Sozialpsychologie ableiten.[324]

Eigenverantwortung hängt mit den «Big Five» der Persönlichkeit und ihren Facetten zusammen. Sie korreliert positiv mit drei Basisdimensionen der Persönlichkeit: Gewissenhaftigkeit, Extraversion und Offenheit für Erfahrungen. Eigenverantwortung steht auch positiv mit (erlebter) «Kompetenz» und «Leistungsstreben» (zwei Facetten von Gewissenhaftigkeit), mit «Durchsetzungsfähigkeit» (eine Facette von Extraversion), mit «Offenheit für Ideen» (eine Facette von Offenheit für Erfahrungen) und negativ mit «Bescheidenheit» (eine Facette von Verträglichkeit) im Zusammenhang.

322 Campbell & Buffardi, 2008
323 Bierhoff, 2006; Bierhoff & Herner, 2005
324 siehe Kapitel V, Herner, 2008

Weil Narzissten einen Hang zur Selbstüberschätzung eigener Fähigkeiten, zur Leistung, Dominanz und Kreativität haben, aber auch eine Neigung, gerade nicht durch Bescheidenheit, sondern durch Arroganz, Prahlerei und Selbstgefälligkeit aufzufallen, werden sie stärker eigenverantwortliches Erleben und Verhalten verwirklichen. Sie dürften öfter als «Mitunternehmer» in Firmen oder als «Ich-AG» auftreten.[325]

Auch das, was in der narzisstischen Persönlichkeit an Autorität, Selbstbezogenheit und Selbstvertrauen enthalten ist, kann für die Eigenverantwortlichkeit im Arbeitsleben förderlich sein: Wer als Selbstständiger am Markt langfristig überleben will, der muss zum Beispiel ein gewisses Vermögen an Selbstabsorbierung beim Arbeiten und an Selbstdarstellung beim Verkaufsgespräch mitbringen, um den Erfolg zu sichern. Aber Vorsicht: Besonders schwer dürfte es für Narzissten im Beruf werden, wenn sie ihr soziales Verantwortungsgefühl weitgehend aufgeben und nur noch an sich denken.

Das Übernehmen von sozialer Verantwortung braucht für narzisstische Menschen kein Tabuthema zu bleiben, ganz im Gegenteil: Das Gefühl der Eigenverantwortlichkeit wird sinnvoll durch das Gefühl der sozialen Verantwortung ergänzt. Damit wird eine gesunde Balance in der Lebenspraxis von Narzissten erreicht. Unsere Untersuchungen zeigen auch, dass Eigenverantwortung und soziale Verantwortung miteinander harmonieren können.

Unternehmerischer Erfolg und Übernahme sozialer Verantwortung stehen nicht in Widerspruch miteinander. Der verstorbene deutsche Industrielle und Politiker Philip Rosenthal ist ein Beispiel dafür, dass man mit sozialem Verantwortungsbewusstsein ein erfolgreicher Unternehmer sein kann. Rosenthal setzte sich für Arbeitnehmer und deren Mitbestimmung und Vermögensbildung am Produktivkapital ein. Ein anderes Beispiel ist Bill Gates, der das Softwareunternehmen Microsoft gründete. Er engagiert sich für die gemeinnützige Stiftung «Bill & Melinda Gates Foundation», die Gesundheitsprojekte in Entwicklungsländern Afrikas und Asiens in großem Stil unterstützt.

Barack Obama hat bei seiner Amtseinführung als 44. Präsident der USA am 20. Januar 2009 eine Rede gehalten, in der er die Wichtigkeit der sozialen Verantwortung in der modernen Welt betont hat. Die

325 siehe Herner, 2008

«generation me»[326] kann ihren Erfolg steigern und ihr persönliches Glück vergrößern, wenn sie menschliche Pflichten in ihren Lebensplan einbezieht.

Positive Selbstidentität

Wie die Lebenspraxis vieler Menschen zeigt, ist es möglich, die Balance in der eigenen Lebensführung zu finden. Diese Menschen sind weitgehend mit sich und anderen in Harmonie und haben dabei nicht zuletzt auch wirtschaftlichen Erfolg.

Wodurch zeichnen sich Menschen aus, die eine innere Balance erreichen? Wir meinen, dass es die positive Selbstidentität ist, die ihre Selbstliebe konstituiert und eine erfüllende Liebe ermöglicht.[327] Selbstidentität beruht auf zwei wichtigen Quellen:[328]

1. Auf einem integrierten Selbst. Das ist ein Selbst, das von der Spannung zwischen dem sich überbewertenden und dem sich entwertenden Narzissmus weitgehend befreit ist. Damit geht ein an die Realität angepasstes Gefühl des Selbstwerts oder – anders ausgedrückt – ein realistisches Selbstwertgefühl einher.

2. Auf einer stabilen Identität. Das ist ein Selbst, das über die Zeit und über Situationen hinweg von einem kontinuierlichen Ich-Erleben weitgehend getragen wird. Damit geht ein an das Selbst angepasstes Gefühl der Identität oder – anders ausgedrückt – ein (selbst-)sicheres Identitätsgefühl einher.

Positive Selbstidentität liegt vor, wenn im eigenen Identitätserleben überwiegend eine gemäßigt positive Grundhaltung zum Ausdruck kommt, die Optimismus ermöglicht. Dieser Optimismus ist mit einem gewissen Ausmaß an positiven Illusionen verbunden.[329]

Für die romantische Liebe und die Selbstliebe kann es nur gut sein, wenn die Person auch ohne Verweis auf den geliebten Partner die Frage «Wer bin ich?» beantworten kann. Positive Selbstidentität folgt dem

---

326 Twenge, 2006
327 Herner & Bierhoff, 2004; vgl. Campbell & Baumeister, 2001
328 vgl. Campbell & Baumeister, 2001
329 Taylor & Brown, 1994

Leitsatz «Ich bin, was ich bin, weil ich mich selbst gefunden habe» (und nicht dem Motto «Ich bin, was ich bin, weil ich diesen Partner oder diese Partnerin gefunden habe»).

Positive Selbstidentität unterscheidet sich von einem hohen oder überhöhten Selbstwertgefühl. Gesteigerter Selbstwert hängt nicht nur mit grandios getöntem Narzissmus zusammen, sondern auch mit mehr Aggressionsbereitschaft. Die Gefahr ist nicht von der Hand zu weisen, dass diese Aggressionsbereitschaft in der Partnerschaft ausgelebt wird.[330] In zahlreichen ARD «Tatorten» und ZDF «Bella Blocks» manifestiert sich diese unselige Tendenz in Verbrechen.

Selbstliebe, die in einer positiven Selbstidentität ihr Fundament findet, unterstützt die Liebe, die ein Mensch einem anderen Menschen schenken kann. Im Gegensatz zu grandioser narzisstischer Selbstliebe befähigt eine in positiver Selbstidentität verwurzelte Selbstliebe einen Menschen nicht nur dazu, einen anderen Menschen in differenzierter Art und Weise zu lieben, sie dürfte diesen Menschen auch in die Lage versetzen, überhaupt zu erfahren, was Liebe bedeuten kann, die den eigenen Standpunkt überwindet. Romantische Zuneigung hängt weniger mit Kalkül, Sexlust und Eifersucht zusammen als vielmehr mit dem Gefühl von «Schmetterlingen im Bauch» und dem Gefühl, den Richtigen oder die Richtige gefunden zu haben.[331] Für den Erfolg der Partnerschaft ist es ein sehr gutes Zeichen, wenn sich die Partner von Anfang an zueinander hingezogen fühlen, ohne dass sie es rational erklären können.

---

330 Bushman, Bonacci, van Dijk & Baumeister, 2003
331 Bierhoff & Rohmann, 2005

Anhang

Der folgende Fragebogen wurde entwickelt, um das Auftreten von narzisstischen Handlungen im alltäglichen Leben zu erfassen. Wie häufig berichtet die Person über Handlungen, die für Narzissmus typisch sind? Um diese Frage zu beantworten, sind 20 Vorgaben zu bearbeiten. Der Fragebogen beruht auf Vorarbeiten von David Buss und Lisa Chiodo,[332] auf deren Grundlage die Vorgaben formuliert wurden.

Instruktion

Im Folgenden werden Sie gebeten, zu einigen Aussagen Stellung zu nehmen. Bitte bewerten Sie die Aussagen danach, wie sehr sie für den Zeitraum der letzten 14 Tage auf Sie zutreffen. Dabei stehen Ihnen Antwortmöglichkeiten von 1 (trifft nicht zu) bis 7 (trifft zu) zur Verfügung. Es ist wichtig, dass Sie jede der Aussagen offen und ehrlich beantworten.

	trifft nicht zu						trifft zu
Ich erwartete von anderen, zur Seite zu gehen, wenn ich vorbeilief.	1	2	3	4	5	6	7
Ich bestand darauf, dass mein Freund alles fallen ließ, um mich zu sehen.	1	2	3	4	5	6	7
Ich sagte, dass ich toll sei.	1	2	3	4	5	6	7

332 Buss & Chiodo, 1991

	trifft nicht zu						trifft zu
Ich bestand darauf, dass mir zugehört wird, aber ich habe nicht zugehört.	1	2	3	4	5	6	7
Ich behauptete in etwas der/die Beste zu sein.	1	2	3	4	5	6	7
Ich habe mit meinen Erfahrungen mit einem Mitglied des anderen Geschlechts angegeben.	1	2	3	4	5	6	7
Ich habe mit meinen Fähigkeiten und meiner Intelligenz angegeben.	1	2	3	4	5	6	7
Ich unterbrach jemanden, der etwas Wichtiges erzählte, um meine eigenen Neuigkeiten mitzuteilen.	1	2	3	4	5	6	7
Ich flirtete mit jemand anderem und ignorierte die Gefühle meines Lebensgefährten.	1	2	3	4	5	6	7
Ich habe mit Mitgliedern des anderen Geschlechts über meinen Erfolg geredet.	1	2	3	4	5	6	7
Ich habe Aufmerksamkeit verlangt.	1	2	3	4	5	6	7
Ich habe mit meinen Begabungen angegeben.	1	2	3	4	5	6	7
Ich bin zu spät gekommen, um einen großen Auftritt zu haben.	1	2	3	4	5	6	7
Ich vermied es, mit Leuten zu sprechen, von denen ich denke, dass sie ein ordinäres Leben haben.	1	2	3	4	5	6	7
Ich habe jemanden abgewertet, um mich besser zu fühlen.	1	2	3	4	5	6	7
Ich habe erwähnt, dass ich sexy bin.	1	2	3	4	5	6	7
Ich habe über die Probleme meines Freundes gelacht.	1	2	3	4	5	6	7

	trifft nicht zu						trifft zu
Ich habe meinen Freund gebeten, sich meine Sorgen anzuhören, aber habe den Gefallen nicht erwidert.	1	2	3	4	5	6	7
Ich habe mit meinen erreichten Leistungen angegeben.	1	2	3	4	5	6	7
Ich habe meine Probleme übertrieben, um Aufmerksamkeit zu erlangen.	1	2	3	4	5	6	7

Um Ihren Testwert zu berechnen, addieren sie die ausgewählten Antwortpunkte auf und dividieren Sie die Summe durch 20. Auf diese Weise erhalten Sie einen ersten Hinweis auf die Ausprägung des Narzissmus.

Das individuelle Ergebnis lässt sich am leichtesten im Vergleich mit anderen interpretieren. Wir haben solche Vergleichsdaten, die allerdings nicht repräsentativ sind. Daher können sie nur als Anhaltspunkte dienen, um den eigenen Testwert einordnen zu können.

In einer Stichprobe von 125 Studierenden, deren durchschnittliches Alter 27 Jahre beträgt, ist der Mittelwert 2.3. Das bedeutet, dass das Auftreten der typischen Handlungen eines Narzissten im Durchschnitt eher selten berichtet wird. Denn der Mittelwert liegt im unteren Antwortbereich. Das entspricht anderen Studien, in denen ebenfalls festgestellt wurde, dass das Konzept des Narzissmus eine Minderheitsposition in der Normalbevölkerung beschreibt.

Die Spannbreite der Antworten liegt zwischen 1 und 5.9. Damit wird deutlich, dass der Fragebogen eine weite Differenzierung ermöglicht. Allerdings treten in der hier untersuchten Normalstichprobe keine extrem hohen Werte auf.

Für die Interpretation des eigenen Testwerts ist noch folgender Hinweis von Interesse. Der Fragebogen, den Sie bearbeitet haben, hängt positiv mit dem Narzissmusinventar[333] zusammen, das den verdeckten Narzissmus abdeckt. Außerdem besteht ein positiver Zusammenhang mit dem NPI, der aber etwas niedriger ausfällt. Somit wird ein Narziss-

333 Deneke & Hilgenstock, 1989

mus gemessen, der sich einerseits sehr wichtig nimmt und «Grandiosität-Exhibitionismus» beinhaltet, der aber andererseits besonders durch «Vulnerabilität-Sensitivität» charakterisiert ist.

Es gibt nur sehr geringe Geschlechtsunterschiede. Frauen erreichen einen Mittelwert von 2.29, während der Mittelwert der Männer bei 2.35 liegt. Der Narzissmus nimmt in der untersuchten Stichprobe in der Tendenz mit dem Alter ab.

95 Prozent aller Testergebnisse lagen in der Vergleichsstudie zwischen 2.15 und 2.46. Testergebnisse, die kleiner oder größer als diese Grenzwerte ausfallen, deuten auf einen besonders geringen oder besonders hohen Narzissmuswert hin.

Literaturverzeichnis

Adler, A. (1933/1973). *Der Sinn des Lebens* (herausgegeben von Wolfgang Metzger). Frankfurt/Main: Fischer.

Akhtar, S. (2006). Deskriptive Merkmale und Differenzialdiagnose der Narzisstischen Persönlichkeitsstörung. In. O.F. Kernberg & H.P. Hartmann (Hrsg.), *Narzissmus. Grundlagen – Störungsbilder – Therapie* (S. 231-262). Stuttgart: Schattauer.

Ames, D.R. & Kammrath, D. K. (2004). Mind-reading and metacognition. Narcissism, not actual competence, predicts self-estimated ability. *Journal of Nonverbal Behavior, 24*, 187-209.

Averill, J.R. (1985). The social construction of emotions. In K.J. Gergen & K.E. Davis (Eds.), *The social construction of the person* (pp. 89-109). New York: Springer.

Banai, E., Mikulincer, M. & Shaver, P.R. (2005). «Selfobject» needs in Kohut's self psychology. Links with attachment, self-cohesion, affect regulation, and adjustment. *Psychoanalytic Psychology, 22*, 224-260.

Bakan, D. (1966). *The duality of human existence*. Chicago: Rand McNally.

Bartholomew, K. (1990). Avoidance of intimacy: An attachment perspective. *Journal of Social and Personal Relationships, 7*, 147-178.

Battegay, R. (1991). *Narzissmus und Objektbeziehungen. Über das Selbst zum Objekt* (3. Aufl.). Bern: Huber.

Baumeister, R.F. (1988). How the self became a problem: A psychological review of historical research. *Journal of Personality and Social Psychology, 52*, 163-176.

Baumeister, R.F. (1998). The self. In D.T. Gilbert, S.T. Fiske & G. Lindzey (Eds.), *The handbook of social psychology* (Vol. 1, pp. 680-740). Boston, MA: McGraw-Hill.

Baumeister, R.F. & Schütz, A. (1997). Das tragische Paradoxon selbstschädigenden Verhaltens: Mythos und Realität. *Psychologische Rundschau, 48*, 67-83.

Baumeister, R.F. & Vohs, K. (2001). Narcissism as addiction to esteem. *Psychological Inquiry, 12*, 206-210.

Bierhoff, H.W. (2006). *Sozialpsychologie. Ein Lehrbuch* (6. Aufl.). Stuttgart: Kohlhammer.

Bierhoff, H.W., Blanz, M. & Buck, E. (1984). Studien über Androgynie II: Zusammenhang mit Arbeitsverhalten und emotionaler Unabhängigkeit im Studium. *Zeitschrift für Differentielle und Diagnostische Psychologie, 5*, 273-287.

Bierhoff, H.W. & Grau, I. (1999). *Romantische Beziehungen*. Bern: Huber.

Bierhoff, H.W., Grau, I. & Ludwig, A. (1993). *Marburger Einstellungs-Inventar für Liebesstile (MEIL)*. Göttingen: Hogrefe.

Bierhoff, H.W. & Herner, M.J. (2002). *Begriffswörterbuch Sozialpsychologie*. Stuttgart: Kohlhammer.

Bierhoff, H.W. & Herner, M.J. (2005). Anreiz versus Tugend? Zur Verantwortung von Führungskräften. In A. Brink, J. Eurich & C. Giersch (Hrsg.), *Anreiz versus Tugend? Merkmale moderner Unternehmensethik* (S. 35-68). Hamburg: Dr. Kovac.

Bierhoff, H.W. & Herner, M.J. (2006). Narzissmus. In H.W. Bierhoff & D. Frey (Hrsg.), *Handbuch der Sozialpsychologie und Kommunikationspsychologie* (S. 57-62). Göttingen: Hogrefe.

Bierhoff, H.W. & Rohmann, E. (2005). *Was die Liebe stark macht. Die neue Psychologie der Paarbeziehung*. Reinbek: Rowohlt.

Bierhoff, H.W., Schwennen, C. & Pietsch, G.K. (1998). Liebe und Partnerschaft in Ost- und Westdeutschland. *Gruppendynamik, 29*, 393-402.

Billett, M.T. & Qian, Y. (2008). Are overconfident CEOs born or made? Evidence of self-attribution bias from frequent acquirers. *Management Science, 54*, 1037-1051.

Bradlee, P.M. & Emmons, R.A. (1992). Locating narcissism within the interpersonal circumplex and the five-factor model. *Personality and Individual Differences, 13*, 821-830.

Brennan, K., Clark, C. & Shaver, P. (1998). Self-report measurement of adult attachment. An integrative overview. In J. Simpson & W. Rholes (Eds.), *Attachment theory and close relationships* (pp. 46-76). New York: Guilford.

Brennan, K. & Shaver, P. (1998). Attachment styles and personality disorders: Their connections to each other and to parental divorce, parental death, and perceptions of parental caregiving. *Journal of Personality, 66*, 835-878.

Brown, R.P. & Bosson, J.K. (2001). Narcissus meets sisiphus: Self-love, self-loathing, and the never-ending pursuit of self-worth. *Psychological Inquiry, 12*, 210 -213.

Bushman, B.J. & Baumeister, R.F. (1998). Threatened egotism, narcissism, self-esteem, and direct and displaced aggression: Does self-love oder self-hate lead to violence? *Journal of Personality and Social Psychology*, 75, 219-229.

Bushman, B.J., Bonacci, A.B., van Dijk, M. & Baumeister, R.F. (2003). Narcissism, sexual refusal, and aggression: Testing a narcissistic reactance model of sexual coercion. *Journal of Personality and Social Psychology, 84*, 1027-1040.

Buss, D.M. & Chiodo, L.M. (1991). Narcissistic acts in everyday life. *Journal of Personality, 59*, 179-215.

Campbell, W.K. (1999). Narcissism and romantic attraction. *Journal of Personality and Social Psychology, 77*, 1254-1270.

Campbell, W.K. (2005). *When you love a man who loves himself.* Naperville, IL: Sourcebooks.

Campbell, W.K. & Baumeister, R.F. (2001). Is loving the self necessary for loving another? An examination of identity and intimacy. In M. Clark & G. Fletcher (Eds.), *Blackwell handbook of social psychology. Vol. 2: Interpersonal processes* (pp. 437-456). London: Blackwell.

Campbell, W.K., Brunell, A.B. & Finkel, E.J. (2006). Narcissism, interpersonal self-regulation and romantic relationships: An agency model approach. In K.

Vohs & E.J. Finkel (Eds.), *Self and relationships. Connecting intrapersonal and interpersonal processes* (pp. 57-83). New York: Guilford.

Campbell, W.K. & Buffardi, L.E. (2008) The lure of the noisy ego: Narcissism as a social trap. In H.A. Wayment & J.J. Bauer (Eds.), *Transcending self-interest: Psychological explorations of the quiet ego* (pp. 23-32). Washington, DC: APA.

Campbell, W.K. & Foster, C.A. (2002). Narcissism and commitment in romantic relationships: An investment model analysis. *Personality and Social Psychology Bulletin, 28*, 484-495.

Campbell, W.K., Foster, C.A. & Finkel, E.J. (2002). Does self-love lead to love for others? A story of narcissistic game playing. *Journal of Personality and Social Psychology, 83*, 340-354.

Campbell, W.K., Reeder, G.D., Sedikides, C. & Elliot, A.J. (2000). Narcissism and comparative self-enhancement strategies. *Journal of Research in Personality, 34*, 329-347.

Clarkin, J.F., Yeomans, F.E. & Kernberg, O.F. (2008). *Psychotherapie der Borderline-Persönlichkeit* (2. Aufl.). Stuttgart: Schattauer.

Davis, C., Claridge, G. & Cerullo, D. (1997). Reflections on narcissism. Conflicts about body image perceptions in women. *Personality and Individual Differences, 22*, 39-316.

Davis, C., Dionne, M. & Shuster, B. (2001). Physical and psychological correlates of appearance orientation. *Personality and Individual Differences, 30*, 21-30.

Davis, C. & Scott-Robertson, L. (2000). A psychological comparison of females with anorexia nervosa and competitive male bodybuilders: body shape ideals in the extreme. *Eating Behaviors, 1*, 33-46.

Davison, G.C., Neale, J.M. & Hautzinger, M. (2007). *Klinische Psychologie* (7. Aufl.). Weinheim: BeltzPVU.

Deneke, F.W. (1997). Narzissmus als gewöhnliches und pathologisches Phänomen. *Persönlichkeitsstörungen, 2*, 63-73.

Deneke, F.W. & Hilgenstock, B. (1988). Organisationsformen und Regulationsweisen des Selbstsystems. *Zeitschrift für Psychosomatische Medizin und Psychoanalyse, 34*, 178-195.

Deneke, F.W. & Hilgenstock, B. (1989). *Das Narzissmusinventar.* Bern: Huber.

Dickinson, K.A. & Pincus, A.L. (2003). Interpersonal analysis of grandiose and vulnerable narcissism. *Journal of Personality Disorders, 17*, 188-207.

Dilling, H., Mombour, W. & Schmidt, M.H. (Hrsg., 1991). *Internationale Klassifikation psychischer Störungen. ICD-10.* Bern: Huber.

Dion, K. Berscheid, E. & Walster, E. (1972). What is beautiful is good. *Journal of Personality and Social Psychology, 24*, 285-290.

Drigotas, S.M., Rusbult, C.E., Wieselquist, J. & Whitton, S.W. (1999). Close partner as sculptor of the ideal-self: Behavioral affirmation and the Michelangelo phenomenon. *Journal of Personality and Social Psychology, 77*, 293-323.

Emmons, R.A. (1987). Narcissism: Theory and measurement. *Journal of Personality and Social Psychology, 52*, 11-17.

Emmons, R.A. (1989). Exploring the relations between motives and traits: The case of narcissism. In D. M. Buss & N. Cantor (Eds.), *Personality psychology: Recent trends and emerging directions* (pp. 32-44). New York: Springer.

Ermann, M. (2004). *Psychosomatische Medizin und Psychotherapie* (4. Aufl.). Stuttgart: Kohlhammer.

Euler, S., Brähler, E. & Brosig, B. (2003). Das Dorian-Gray-Syndrom als «ethnische Störung» der Spätmoderne. *psychosozial, 26*, 73-89.

Exline, J.J., Baumeister, R.F., Bushman, B.J., Campbell, W.K. & Finkel, E.J. (2004). Too proud to let go. Narcissistic entitlement as barriers to forgiveness. *Journal of Personality and Social Psychology, 87*, 894-912.

Fiedler, P. (2001). *Persönlichkeitsstörungen* (5. Aufl.). Weinheim: BeltzPVU.

Florida, R. (2002). *The rise of the creative class*. New York: Basic Books.

Försterling, F. & Morgenstern, M. (2006). Positive Illusionen. In H.W. Bierhoff & D. Frey (Hrsg.), *Handbuch der Sozialpsychologie und Kommunikationspsychologie* (S. 263-369). Göttingen: Hogrefe.

Foster, J.D., Campbell, W.K. & Twenge, J.M. (2003). Individual differences in narcissism: Inflated self-views across the lifespan and around the world. *Journal of Research in Personality, 37*, 469-486.

Freud, S. (1900). *Die Traumdeutung*. Gesammelte Werke II/III. Frankfurt/Main: Fischer.

Freud, S. (1914). *Zur Einführung des Narzissmus*. Gesammelte Werke X (S. 138-170). Frankfurt/Main: Fischer.

Freud, S. (1931). *Über libidinöse Typen*. Gesammelte Werke XIV (S. 507-513). Frankfurt/Main: Fischer.

Frick, J. (2005). *Die Droge Verwöhnung. Beispiele, Folgen, Alternativen*. Bern: Huber.

Fromm, E. (1980). *Die Kunst des Liebens*. Frankfurt/Main: Ullstein.

Gabbard, G.O. (1989). Two subtypes of narcissistic personality disorders. *Bulletin of the Menninger Clinic, 53*, 527-532.

Gabriel, M.T., Critelli, J.W. & Ee, J.S. (1994). Narcissistic illusions in self-evaluations of intelligence and attractiveness. *Journal of Personality, 62*, 143-155.

Goldberg, A. (1996). Selbstpsychologie und narzisstische Persönlichkeitsstörungen. In O.F. Kernberg (Hrsg.), *Narzisstische Persönlichkeitsstörungen* (S. 255-264). Stuttgart: Schattauer.

Gosling, S.D., John, O.P., Craik, K.H. & Robins, R.W. (1998). Do people know how they behave? Self-reported act frequencies compared with on-line codings by observers. *Journal of Personality and Social Psychology, 74*, 1337-1349.

Gottschalch, W. (1980). Narziss auf dem Katheder. In K. Wolschner (Hrsg.), *Studentenleben* (S. 175-185). Reinbek: Rowohlt.

Greenwald, A.G. & Banaji, M.R. (1995). Implicit social cognition: Attitudes, self-esteem and stereotypes. *Psychological Review, 102*, 4-27.

Hannan, M. (1992). A psychoanalytic interpretation of Ovid's myth of Narcissus and Echo. *Psychoanalytic Review, 79*, 555-579.

Harter, S. (1999). *The construction of the self. A developmental perspective*. New York: Guilford.

Hartkamp, N., Wöller, W., Langenbach, M. & Ott, J. (2002). Narzisstische Persönlichkeitsstörung. In W. Tress, W. Wöller, N. Hartkamp, M. Langenbach & J. Ott. (Hrsg.), *Persönlichkeitsstörungen. Leitlinie der AWMF und Quellentext* (S. 213-233). Stuttgart: Schattauer.

Hazan, C. & Shaver, P. (1987). Romantic love conceptualized as an attachment process. *Journal of Personality and Social Psychology, 52,* 511–524.

Helgeson, V. (2003). Gender-related traits and health. In J. Suls & K.A. Wallston (Eds.), *Social psychological foundations of health and illness* (pp. 367-394). Malden, MA: Blackwell.

Hendrick, C. & Hendrick, S. (1986). A theory and method of love. *Journal of Personality and Social Psychology, 50,* 392-402.

Herner, M.J. (2008). Führung von narzisstischen Führungskräften – eine Herausforderung für die Sozialpsychologie. In E. Rohmann, M.J. Herner & D. Fetchenhauer (Hrsg.), *Sozialpsychologische Beiträge zur Positiven Psychologie. Eine Festschrift für Hans-Werner Bierhoff* (S. 121-145). Lengerich: Pabst.

Herner, M.J. & Bierhoff, H.W. (2002). Narzissmus und Liebe: sozialpsychologische Befunde und Forschungsperspektiven. In E. van der Meer, R. Hagendorf, F. Beyer, A. Krüger, A. Nuthmann & S. Schulz (Hrsg.), *43. Kongress der Deutschen Gesellschaft für Psychologie* (S. 96). Lengerich: Pabst.

Herner, M.J. & Bierhoff, H.W. (2004a). Narziss und Amor. *Gehirn & Geist, Heft 4,* 42-44.

Herner, M.J. & Bierhoff, H.W. (2004b). Wie beeinflusst narzisstisches Auftreten die Wahrnehmung von Führungsqualitäten? In T. Rammsayer, S. Grabianowski & S. Troche (Hrsg.), *44. Kongress der Deutschen Gesellschaft für Psychologie* (S. 238). Lengerich: Pabst.

Horton, R.S., Bleau, G. & Drwecki, B. (2006). Parenting Narcissus: What are the links between parenting and narcissism? *Journal of Personality, 74,* 345-376.

Jackson, L.A., Ervin, K.S. & Hodge, C.N. (1992). Narcissism and body image. *Journal of Research in Personality, 26,* 357-370.

John, O.P. & Robins, R.W. (1994). Accuracy and bias in self-perception: Individual differences in self-enhancement and the role of narcissism. *Journal of Personality and Social Psychology, 66,* 206-219.

Jordan, C.H., Spencer, S.J., Zanna, P.M., Hoshino-Browne, E. & Correll, J. (2003). Secure and defensive high self-esteem. *Journal of Personality and Social Psychology, 85,* 969-978.

Judge, T.A., Locke, E.A., Durham, C.C. & Kluger, A.N. (1998). Dispositional effects on job and life satisfaction: The role of core evaluations. *Journal of Applied Psychology, 83,* 17-34.

Kelle, H. & Tervooren, A. (2008). *Ganz normale Kinder. Heterogenität und Standardisierung kindlicher Entwicklung.* Weinheim: Juventa.

Kernberg, O. (1996, Hrsg.). *Narzisstische Persönlichkeitsstörungen.* Stuttgart: Schattauer.

Kernberg, O.F. (2006a). Die narzisstische Persönlichkeit und ihre Beziehung zu antisozialem Verhalten und Perversionen – pathologischer Narzissmus und narzisstische Persönlichkeit. In. O.F. Kernberg & H.-P. Hartmann (Hrsg.), *Narzissmus. Grundlagen – Störungsbilder – Therapie* (S. 263-307). Stuttgart: Schattauer.

Kernberg, O.F. (2006b). Eine zeitgenössische Interpretation von «Zur Einführung des Narzissmus». In O.F. Kernberg & H.-P. Hartmann (Hrsg.), *Narzissmus. Grundlagen – Störungsbilder – Therapie* (S. 115-131). Stuttgart: Schattauer.

Kernberg, O.F. & Hartmann H.P. (2006, Hrsg.), *Narzissmus. Grundlagen – Störungsbilder – Therapie*. Stuttgart: Schattauer.

Kets de Vries, M.F.R. & Miller, D. (1995). Narzissmus und Führung. In A. Kieser, G. Reber & R. Wunderer (Hrsg.), *Handwörterbuch der Führung* (2. Aufl., Sp. 1609-1622). Stuttgart: Schäffer-Poeschel.

Kohut, H. (1979). *Die Heilung des Selbst*. Frankfurt/Main: Suhrkamp.

Kohut, H. (1987). *Wie heilt die Psychoanalyse?* Frankfurt/Main: Suhrkamp.

Kohut, H. & Wolf, E.S. (1980). Die Störungen des Selbst und ihre Behandlung. In U.H. Peters (Hrsg.), *Die Psychologie des 20. Jahrhunderts. Bd. 10: Psychiatrie* (S. 667-682). Zürich: Kindler.

Krischer, M., Sevecke, K., Döpfner, M. & Lehmkuhl, G. (2003). Persönlichkeitsstörungsmerkmale im Kindes- und Jugendalter: Konzepte, methodische Ansätze und empirische Ergebnisse. *Zeitschrift für Kinder- und Jugendpsychiatrie und Psychotherapie, 34*, 87-100.

Kubarych, T.S., Deary, I.J. & Austin, E.J. (2004). The Narcissistic Personality Inventory: Factor structure in a non-clinical sample. *Personality and Individual Differences, 36*, 857-872.

Küchenhoff, J. (2004). «Zur Einführung des Narzissmus» – eine Relektüre. *Psyche, 58*, 150-169.

Lapsley, D.K., Aalsma, M.C. & Varshney, N.M. (2001). A factor analytic and psychometric examination of pathology of separation-individuation. *Journal of Clinical Psychology, 57*, 915-932.

Lasch, C. (1982). *Das Zeitalter des Narzissmus*. München: dtv.

Laux, L. (2003). *Persönlichkeitspsychologie*. Stuttgart: Kohlhammer.

Lee, J.H. (1976). *The colours of love*. Englewood Cliffs, NJ: Prentice-Hall.

Lieberz, K. & Geiser, F. (1996). Narzissmus und Schizoidie. *Zeitschrift für Psychosomatische Medizin und Psychoanalyse, 42*, 358-374.

Luhtanen, R.K. & Crocker, J. (2005). Alcohol use in college students: Effetcs of level of self-esteem, narcissism, and contingencies of self-worth. *Psychology of Addictive Behaviors, 19*, 99-103.

Maccoby, M. (2000). Narcissistic leaders. The incredible pros, the inevitable cons. *Harvard Business Review, 78 (1-2)*, 68-77.

Marcus, B., Machilek, F. & Schütz, A. (2006). Personality in cyberspace: Personal web sites as media for personality expressions and impressions. *Journal of Personality and Social Psychology, 90*, 1014-1031.

Masterson, J.F. (1993). *Die Sehnsucht nach dem wahren Selbst*. Stuttgart: Klett-Cotta.

McCullough, M.E., Emmons, R.A., Kilpatrick, S.D. & Mouney-Courtney, N. (2003). Narcissists as «victims». The role of narcissism in the perception of transgressions. *Personality and Social Psychology Bulletin, 29*, 885-893.

Mentzos, S. (2000). *Neurotische Konfliktverarbeitung. Einführung in die psychoanalytische Neurosenlehre unter Berücksichtigung neuer Perspektiven*. (20. Aufl.) Frankfurt/Main: Fischer.

Morf, C.C. & Rhodewalt, F. (1993). Narcissism and self-evaluation maintenance: Explorations in object relations. *Personality and Social Psychology Bulletin, 19*, 668-676.

Morf, C.C. & Rhodewalt, F. (2001). Unraveling the paradoxes of narcissism: A dynamic self-regulatory processing model. *Psychological Inquiry, 12*, 177-196.

Mummendey, H.D. (2006). Selbstdarstellung. In H.W. Bierhoff & D. Frey (Hrsg.), *Handbuch der Sozialpsychologie und Kommunikationspsychologie* (S. 49-56). Göttingen: Hogrefe.

Neumann, E. & Bierhoff, H.W. (2004). Ichbezogenheit versus Liebe in Paarbeziehungen: Narzissmus im Zusammenhang mit Bindung und Liebesstilen. *Zeitschrift für Sozialpsychologie, 35*, 33-44.

Neumann, E., Rohmann, E. & Bierhoff, H.W. (2007). Entwicklung und Validierung von Skalen zur Erfassung von Vermeidung und Angst in Partnerschaften. *Diagnostica, 53*, 33-47.

Novotney, A. (2009). The price of affluence. *Monitor on Psychology, 40*, Heft 1, 50-52.

Nuber, U. (1993). *Die Egoismus-Falle. Warum Selbstverwirklichung so oft einsam macht*. Stuttgart: Kreuz.

Orlowsky, U. & Orlowsky, R. (1992). *Narziss und Narzissmus im Spiegel von Literatur, Bildender Kunst und Psychoanalyse*. München: Fink.

Ornstein, P.H. (2006) Zur psychoanalytischen Psychotherapie Narzisstischer Persönlichkeitsstörungen aus selbstpsychologischer Sicht. In O.F. Kernberg & H.P. Hartmann (Hrsg.), *Narzissmus. Grundlagen – Störungsbilder – Therapie* (S. 669-692). Stuttgart: Schattauer.

Owen, P.R. & Laurel-Seller, E. (2000). Weight and shape ideals: thin is dangerously in. *Journal of Applied Social Psychology, 30*, 979-990.

Parsons, T. & Bales, R.F. (1955). *Family socialization and interaction process*. Glencoe, IL: Free Press.

Paulhus, D.L. (2001). Normal narcissism. Two minimalist accounts. *Psychological Inquiry, 12*, 228-230.

Paulhus, D.L. & Williams, K.M. (2002). The dark triad of personality: Narcissism, machiavellianism, and psychopathy. *Journal of Research in Personality, 36*, 556-563.

Petersen, L.E., Stahlberg, D. & Frey, D. (2006). Selbstwertgefühl. In H.W. Bierhoff & D. Frey (Hrsg.), *Handbuch der Sozialpsychologie und Kommunikationspsychologie* (S. 40-48). Göttingen: Hogrefe.

Pfeiffer, J. (1999). Vom Größenwahn zum Totalitarismus. Die Konstruktion des Genies in Patrick Süskinds Roman *Das Parfum*. In J. Cremerius, G. Fischer, O. Gutjar, W. Mauser & C. Pietzcker (Hrsg.), *Größenphantasien. Freiburger literaturpsychologische Gespräche. Jahrbuch für Literatur und Psychoanalyse* (Bd. 18, S. 342-354). Würzburg: Könighausen & Neumann.

Raskin, R. (1980). Narcissism and creativity. Are they related? *Psychological Reports, 46*, 55-60.

Raskin, R. & Hall, C.S. (1979). A narcissistic personality inventory. *Psychological Reports, 45*, 590.

Raskin, R., Novacek, J. & Hogan, R. (1991). Narcissism, self-esteem, and defensive self-enhancement. *Journal of Personality, 59*, 20-23.

Raskin, R. & Terry, H. (1988). A principal component analysis of the narcissistic personality inventory and further evidence of its construct validity. *Journal of Personality and Social Psychology, 54*, 890-902.

Rauchfleisch, U., Nil, R. & Perini, C. (1995). Zur Validität des Narzissmusinventars (Deneke & Hilgenstock). *Zeitschrift für psychosomatische Medizin und Psychoanalyse, 41*, 268-278.

Reich, W. (1922/1977). Zwei narzisstische Typen. In W. Reich. Frühe Schriften I. Aus dem Jahre 1920 bis 1925. Frankfurt/Main: Fischer.

Renger, A.B. (1999). *Mythos Narziss. Texte von Ovid bis Jacques Lacan*. Leipzig. Reclam.

Resch, F. (1999a). Beitrag der klinischen Entwicklungspsychologie zu einem neuen Verständnis von Normalität und Pathologie. In. R. Oerter, C. von Hagen, G. Röper & G. Noam (Hrsg.), *Klinische Entwicklungspsychologie. Ein Lehrbuch* (S. 606-622). Weinheim: BeltzPVU.

Resch, F. (1999b). Entwicklungspsycho(patho)logie und Gesellschaft. *Persönlichkeitsstörungen, 4*, 173-184.

Rhodewalt, F. (2001). The social mind of narcissists: Cognitive and motivational aspects of interpersonal self-construction. In J.P. Forgas, K.D. Williams & L. Wheeler (Eds.), *The social mind: Cognitive and motivational aspects of interpersonal behavior* (pp. 177-198). Cambridge: Cambridge University Press.

Rhodewalt, F. (2005). Social motivation and object relations. Narcissism and interpersonal self-esteem regulation. In. J.P. Forgas, K.D. Williams & S.M. Laham (Eds.), *Social motivation. Conscious and unconsious processes* (pp. 332-350). Cambridge: Cambridge University Press.

Rhodewalt, F. & Eddings, S. (2002). Narcissus reflects: Memory distortion in response to ego relevant feedback in high and low narcissistic men. *Journal of Research in Personality, 36*, 97-116.

Rhodewalt, F., Madrian, J.C. & Cheney, S. (1998). Narcissism, self-knowledge organization, and emotional reactivity: The effect of daily experiences on self-esteem and affect. *Personality and Social Psychology Bulletin, 24*, 75-87.

Roberts, B.W. & Robins, R.W. (2000). Broad dispositions, broad aspirations: The intersection of personality and major life goals. *Personality and Social Psychology Bulletin, 26*, 1284-1296.

Robins, R.W. & Beer, J. (2001). Positive illusions about the self: Short-term benefits and long-term costs. *Journal of Personality and Social Psychology, 80*, 340-352.

Robins, R.W. & John, O.P. (1997). Effects of visual perspective and narcissism on self-perception: Is seeing believing? *Psychological Science, 8*, 37-42.

Rogers, C. (1959). A theory of therapy, personality and interpersonal relationships as developed in the client-centered framework. In S. Koch (Ed.), *Psychology: A study of a science. Vol. 3: Formulations of the person and the social context* (pp. 184-256). New York: McGraw-Hill.

Rohmann, E. & Bierhoff, H.W. (2006). Liebe und Eifersucht. In H.W. Bierhoff & D. Frey (Hrsg.), *Handbuch der Sozialpsychologie und Kommunikationspsychologie* (S. 240-250). Göttingen: Hogrefe.

Rohmann, E., Bierhoff, H.W & Schmohr, M. (2008). *Narcissism and perceived equity in romantic relationships*. Unveröffentlichter Bericht. Ruhr-Universität Bochum.

Rohmann, E., Neumann, E., Herner, M.J. & Bierhoff, H.W. (2005). *Narcissism, the self, and romantic relationships*. Unveröffentlichte Daten. Ruhr-Universität Bochum.

Ronningstam, E.F. (2005). *Identifying and understanding the narcissistic personality.* Oxford: Oxford University Press.

Rose, P. (2002). The happy and unhappy faces of narcissism. *Personality and Individual Differences, 33,* 379-392.

Rusbult, C.E. (1983). A longitudinal test of the investment model: The development (and deterioration) of satisfaction and commitment in heterosexual involvements. *Journal of Personality and Social Psychology, 45,* 101–117.

Sachse, R. (2002). *Histrionische und narzisstische Persönlichkeitsstörungen.* Göttingen: Hogrefe.

Saß, H, Wittchen, H.U. & Zaudig, M. (2003). *Diagnostisches und Statistisches Manual Psychischer Störungen - Textrevision (DSM-IV-TR).* Göttingen: Hogrefe.

Schmidbauer, W. (1995). *Alles oder nichts. Über die Destruktivität von Idealen.* Reinbek: Rowohlt.

Schmohr, M. & Bierhoff, H.W. (2006). Sozialer Austausch. In H. W. Bierhoff & D. Frey (Hrsg.), *Handbuch der Sozialpsychologie und Kommunikationspsychologie* (S. 717-726). Göttingen: Hogrefe.

Schütz, A., Marcus, B. & Sellin, I. (2004). Messung von Narzissmus als Persönlichkeitskonstrukt. Psychometrische Eigenschaften einer Lang- und einer Kurzform des Deutschen NPI (Narcissistic Personality Inventory). *Diagnostica, 50,* 200-218.

Schwennen, C. (2008). Verzeihen. In A.E. Auhagen (Hrsg.), *Positive Psychologie. Anleitung zum «besseren» Leben* (2. Aufl., S. 150-165). Weinheim: BeltzPVU.

Schwennen, C. & Bierhoff, H. W. (2005). Skala zur exzessiven Bestätigungssuche (BSS). In A. Glöckner-Rist (Hrsg.), *ZUMA-Informationssystem. Elektronisches Handbuch sozialwissenschaftlicher Erhebungsinstrumente* ZIS Version 9.00. Mannheim: Zentrum für Umfragen, Methoden und Analysen.

Sedikides, C., Campbell, W.K., Reeder, G., Elliot, A.J. & Gregg, A.P. (2002). Do others bring out the worst in narcissists? The «Others Exist for Me» illusion. In Y. Kashima, M. Foddy & M. Platow (Eds.), *Self and identity: Personal, social, and symbolic* (pp. 103-127). Mahwah, NJ: Lawrence Erlbaum.

Sedikides, C & Gregg, A.P. (2001). Narcissists and feedback: Motivational surfeits and motivational deficits. *Psychological Inquiry, 12,* 237-239.

Sedikides, C., Rudich, E.A., Gregg, A.P., Kumashiro, M. & Rusbult, C. (2004). Are normal narcissists psychologically healthy?: Self-esteem matters. *Personality and Individual Differences, 87,* 400-416.

Sedikides, C. & Strube, M.J. (1997). Self-evaluation: To thine own be good, to thine own self be sure, to thine own self be true, and to thine own self be better. *Advances in Experimental Social Psychology, 29,* 209-269.

Shaver, P.R., Wu, S. & Schwartz, J.C. (1992). Cross-cultural similarities and differences in emotion and its representation. In M. S. Clark (Ed.), *Emotion* (pp. 175-212). Newbury Park, CA: Sage.

Sherman, D.K. & Kim, H.S. (2005). Is there an »I» in »team»? The role of the self in group-serving judgements. *Journal of Personality and Social Psychology, 88,* 108-120.

Simon, B. & Trötschel, R. (2007). Das Selbst und die soziale Identität. In K. Jonas, W. Stroebe & M. Hewstone (Hrsg.), *Sozialpsychologie* (5. Aufl., S. 147-185). Heidelberg: Springer.

Sternberg, R.J. (1997). Construct validation of a triangular love scale. *European Journal of Social Psychology, 27*, 313-335.

Stimmer, F. (1987). *Narzissmus. Zur Psychogenese und Soziogenese narzisstischen Verhaltens*. Berlin: Duncker & Humblot.

Stirn, A. (2004). Die Selbstgestaltung des Körpers. Narzisstische Aspekte von Tattoo und Piercing. *Psychotherapie im Dialog, 5*, 256-260.

Stucke, T.S. & Sporer, S.L. (2002). When a grandiose self-image is threatened: Narcissism and self-concept clarity as predictors of negative emotions and aggression following ego-threat. *Journal of Personality, 70*, 509-532.

Süskind, P. (1985). *Das Parfum. Die Geschichte eines Mörders*. Zürich: Diogenes.

Tartakoff, H. (1966). The normal personality in our culture and the Nobel Prize complex. In R.M. Lowenstein, L.M. Newman, M. Schure & A.J. Solnit (Eds.), *Psychoanalysis: A general psychology* (pp. 222-252). New York: International Universities Press.

Taylor, S.E. & Brown, J.D. (1994). Positive illusion and well-being revisited: Separating fact from fiction. *Psychological Bulletin, 116*, 21-27.

Tesser, A. (1991). Social versus clinical approaches to self psychology: The self-evaluation maintenance model and Kohutian object relations theory. In R.C. Curtis (Ed.), *The relational self: Theoretical convergences in psychoanalysis and social psychology* (pp. 257-281). New York: Guilford.

Tonscheidt, S. (1992). Alltäglicher Narzissmus und Narzisstische Persönlichkeitsstörung. Versuch einer verhaltenstheoretischen Konzeptualisierung. *Praxis der Klinischen Verhaltensmedizin und Rehabilitation, 5*, 111-115.

Tracy, J.L. & Robins, R.W. (2003). «Death of a (narcissistic) salesman»: An integrative model of fragile self-esteem. *Psychological Inquiry, 14*, 57-62.

Twenge, J.M. (2006). *Generation me: Why today's young Americans are more confident, assertive, entitled – and more miserable than ever before*. New York: Free Press.

Twenge, J.M. & Foster, J.D. (2008). Mapping the scale of the narcissistic epidemic: Increases in narcissism 2002-2007 within ethnic groups. *Journal of Research in Personality, 42*, 1619-1622.

Twenge, J.M. Konrath, S., Foster, J.D., Campbell, W.K. & Bushman, B.J. (2008). Egos inflating over time: A cross-temporal meta-analysis of the Narcissistic Personality Inventory. *Journal of Personality, 76*, 875-901.

von Collani, G. & Herzberg, P.Y. (2003). Zur internen Struktur des gobalen Selbstwertgefühls. *Zeitschrift für Differentielle und Diagnostische Psychologie, 24*, 9-22.

Waller, N.G. & Shaver, P.R. (1994). The importance of nongenetic influence on romantic love styles. *Psychological Science, 5*, 268-274.

Wardetzki, B. (1991). *Weiblicher Narzissmus. Der Hunger nach Anerkennung*. München: Kösel.

Wardetzki, B. (1995). Spieglein, Spieglein an der Wand … Der Schönheitskult fordert seine narzisstischen Opfer. In U. Nuber (Hrsg.), *Spieglein, Spieglein an der Wand. Der Schönheitskult und die Frauen* (S. 81-90). München: Heyne.

Watson, P.J. & Biderman, M.D. (1993). Narcissistic personality inventory factors, splitting, and self-consciousness. *Journal of Personality Assessment, 61*, 41-57.

Weeden, J. & Sabini, J. (2005). Physical attractiveness and health in western societies: A review. *Psychological Bulletin, 131*, 635-653.

Westen, D. (1991). Social cognition and object relations. *Psychological Bulletin, 109*, 429-455.

Westen, D. (1998). The scientific legacy of Sigmund Freud: Toward a psychodynamically informed psychological science. *Psychological Bulletin, 124*, 333-371.

Willi, J. (2004). *Die Zweierbeziehung. Spannungsursachen – Störungsmuster – Klärungsprozesse – Lösungsmodelle* (16. Aufl.). Reinbek: Rowohlt.

Wink, P. (1991). Two faces of narcissism. *Journal of Personality and Social Psychology, 61*, 590-597.

Wink, P. & Donahue, K. (1997). The relation between two types of narcissism and boredom. *Journal of Research in Personality, 31*, 136-140.

Wirth, H.J. (2002). *Narzissmus und Macht. Zur Psychoanalyse seelischer Störungen in der Politik*. Gießen: Psychosozial-Verlag.

Young, S.M. & Pinsky, D. (2006). Narcissism and celebrity. *Journal of Research in Personality, 40*, 463-471.

Zebrowitz, L.A., Olson, K. & Hoffman, K. (1993). Stability of babyfaceness and attractiveness across the life span. *Journal of Personality and Social Psychology, 64*, 453-466.

Zebrowitz; L.A. & Montepare, J.M. (1992). Impression of baby-faced individuals across the life span. *Developmental Psychology, 28*, 1143-1152.

Zeigler-Hill, V. (2006). Discrepancies between implicit and explicit self-esteem: Implications for narcissism and self-esteem instability. *Journal of Personality, 74*, 119-143.

Sachregister

A
A Beautiful Mind 46
Abenteuerlust 99
Abhängigkeits-Autonomie-Konflikt 59
Abwehrmechanismen 79
Adjective Check List 150
Adoleszenz 93 f.
Adonis-Komplex 163
Affektregulation 95
Agape 185
Agentisches Modell des Narzissmus 31, 38
Aggression 55, 191
Ähnlichkeit 181
Alkohol 130
Alkoholkonsum 132
Alles auf den letzten Drücker 133
Alles-oder-Nichts 58
Allmachtsphantasien 45
Alter-Ego- o. Zwillingsübertragung 70
Alter-Ego-Persönlichkeit 74
Ambitionen 65
American Psychological Association 161
Anamnese 84
Ängste, neurotische 59
Anlehnungstyp 46
Anpassung 150
–, soziale 85
Anspruchsdenken 19
Antike 23
Arbeitsmodelle, internale 176
Arbeitszufriedenheit 68
ARD «Tatort» 217
Armageddon 165
Arroganz 19, 35 f.
Assoziationstest, impliziter 140 f.
Attraktion, romantische 179, 181
Attraktivität, physische 155 f.
Attributionsmuster, selbstwertdienliche 33
Auge um Auge, Zahn um Zahn 191
Augenbereich, großer 159
Augenbrauen, dünne 159
Ausbeutung 19, 98
Ausweglosigkeit 52
Autismus, sozio-emotionaler 123
Autoerotismus 42
Autonomie 88, 187
Autonomieaufgabe 58
Autonomieentwicklung 58

B
Babyface 158 f.
Barack Obama 215
Beauty-Ritual 164
Bedürfnis nach sozialer Billigung 109
Bedürfnis-nach-Billigung-Skala 110
Bescheidenheit 214
Besser-als-der-Durchschnitt-Effekt 32
Bestätigungssuche, exzessive 66
Beziehungen
–, romantische 176
–, zwischenmenschliche 85
Bezugsgruppe 142
Big Five 214
Bild des Selbst, grandioses, exhibitionistisches 64
Bildende Kunst 23 f.
Bill Gates 215
Bindung 176

–, ängstlich-ambivalente 196
–, ängstlich-vermeidende 197
–, gleichgültig-vermeidende 197
–, inzestuöse 26
–, sichere 196
–, vermeidende 196
Bindungsforschung 196
Binnengruppenfavorisierung 142
Biographie 84
Bodybuilding 171
Body-Maß-Index (BMI) 159
Borderline 57, 75, 83, 153
Brad Pitt 171
broken home 26
Brüder Grimm 155
Bumerang-Effekt 191

C

Charakter 48
Charakterneurose 48
Charaktertypen 26
Charisma 192
Charme 191
Chief Executive Officer (CEO) 129

D

Das Parfum 72
Daytrader 193
Defekt, primärer 66
Depression 45, 91, 98
Der Erfolg hat viele Väter, die Niederlage ist ein Waisenkind 129
Diagnostik 27
Distanzierung vom Partner 197
Dominanz 19, 36
Don-Juanismus 19
Doppelter Charakter des Narzissmus 27
Dorian-Gray-Syndrom 170 f.
Dreieckstheorie der Liebe 176
Drogerien 169
DSM-IV-TR 79
Durchsetzungsfähigkeit 214

E

Echo 25 f., 75
–, mythische 154
Echoismus 26, 75
Egoismus 19
Egozentrik 19
Ehrgeiz 56
Eigenschaft, agentische 30
–, expressive 30
–, instrumentelle 30
–, kommunale 30
Eigenverantwortung 128, 214
Eine verhängnisvolle Affäre 58
Einfluss, beruflicher 119
Einmaligkeit 178
Einsamkeit 152
Einsamkeitsgefühle 47
Eitelkeit 19, 171
Elternbild, idealisiertes 64
Elternliebe 183
Empathie, mangelnde 56
Entscheidung/Gebundenheit 176
Enttäuschungen 60
Entweder-Oder 58
Erbrechen 66
Erleben und Verhalten 21
Eros 185
Erstes Date 191
Erwünschtheit, soziale 111
Erziehungsstil 68
Es 43
Ess-/Brechsucht 162
Essattacken 66
Essstörungen 59
Essverhalten, exzessives 170
Evolutionspsychologie 156
Ewald Balser 82
Extraversion 113, 214
Extravertierte, unverträgliche 114, 191

F

Fabel 24 f.
Farben der Liebe 184
Feindseligkeit 35, 98
Femininität 30
Fernsehmoderator 13
Fettabsaugen 170
Figur 159
Finanzmärkte 128

Firmenfusionen 129
Fitness 173
Flirten 179
Frauen 118
Fremdbezogenheit 27
Fürsorge 178

G
Ganzkörper-Tätowierte 192
Gebot, christliches 24
Gefallsucht 19
Gefühl der Überforderung 45
Gefühlsarmut 19
Gegenübertragung 69
Gegenwart 23
generation me 216
Geschick, soziales 150
Geschlecht 117
Geschlechterrolle 30, 118
Geschlechtsunterschiede 17, 118
Geschwisterliebe 183
Gesellschaft 213
Gesellung 112
Gesicht, rundes 159
Gesichtsfalten 169
Gesichtsmerkmale 157, 159
Gesundheit, psychische 92
–, psychologische 150
Gewinnmaximierung 15
Gewissen 43
Gewissenhaftigkeit 113, 214
Gier 35
Glenn Close 58
Grandiosität 111
Grandiosität-Exhibitionismus 148 f., 151, 222
Großartigkeit 52, 55
Größenphantasien 72
Großmannssucht 19 f.
Gut-oder-Böse 58

H
Halb-Götter in Weiß 82
Hannelore Kohl 211
Harmonie 65
Helmut Kohl 211
Heroenkult 50
Hochmut 19, 24, 50
Hochschullehrer 71
Humor 65
Hybris 18 f.
Hypothese des desorganisierten Selbst 122
Hypothese des leeren Selbst 122

I
ICD-10 80
Ich 43
Ich bin, was ich bin, weil ich diesen Partner/diese Partnerin gefunden habe 217
Ich bin, was ich bin, weil ich mich selbst gefunden habe 217
Ich-AG 215
Ich-Ideal 42, 45, 48
Ichinflation 17
Ich-Libido 42
Ich-Psychologie 54
Ich-Schwäche 19
Ich-Sucht 19
Identifikation mit anderen 178
Identität 93
Ikarus 125 f.
Illusion, narzisstische 78
–, positive 91, 216
Impulsivität 113, 115
Impulskontrolle 115, 150
Informationsverarbeitung, vereinfachte 58
Intimität 119, 178
Investitionstheorie 194
Investment 194

J
Jenseits von Afrika 184
Jungen 117

K
Kälte 36
Keira Knightley 155
Kern-Selbstbewertung 68
Kindchenschema 158

Kitt, psychologischer 208
Kleinvieh macht auch Mist 193
Klinische Psychologie 27
Kollusion, narzisstische 210
Komorbidität 83
Kompetenz 214
Komplementärnarzisst 26, 210
Konflikt, neurotischer 60
Konfliktangst 60
Konsequenzen, kurzfristige und langfristige 113
Kontrollüberzeugung 69
Körperdysmorphie 162
Körpergewicht 159
Körpergröße 159
Körpernarzissmus 192
Körperpiercings 192
Körperschmuck 192
Körper-Wertschätzung 172
Krankheitsgeschichte 84
Kränkung 19, 60
Kreativität 108
Kreditportfolios 128
Kultur, christliche 24
–, individualistische 188

L

Langweile 56
Lebensführung 214
Lebenssinn 65
Leere 52, 56, 66, 72
Lehrer 71
Leidenschaft 176
Leistung 119
Leistungsstreben 214
Libido 42
Liebe 45, 56, 175
– auf den ersten Blick 175
–, kameradschaftliche 183
–, leidenschaftliche 183
–, romantische 183
– und Sexualität 85
– zu Gott 183
Liebesstile 183, 189
Lieblingsmärchen 84
Lifestyle-Medizin 171
Liften 170
Literatur 23 f.
Ludus 185
Lügen 113

M

Machertyp 30
Machiavellismus 19, 113
Macht 29, 56, 119 f., 187
Machtmenschen 29
Mädchen 117
Magersucht 162, 171
Mangel an Vitalität 72
Mania 185
Männer 118
Männlichkeitsgefühl 26
Marburger Einstellungs-Inventar für Liebesstile (MEIL) 184
Maskulinität 30
Materialismus 32
Mehrdimensionales Regulationsmodell des Narzissmus 96
Mensch, schuldiger 63
–, tragischer 63
Meryl Streep 184
Michael Douglas 58
Michael Phelps 171
Michelangelo-Phänomen 209
Minderwertigkeitsgefühl 19 f.
Minderwertigkeits-Komplex 49
Missbrauch
–, physischer 65, 68
–, sexueller 65, 68
– von Substanzen 72
Misstrauen 56
Mittelalter 23
Mitunternehmer 215
Modell der doppelten Handlungsregulation 85
Modell
–, beziehungsregulatives 53
– der Selbstorientierung 178, 182
–, selbstregulatives 53
Moment der Erkenntnis 25
Motiv der Selbsteinschätzung 124
– der Selbstverbesserung 124

- nach Anerkennung 86
- nach Solidarität 86
- nach Verlässlichkeit 86
Motivation, extrinsische 87
–, intrinsische 87
Motivebene 86
Muskeldysmorphie 162
Mutter-Kind-Beziehung 176
Mythologie, griechische 18
Mythos des Narziss 177

N
Nächstenliebe 24, 183
Nähe 178
Naomi Campbell 155
Narcissistic Personality Inventory 141
Narziss 18, 23, 25 f., 54, 75
–, mythischer 21, 153
Narzissmus 9, 13 f., 17 ff., 26 ff., 30 f., 34, 37, 41 ff., 47, 52 ff., 75, 78, 92, 98, 105, 108, 111, 134, 141, 154, 177, 179, 180 f., 189
–, gesunder 44
–, infantiler 48
–, maligner 57
–, offener 82, 148 f., 152 f.
–, offener und verdeckter 73
–, pathologischer 55 f.
–, primärer 42, 44
–, reifer 62
–, sekundärer 45 f., 48
–, ungesunder 44
–, unreifer 62
–, verdeckter 148 f., 152 f.
Narzissmus-Baum 27
Narzissmus-Hypersensitivität-Skala 148
Narzissmusinventar (NI) 84, 99 f., 104, 198, 221
Narzissmusinventar-Revision 198
Narzissmus-Typ 61
Narziss-Mythos 21, 24, 27, 42, 54, 153
Narzisst 13, 26, 29, 31 ff., 36, 122 ff., 210
–, offener 210
–, phallisch-exhibitionistischer 210
–, sozial gehemmter, empathisch-schizoider 210
–, verdeckter 210
Narzisstischer Typ der Objektwahl 48
Narzisstisches Persönlichkeitsinventar (NPI) 84, 107
Nasenbrücke, kleine 159
Neid 56
Neurotizismus 69, 113
Nobelpreis-Komplex 51
Nörgelsucht 50
normaler Narzissmus 9, 55, 76 f.
Null-oder-Eins 58

O
Objektabwertung 27
Objektaufwertung 27
Objektbeziehungstheorie 54
Objektliebe 42
Objektverlustangst 58
Offenheit für Erfahrungen 113, 214
- für Ideen 214
Omnipotenz 52
Orientierung an Gemeinschaft und Austausch 197
Orientierung, interpersonelle 37
Oscar Wilde 170

P
Paarbeziehung 26, 175, 186, 193
Parabel 24
Parfümerien 169
Partys 179
Perfektionismus 19
Persönlichkeit
–, agentische 30
–, fusionshungrige 74
–, gemilderte agentische 35
–, idealhungrige 74
–, kontaktscheue 74
–, narzisstische 28, 48, 105
–, spiegelhungrige 74
–, ungemildert agentische 35
Persönlichkeitseigenschaften 113
Persönlichkeitsforschung 27
Persönlichkeitsmerkmal 21
Persönlichkeitsstörung
–, antisoziale 153
–, histrionische 153

–, narzisstische 48, 57, 72, 76 ff., 81, 153
–, schizoide 83
–, vermeidende 153
Persönlichkeitstyp, narzisstischer 61
Perversion, sexuelle 67,72
Phase der Bewusstheit 25
– der Irrung 25
Philip Rosenthal 215
Philosophie 24
Piercings 192
Postmoderne 63
Pragma 185
Prahlerei 50
Prestige 119
Promis, narzisstische 213
Promiskuität 67, 113
Pronomen «ich» 178
Prozessmodell, selbstregulatorisches 134
Psychoanalyse 23
Psychopathie 113
PsycINFO 105

R

Rachsucht 36
Regulation zwischenmenschlicher Beziehungen 95
Reichtum 56
Retardation, sozio-emotionale 123
Robert Redford 184
Romantik 23
Russell Crowe 46

S

Salvador Dalí 24
Sauerbruch – das war mein Leben 82
Säuglingsforschung 47, 62
Scarlett Johansson 155
Schamgefühl, fehlendes 19
Schamlosigkeit 19
Schizophrenie 46
Schlafmangel 134
Schlafstörungen 47
Schmerzstörungen 48
Schneewittchen 84, 155 f.
Schönheit 56, 157
Schönheitschirurgie 173
Schönheitsfarm 165
Schönheitsideal, jugendliches 170
Schüchternheit 19
Schuld 73
Schuldbewusstsein 113
Schwarz-oder-Weiß 58
Selbst
–, bedrohtes 100
–, bipolares 65
–, hypochondrisches 100, 104
–, idealistisches 100, 103
–, klassisch narzisstisches 100, 102
Selbstabwertung 27
Selbstauflösung 24
Selbstaufwertung 27
Selbstbespiegelung 19
Selbstbeweihräucherung 19
Selbstbewunderung 27
Selbstbezogenheit 27
Selbstdarstellung 33, 37, 116, 119
Selbstdarstellung, strategische 33
Selbstfokus 178
Selbstgefälligkeit 19, 24
Selbstglorifizierung 19
Selbsthandicaps 130 f.
Selbstidentität, positive 216
Selbstkonzept 85, 135
Selbstliebe 18, 24, 42, 183
Selbstmarketing 33
Selbstmitleid 19
Selbstmord 19, 52
Selbstobjekt 64, 72
Selbstöffnung 178
Selbstpsychologie 62 f., 74
Selbstregulation 28
Selbstregulatorisches Prozessmodell des Narzissmus 136
Selbstsabotage 130, 133
Selbstschema, doppeltes 200
Selbstschema, negatives 86
Selbstsicherheit 150
Selbstsucht 19
Selbsttäuschung 143
Selbstüberschätzung 19
Selbstunsicherheit 19
Selbstvergessenheit 19

Selbstvergötterung 19
Selbstverliebtheit 18 f.
Selbstwert 32, 36, 44, 69, 109, 111, 121, 177, 181
–, akademischer/beruflicher 121
–, defensiver 109, 111
–, emotionaler 121
–, erhöhter 20
–, expliziter 141
–, gesunder 44, 111
–, globaler 121
–, impliziter 141
–, labiler 128
–, reduzierter 20
Selbstwertfragebogen von Rosenberg (RSE) 110, 140, 194
Selbstwertgefühl 47, 113, 121, 190
–, bewusstes 139
–, explizites 139 f.
–, implizites 139 f.
–, unbewusstes 139
Selbstwertregulation 95
Selbstwirksamkeit 69
Selbstwissen 135
Selbstzerstörung 19
Sensationssuche 116
Sexualobjekt 27
Sich-selbst-verstärkendes-System 133
Sich-zur-Schau-Stellen 192
Sinnfrage 65
Sinnlosigkeit 72
Sisyphus 124
Snobismus 19, 50
sozial-kognitives Prozessmodell des Narzissmus 134
Sozialpsychologie 155 f.
Spaltung 55, 84, 122
Spiegel 173
Spiegelübertragung 70
Spielebene 86
Status 181
Stereotyp 157
–, agentisches 28
Stil, kognitiver 85
Storge 185
Streben nach Selbstkonsistenz 124
Streben nach Selbstwertschutz und Selbstwerterhöhung 124
Strebungen, persönliche 119
Substanzmissbrauch 130
Suche nach Bewunderung 178
Sucht 59, 67, 125
Sylvester Stallone 171

T

Tagträume 127
Tattoos 192
Testverfahren 84
«the-others-exist-for-me»-Illusion 208 f.
Thematischer Apperzeptionstest (TAT) 119
Tischtennisspieler 133
Träume 84
Trennungsangst 59
Triebtheorie 54
Trophäe 32
Typ hypervigilanter Narzisst 75
–, abhängiger 61
–, narzisstischer 46
– phallischer Narzisst 53, 75
–, pseudo-unabhängiger 61
– schizoider Narzisst 53, 75
– unbeirrter Narzisst 75

U

Über-Ich 43, 56
Über-Ich-Regulation 96
Überlegenheits-Komplex 49
Übersinnliches 128
Übertragung 69
–, idealisierende 70
Unterstützung, soziale 36
Unzufriedenheit 56
Usain Bolt 171

V

Verantwortung 214
–, soziale 214
Verantwortungslosigkeit 113
Verfügbarkeit von Alternativen 194
Vergewaltigung 26
Verhalten, kriminelles 72, 113

Verhaltensbestätigung 209
Verhaltensstörung, narzisstische 72
Vernachlässigung 59, 65
Verrücktheiten, kleinere 92
Verträglichkeit 113
Vertrautheit-Intimität 176
Verunsicherung in der Beziehung 197
Verwöhnung 60
Verwundbarkeit-Sensitivität 148 f.
Verzeihen 98
Verzweiflung 66
Vitalität 65
Vulnerabilität-Sensitivität 151, 222

W

Waist-to-chest-ratio (WCR) 160
Waist-to-hip-ratio (WHR) 160
Wandel, säkularer 93
Was schön ist, ist auch gut 157
Weight Watchers 170
Weisheit 65
Werte und Ideale 65
Wesen, tyrannisches 50
Wettbewerb 112
Wolfgang Schäuble 211
Wunsch nach Intimität 177
Wut, narzisstische 191

Z

ZDF «Bella Block» 217
Zeitalter des Narzissmus 188
Zerrissenheit 52
Ziele 119
Zufriedenheit 194
Zusammenhalt, innerer 65
Zwangsneurosen 59
Zwei Gesichter des Narzissmus 20
Zynismus 35

Personenregister

A

Aalsma 59
Adler 20, 49 ff., 68, 91, 130, 213
Akhtar 51, 55, 57, 74, 83 f.
Ames 127
Austin 153 f.
Averill 175

B

Bakan 30, 35
Bales 30
Banai 69
Banaji 140, 142
Bartholomew 197
Battegay 70, 211
Baumeister 29, 33, 64, 115, 125, 130 f., 154, 188, 190 f., 196, 208, 211, 216 f.
Beer 92, 113
Berscheid 157
Biderman 97
Bierhoff 1, 3 f., 11, 30 f., 48, 66, 91, 126, 130, 149, 154, 156, 158, 176, 183 ff., 188 ff., 194 ff., 208 f., 214, 216 f.
Billett 129 f.
Blanz 30
Blashfield 148
Bleau 68, 96
Bonacci 217
Bosson 124, 139
Bradlee 115
Brähler 170
Brennan 197 f.
Brosig 170
Brown 112, 124, 128, 139, 216
Brunell 28, 31, 38, 135
Buck 30
Buffardi 177, 214
Bushman 17, 29, 115, 117, 191, 217
Buss 148, 156, 219

C

Campbell 17, 28 f., 31, 38, 91, 115, 117, 126, 135, 154 f., 177 f., 181, 186, 188 f., 192, 194 ff., 198, 201, 208 f., 211, 214, 216
Cerullo 172
Cheney 116
Chiodo 148, 156, 219
Claridge 172
Clark 197
Clarkin 57
Collani 110, 140
Correll 139, 141, 143
Craik 173
Critelli 171
Crocker 132

D

Davis 161, 172
Davison 79 f.
Deary 153 f.
Deneke 53, 98 ff., 198, 221
Dickinson 150, 153, 199
Dilling 80
Dion 157
Dionne 172
Donahue 149, 152
Döpfner 94

Drigotas 209
Drwecki 68, 96
Durham 69

E
Eddings 138
Ee 171
Elliot 126, 208
Emmons 97, 109, 115, 119, 178
Ermann 58 f., 61
Ervin 173
Euler 170
Exline 29, 115

F
Fiedler 58, 83, 92
Finkel 28 f., 31, 38, 115, 135, 186, 188 f., 198
Florida 15
Försterling 112
Foster 17, 29, 117, 186, 188 f., 194 f., 198
Freud 20 f., 41 ff., 53 f., 63, 182
Frey 1, 44
Frick 60
Fromm 183, 211

G
Gabbard 75
Gabriel 171
Geiser 83, 104
Goldberg 72
Gosling 173
Gottschalch 71
Gough 148
Grau 176, 184 f., 190, 197
Greenwald 140, 142
Gregg 96, 111, 123 f., 130, 208

H
Hall 106 f.
Hannan 26, 154
Harter 68
Hartkamp 27, 80
Hartmann 48, 54
Hautzinger 79 f.
Helgeson 35
Hendrick 185
Herner 92, 97, 126, 128, 130, 149, 154, 188 ff., 198, 208 f., 214 ff.
Herzberg 110, 140
Hilgenstock 53, 98 ff., 198, 221
Hodge 173
Hoffman 159
Hogan 43 f., 109, 123
Horton 68, 96
Hoshino-Browne 139, 141, 143

J
Jackson 173
John 125, 157, 173, 184
Jordan 139, 141, 143
Judge 69

K
Kammerath 127
Kelle 93
Kernberg 20 f., 41, 48, 54 ff., 59, 64, 68 f., 73, 75, 79, 82, 122, 139, 149
Kets de Vries 82
Kilpatrick 115
Kim 33
Kluger 69
Kohut 21, 49, 54, 61 ff., 72 f., 75, 79, 82, 121, 139, 149, 178, 209 f.
Konrath 17, 117
Krischer 94
Kubarych 153 f.
Küchenhoff 48, 63
Kumashiro 96, 111

L
Lagenbach 80
Langenbach 27
Lapsley 59
Lasch 17, 188
Laurel-Seller 160
Laux 184
Lee 184
Lehmkuhl 94
Lieberz 83, 104
Locke 69
Ludwig 184, 190, 197

Luhtanen 132

M
Machilek 114, 121
Madrian 116
Marcus 108 f., 114, 121
Masterson 71 f.
McCullough 115
Mentzos 58 f.
Mikulincer 69
Miller 82
Mombour 80
Montepare 159
Morey 148
Morf 117 f., 122 f., 125, 130, 138, 142 f.
Morgenstern 112
Moses 24
Mouney-Courtney 115
Mummendey 33

N
Neale 79 f.
Neumann 31, 149, 154, 196 ff.
Nil 104
Novacek 43 f., 109, 123
Novotney 94, 213
Nuber 116

O
Olson 159
Orlowsky 21, 23 ff.
Ornstein 62 f.
Ott 27, 80
Owen 160

P
Parsons 30
Paulhus 113 ff.
Perini 104
Petersen 44
Pfeiffer 72
Pietsch 186
Pincus 150, 153, 199
Pinsky 13

Q
Qian 129 f.

R
Raskin 43 f., 106 ff., 123, 141
Rauchfleisch 104
Reeder 126, 208
Reich 51 ff., 75
Renger 21, 24 f.
Resch 92
Rhodewalt 116 ff., 122 f., 125, 130, 134 ff., 138, 142 f.
Rilke 24
Roberts 119 f.
Robins 69, 92, 113, 119 f., 125, 173
Rogers 67
Rohmann 91, 149, 154, 183 f., 195, 197, 217
Ronningstam 48, 83, 94 ff.
Rose 149
Rudich 96, 111
Rusbult 96, 111, 194, 209

S
Sabini 155, 157
Sachse 200
Saß 80
Schmidbauer 48, 58
Schmidt 80
Schmohr 194 f.
Schütz 108 f., 114, 121, 131
Schwartz 176
Schwennen 66, 98, 186
Scott-Robertson 161
Sedikides 96, 111, 123 f., 126, 130, 177, 208
Sellin 108 f.
Sevecke 94
Shaver 69, 176, 196 ff.
Sherman 33
Shuster 172
Simon 142
Sorrow 136
Spencer 139, 141, 143
Sporer 191
Stahlberg 44

Sternberg 161, 176
Stimmer 24, 25 f.
Stirn 192
Strube 177
Stucke 191
Süskind 72 f.

T
Tartakoff 51 f., 54
Taylor 112, 128, 216
Terry 108 f., 141
Tervooren 93
Tesser 63
Tonscheidt 92
Tracy 69
Trötschel 142
Twenge 17, 29, 117, 216

V
van Dijk 217
Varshney 59
Vohs 33, 125

W
Waller 176
Walster 157
Wardetzki 156, 166
Watson 97
Waugh 148
Weeden 155, 157
Westen 59
Whitton 209
Wieselguest 209
Willi 26, 53, 210 f.
Williams 113
Wink 115, 148 f., 152
Wirth 82, 94, 210 f.
Wittchen 80
Wolf 62, 64
Wöller 27, 80
Wu 176

Y
Yeomans 57
Young 13

Z
Zanna 139, 141, 143
Zaudig 80
Zebrowitz 159
Zeigler-Hill 139, 141